贫血科学防治新理念

主　编

周英杰　张增巧　王向杰

孔方方　景　晔

副主编

（按姓氏笔画排序）

丁胜华　王鹤云　刘　丽

李　巍　陈银海　胡旭东

程颜芩

编著者

（按姓氏笔画排序）

马振军　刘　键　李晓娟

李丽华　宋晓梅　吴　刚

郑志玲　郑丰丰　张若青

张翼翀　徐和福　徐宏娟

董新明

金盾出版社

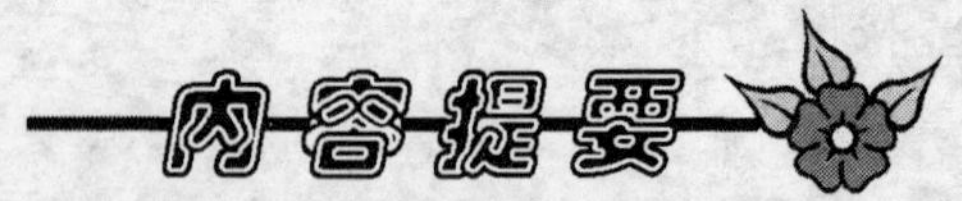

本书阐述了与贫血相关的人体血液学知识，包括新生儿期、婴幼儿期、儿童期、青春期、成人期、育龄期、妊娠哺乳期、老年期，事业型及白领女性的常见各种贫血，其病因、临床表现、类型、实验室检查、诊断标准、鉴别诊断、诊断线索、治疗步骤、调护及预防。本书配以图解，诠释不同人群、不同类型贫血的各个方面，简明扼要、易懂、易记、易查、易掌握，适合于广大群众及基层医务人员阅读。

图书在版编目(CIP)数据

贫血科学防治新理念/周英杰，张增巧，王向杰等主编. -- 北京 ：金盾出版社，2012.1
ISBN 978-7-5082-7322-8

Ⅰ.①贫… Ⅱ.①周…②张…③王… Ⅲ.①贫血—防治—图解 Ⅳ.①R556-64

中国版本图书馆 CIP 数据核字(2011)第 245348 号

金盾出版社出版、总发行

北京太平路 5 号(地铁万寿路站往南)

邮政编码：100036 电话：68214039 83219215

传真：68276683 网址：www.jdcbs.cn

封面印刷：北京凌奇印刷有限公司

正文印刷：北京军迪印刷有限公司

装订：兴浩装订厂

各地新华书店经销

开本：705×1000 1/16 印张：15 字数：266 千字

2012 年 1 月第 1 版第 1 次印刷

印数：1～8000 册 定价：38.00 元

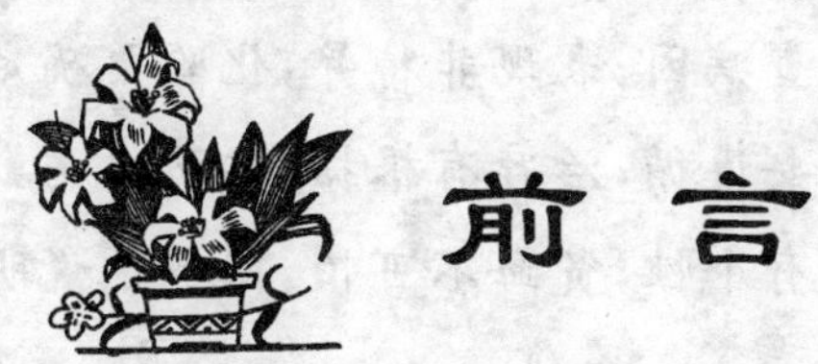

前言

贫血是一种常见症状，是一种临床表现，也是血液学的一个参数；而不是一种具体的、独立的、完整的疾病。任何疾病发展到一定程度都可能伴有贫血。婴幼儿、儿童，月经期、妊娠哺乳期女性易患缺铁性贫血；事业型白领，为减肥长期素食、节食，也易发缺铁性贫血。农民长期在田间劳作，易感染寄生虫病，春季大量吃蚕豆等，也易发贫血。老年人常患多种病毒、细菌、寄生虫感染，甚至恶性肿瘤、肝肾疾病、内分泌疾病、自身免疫性疾病及结缔组织病等，都易引起不同类型贫血。

有的人对贫血并不在意，或有贫血不查贫血的性质、程度、病因或原发病，一味大量进补铁、叶酸、维生素 B_{12}、营养保健品。有的虽得到暂时改善，却不彻底治愈，甚至致使病情复杂化，造成诊断困难。如滥补叶酸，反而促进癌细胞加速生长、癌症扩散、原发病恶化，延误正确诊治。

本书提醒您对贫血引起足够的重视，防患于未然。当您或家人身患贫血时，本书指导您如何及时得到医生的帮助，正确诊治、调护和预防。

贫血患者须明确六点：①是否贫血。②是什么类型。③什么原因(是血液病，还是其他疾病引起)。④需要哪些必要的检查。⑤依据诊断。⑥采取哪些治疗措施。切不可盲目地吃补血药，以免带来不可挽回的后果。

全书共分八章，详细介绍了血液学基本常识，不同人群、不同类型贫血的共性、个性表现，旨在帮助患者及其家属在千变万化的贫血表现中，做出正确的诊断并制定初步防治措施。书中的图解，新颖、生动，且以四、五、六、七、八、九字经进行诠释，既注重贫血的防治路径，又表现中华文字的魅力。特别是提炼出的图解，以简明、扼要、清晰、精炼的注释，表达了贫血防治的新理念。

为便于求医者记忆，特总结出五言顺口溜如下：

贫血只是症，治症不祛病；男女皆可患，老幼要分清。
人群有增加，首先查病因；表现非特异，化验要确定。
诊断有标准，鉴别要遵循；治疗有根据，预防措施勤。
误区勿忘记，调护有个性；贫血不可怕，图解已说明。

周英杰

目 录

第一章 血液学基本常识

第二章 贫血是症不是病

第三章　铁缺乏症和缺铁性贫血

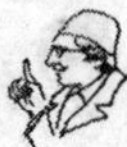

第四章　巨幼细胞性贫血

第五章　再生障碍性贫血

第六章　葡萄糖-6-磷酸脱氢酶缺乏症

第七章　自身免疫性溶血性贫血

第八章　其他类型贫血

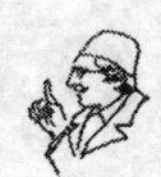

第一章 血液学基本常识

一、血液的基本组成

血液是由血浆和血细胞组成，即由细胞成分和液体成分（血浆）两部分组成，称为全血。血细胞包括红细胞、白细胞（中性粒细胞、嗜酸性粒细胞、嗜碱性粒细胞）、淋巴细胞、单核细胞和血小板。血浆中除有各种营养和代谢物质外，还有血浆蛋白。有无贫血与血液中的红细胞数量密切相关（见图1）。

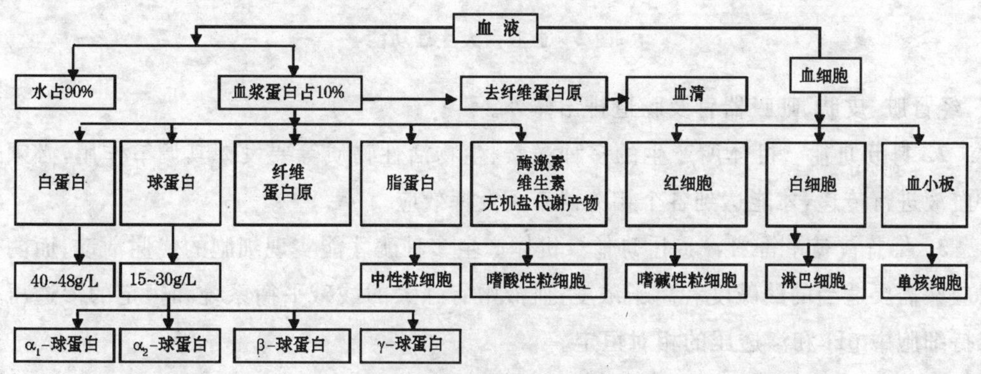

图1 血液的基本组成

二、血液六大生理功能

血液是在心脏和血管里流动着的一种红色的、不透明、黏稠的液体。由于它的复杂组成和理化特性，加之它在全身不停地运行的特点，对维持机体内环境的稳定有十分重要的意义。血液在生命活动中主要有六大生理功能（图2）。

1. 运输功能 机体所需要的氧、糖类、蛋白质、脂类、维生素、电解质、水等，自外界经消化器官和呼吸器官摄入后，必须通过血液输送到全身各组织器官；机体在物质代谢过程中所产生的二氧化碳（CO_2）、尿素、肌酐、酸性代谢产物及过多的水分，也必须通过血

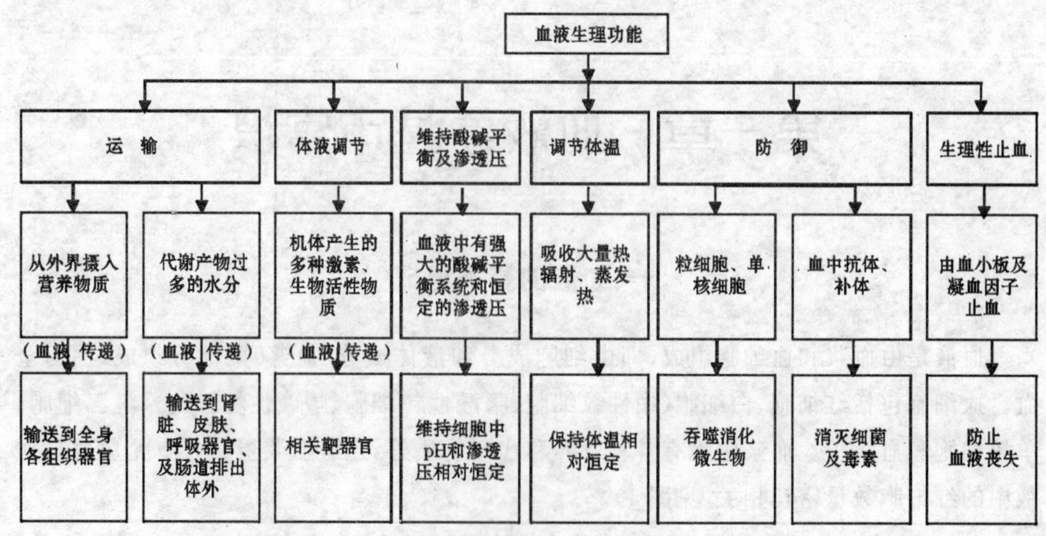

图 2 血液六大生理功能

液，经肾脏、皮肤、呼吸器官及肠道排出体外。

2. 调节功能 机体所产生的多种激素、生物活性物质等要发挥其调节作用，必须通过血液进行传递，才能达到各个相关器官而发挥效应。

3. 维持酸碱平衡和渗透压功能 机体产生多种酶才能实现细胞的代谢活动；而酶促反应又需要适当的酸碱度和离子浓度；血液中有强大的酸碱平衡系统和恒定的渗透压来维持细胞中 pH 和渗透压的相对恒定。

4. 调节体温功能 维持比较恒定的体温是机体进行新陈代谢所必须的；血液一方面通过大量吸收机体所产生的热能来缓冲组织细胞温度而不致较高；另一方面将机体产生的热能运送至体表，通过辐射、蒸发而散发热能。

5. 防御功能 通过下列方式来实现：通过血液中的粒细胞、单核细胞，吞噬和消化微生物、坏死组织；淋巴细胞又有体液免疫和细胞免疫功能。血浆中含有多种抗体、补体、溶菌素等，可消灭细菌及其毒素。

6. 生理性止血功能 血液中的血小板及各种凝血因子通过血小板的黏附、聚集、释放等生理特性来防止血液丧失。

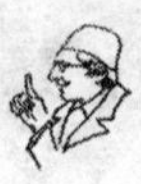

三、血液的理化特性与贫血的相关性

了解血液的理化特性对了解血液生理功能,以及贫血时的功能改变极为重要。为便于理解和记忆,现以图的形式加以论述(图 3、图 4)。

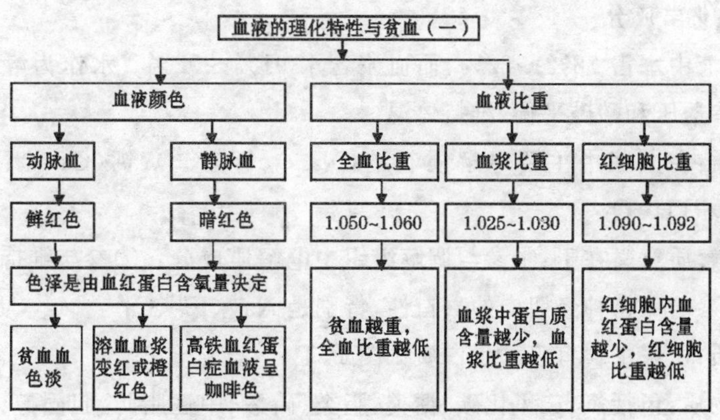

图 3 血液理化特性与贫血相关性(一)

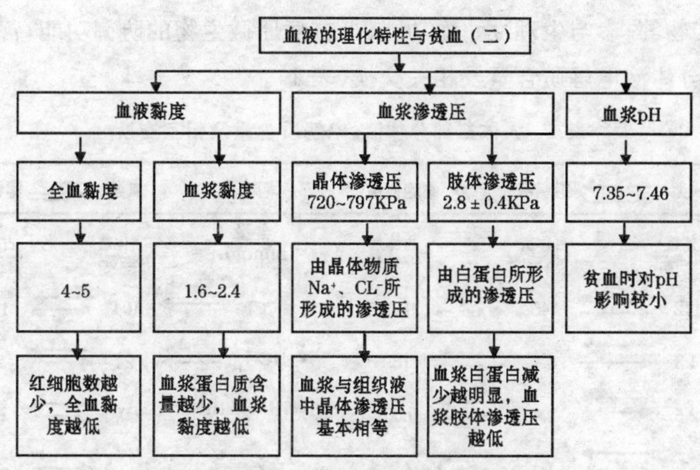

图 4 血液理化特性与贫血相关性(二)

四、血浆的化学成分

血浆的主要成分是水、电解质、蛋白质和氧及二氧化碳(CO_2)等。

1. 人体的体液可分三部分　细胞内液占体重40%～45%；组织间液（或称组织液）占体重15%～20%；血浆占体重4%～5%。

以上三部分总称为体液。而组织液和血浆又统称细胞外液。血浆与细胞之间进行物质交换，必须通过组织液进行。

2. 血浆的化学成分

(1)水：血液中水占78%～82%，而血浆含水91%～92%。水作为溶剂参与各种化学反应，维持渗透压和酸碱平衡，维持体温。

(2)电解质：在血浆中主要电解质有纳（Na^+）、钾（K^+）、钙（Ca^{2+}）、镁（Mg^{2+}）、氯（Cl^-）、碳酸氢根（HCO_3^-）。

血浆中电解质意义在于：①参与调解组织中电解质成分。②参与维持血浆渗透压和酸碱平衡。③参与保持神经肌肉的兴奋性，特别是Na^+、K^+、Ca^{2+}、Mg^{2+}更为重要。

(3)蛋白质：血浆中含有多种蛋白质见图1。

(4)其他物质：包括氧、二氧化碳、糖类、脂类、磷酸、中性脂肪、胆固醇、氨基酸、尿素、尿酸、肌酐、乳酸、酮体、激素、维生素、各种生物活性物质等。

3. 血浆蛋白主要功能有　形成血浆胶体渗透压；作为载体运输激素、脂类、离子、维生素、及代谢产物等；参与生理性止血功能；抵抗病原微生物的防御功能；营养功能。

人体三部分体液电解质含量及相关交换（表1）。

表1　人体三部分体液、电解质含量及相互交换

正离子	血浆	组织液	细胞内液	负离子	血浆	组织液	细胞内液
含量 mmol/L	占体重 4%~5%	占体重 14%~20%	占体重 40%~45%	含量 mmol/L	占体重 4%~5%	占体重 15%~20%	占体重 40%~45%
Na^+	142	145	12	Cl^-	104	117	4
K^+	4.3	4.4	139	HCO_3^-	24	27	17
Ca^{2+}	2.5	2.4	<0.001（游离）	HPO_4^{2-}/H_2PO	2.0	2.3	29
Mg^{2+}	1.1	1.1	1.6（游离）	蛋白质[b]	14	0.4	54
				其他	5.9	6.2	53.6
总计	149.9	152.9	152.6	总计	149.9	152.9	152.6

注：1. 在生理情况下，血浆中电解质可以和组织液交换
　　2. 虚线表示病理情况下

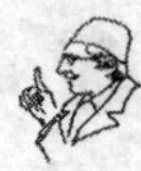

五、血细胞组成分类及计数正常值

血细胞组成和计数值高于正常或低于正常值，均有血液病的可能。所以，了解正常血液的组成分类和计数值有助于我们发现疾病(见图 5)。

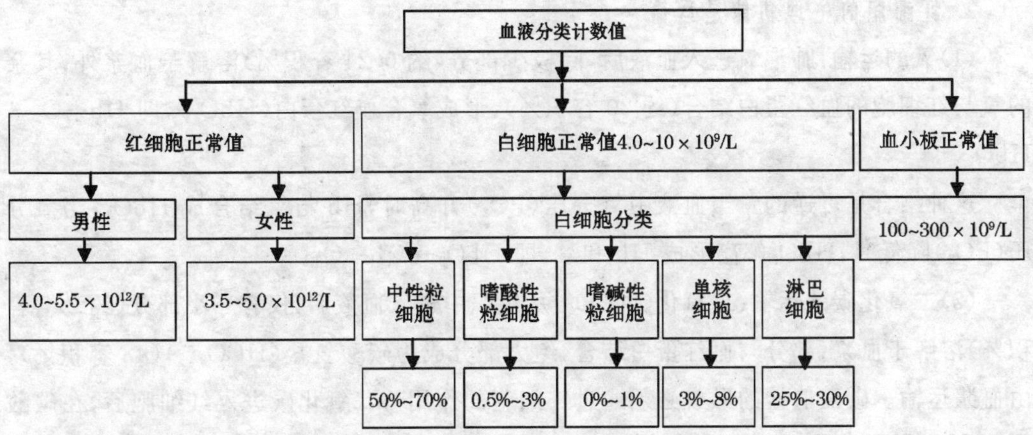

注：血细胞形态数量百分比和血红蛋白含量的测定称为血象

图 5　血细胞组成分类及计数正常值

六、红细胞的生理功能

红细胞内含有大量血红蛋白(Hb)，红细胞的功能主要由血红蛋白完成。血红蛋白除作为血液缓冲物质而发挥作用外，其主要功能在于携带氧气(O_2)和二氧化碳(CO_2)。

1. 血红蛋白是载体

血红蛋白分子是由珠蛋白、原叶啉、和二价铁离子(Fe^{2+})所组成的结合蛋白质。有 4 条肽链各结合一个辅基即血红蛋白，氧气(O_2)即结合于 Fe^{2+} 上，血红蛋白与氧疏松结合形成氧合血红蛋白(HbO_2)，这种氧合作用在氧分压高时容易进行，在氧分压低时易于解离。红细胞结合和携带氧的过程并不影响二价铁离子氧化为三价铁离子(Fe^{3+})；铁无带氧功能，只见于异常的高铁血红蛋白。

一氧化碳(CO)与血红蛋白(Hb)的亲和力大于氧，结合成一氧化碳血红蛋白(Hb-CO)后不能重新分离，致使 Hb 丧失运输氧和一氧化碳的功能，而称为一氧化碳中毒即煤气中毒。

血红蛋白结合和携带氧，并不耗能，而红细胞保持双凹圆形和膜的完整性，以及保持低铁 Hb 则需耗能，其能量来自葡萄糖酵解和磷酸戊糖旁路，并以三磷酸腺苷（ATP）形式提供膜上 Na^+、K^+ 泵活动来完成。

2. 红细胞的生理功能是运输

（1）氧的运输：肺泡氧进入血液后，除极少部分（约 0.24 容积％）溶解于血浆外，其余的氧与红细胞的血红蛋白结合（约 20 容积％），形成氧合血红蛋白（HbO_2），即 $Hb+O_2 \rightarrow HbO_2$。

这种结合是可逆的。当血液中氧分压（PO_2）升高时，Hb 与氧结合成 HbO_2；当氧分压（PO_2）降低时，HbO_2 解离形成 Hb 和氧，即 $HbO_2 \rightarrow Hb+O_2$。

（2）二氧化碳的运输：二氧化碳（CO_2）从组织中进入血液后，仅有一小部分（约 2.5 容积％）溶解于血浆，部分与血红蛋白结合，绝大部分成为碳酸氢盐（HCO_3^-）（48 容积％），由血浆运输。碳酸氢盐的形成必须通过红细胞的作用。二氧化碳进入红细胞后，在碳酸酐酶（CA）的催化作用下形成碳酸：

$$CO_2+H_2O=H_2CO_3$$

碳酸游离为氢离子（H^+）和碳酸氢离子（HCO_3^-），其中氢离子（H^+）为血红蛋白所缓冲。氧和二氧化碳的运输是相互关联的。氧的结合有利于二氧化碳的排出，二氧化碳的潴留有利于氧的释放。

七、红细胞的生理特性与贫血的相关性

红细胞的四种生理特性都与贫血有关（图 6）。

八、人类造血的不同阶段

人类的红细胞平均寿命 120 天，新生和破坏都很活跃。由同位素标记红细胞注入后测定消失率证明，红细胞更新率几乎达到每日每千克体重 25 亿个，并保持红细胞生成和破坏处于动态平衡。也就是说，人体在正常情况下，红细胞每日新生的数量与消亡的数量是相等的。如果由于种种原因使红细胞数量减少，就会发生贫血。相反，红细胞过多则会出现红细胞过多症。

在人体不同的发育时期，生成红细胞的组织器官是不完全相同的。胚胎期，红细胞

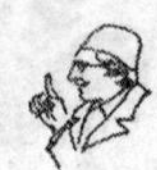

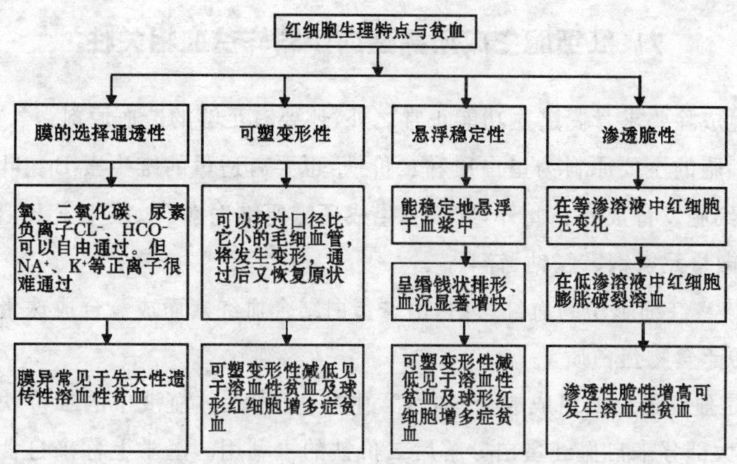

图 6　红细胞生理特点与贫血的相关性

先后在卵黄囊、肝、脾和骨髓生成；出生之后至青春期，生成红细胞的器官则为全身红骨髓；成年后，红骨髓主要局限于扁骨，如胸骨、椎骨、肋骨、髋骨和颅骨等。

胚胎期及出生后造血示意图（图 7）。

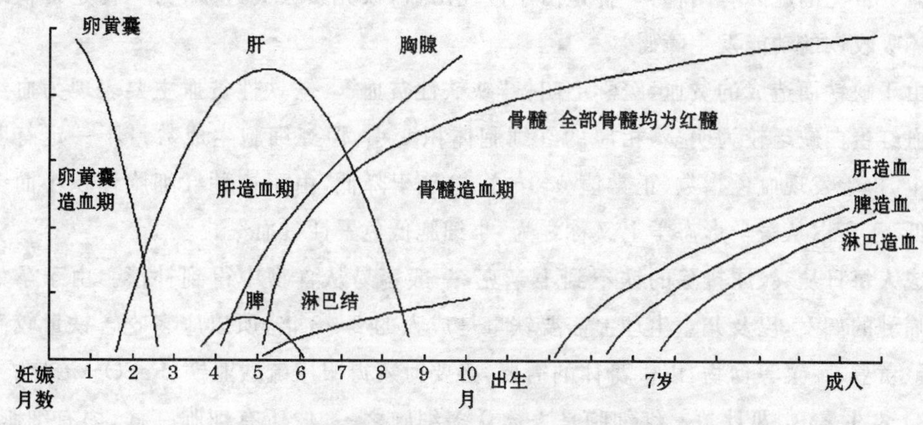

图 7　胚胎期及出生后造血示意图

注：①7 岁后管状骨中段开始脂肪浸润，红髓变为白髓而不造血，但仍有造血功能

②当造血功能紊乱或严重溶血时又可能出现肝脾淋巴造血，即所谓髓外造血

九、红细胞生成所需造血原料与贫血相关性

红细胞生成除要求骨髓造血功能正常之外，还要有足够的造血原料。

制造红细胞的主要原料为蛋白质和二价铁，也要有适量的维生素 B_{12}、叶酸等辅助物质，以促进红细胞发育成熟。此外，红细胞生成还需要维生素 B_6、维生素 B_2、维生素 C、维生素 E，以及微量元素铜、锰、钴、锌等。

1. 蛋白质　红细胞中的血红蛋白，由珠蛋白结合血红素而成。合成珠蛋白时所需的氨基酸都来源于食物蛋白质。

2. 铁　是血红蛋白的组成成分（血红素中）。正常人体血液中的二价铁只有小部分来自食物，而大部分来自血红蛋白分解后二价铁的再利用。医学上称来自食物的二价铁为“外源性铁”；来自体内血红蛋白分解后的二价铁，叫做“内源性铁”。超过造血需要的铁，通常与运铁蛋白（一种β球蛋白）结合成为铁蛋白，铁蛋白储存于肝、脾、骨髓和小肠黏膜的上皮细胞中。

由于血浆中运铁蛋白能迅速运作铁，故血浆中含铁量很低。如果体内缺铁，就会发生贫血。常见的原因有两种：一种是由于慢性出血，铁元素丢失过多；另一种是食物缺铁或人体吸收铁的功能发生障碍。

由于缺铁而造成的贫血，医学上叫做“缺铁性贫血”。缺铁性贫血主要表现为血红素少和血红蛋白缺乏较为明显，相应的红细胞体积变小，但红细胞生成数量不一定有明显地减少，检验发现血色指数（正常值 0.9～1.1）趋于降低，由于这种红细胞体积小而含血红素低下，所以从医学形态学上又称之为“小细胞低色素性贫血”。

成人每日从粪、尿排除的铁不到 1 毫克，一般容易从食物中得到补偿。由于孕妇与产后哺乳的妇女，以及儿童生理上需要铁量是成人的 2～3 倍，所以应多吃含铁量较高的肝、蛋、黄豆、蔬菜等食物，以供身体的需要，必要时还得服用硫酸亚铁（$FeSO_2$）治疗。

3. 维生素 B_{12} 和叶酸　红细胞是人体众多细胞之一，像所有细胞一样，内有细胞核。而细胞核中的核蛋白是由脱氧核糖核酸（DNA）等组成的。在合成脱氧核糖核酸时，需要维生素 B_{12} 和叶酸作为辅酶参与才能完成，医学上称它们为“红细胞成熟因子”。因此，维生素 B_{12} 和叶酸缺乏会导致脱氧核糖核酸形成发生障碍，从而影响细胞（包括红细胞）的生成。

4. 维生素 B_{12}　又叫“生血因子”，属于钴胺类。食物中的维生素 B_{12} 到达胃时，与胃壁细胞分泌的内因子结合，形成“内因子-维生素 B_{12} 复合物”。当复合物到达回肠部位，维

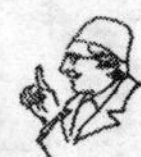

生素 B_{12} 才能被吸收。进入血液的维生素 B_{12} 大部分与血浆中的转钴蛋白结合，被运输致肝脏，并贮存在肝脏。饮食中缺乏维生素 B_{12}，肠道疾病（如节段性回肠炎或手术切除后影响维生素 B_{12} 的吸收），可导致维生素 B_{12} 缺乏症，表现为贫血。叶酸广泛存在于食物中，一般不易缺乏，只有妇女孕期、哺乳期、儿童发育期等由于需要量增加而产生相对不足。由于维生素 B_{12} 和叶酸为红细胞成熟因子，研究发现，在缺乏成熟因子的患者中，正常并已成熟的红细胞生存期缩短，因而血红蛋白量与红细胞数目都大为减少。这种因缺乏维生素 B_{12} 和叶酸所致的贫血叫做“巨幼细胞性贫血”或“恶性贫血”。

红细胞生成所需要造血原料与贫血的相关性见图 8。

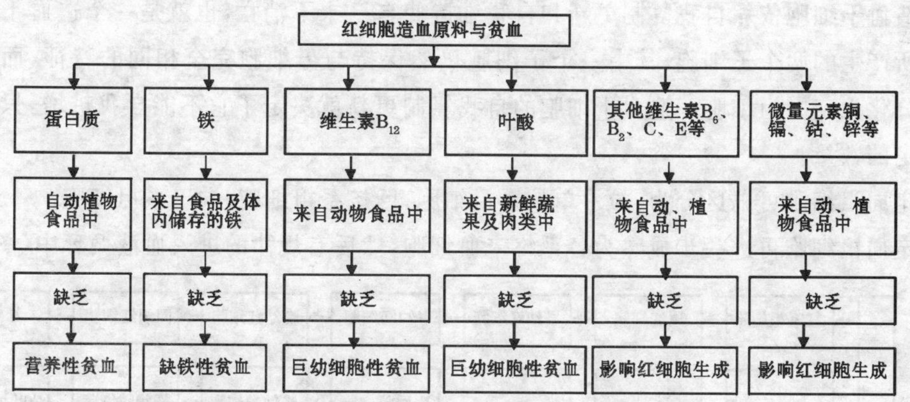

图 8 红细胞生成所需造血原料与贫血的相关性

十、血细胞发育过程的形态演变特点

血细胞在各阶段发育过程中，其形态学演变有一定的规律性，不同系统的血细胞形态亦有一些差别。血细胞发育过程的演变规律如下述：

1. 细胞体 由大变小，但巨核细胞系却由小变大。

2. 细胞核 由大变小，红细胞的核最后消失；形状由圆形变成不规则形，而粒细胞系变成分叶形；染色质由细致而稀疏变为粗糙而紧密，最后紧缩成块状；核膜由模糊不清变为明显可见；核仁由有变为无。

3. 细胞浆 由少量变为逐渐增多；颜色由深蓝变为浅淡而微红；颗粒由无变为少继而增多。

4. 细胞核与细胞浆之比 由大变小，即由核大浆少变为核小浆多。

十一、造血干细胞的特征

造血干细胞是存在于造血组织中的一群原始造血细胞，这群造血干细胞在人胚第二周时就出现于卵黄囊中，至第四周又转移至胎肝中，妊娠 5 个月时骨髓便开始有造血干细胞，出生后骨髓便成为造血干细胞的主要产地。

造血干细胞在骨髓有核细胞中不过千分之一。但它的作用却是巨大的，它有三个重要特征：有高度自我复制更新和自我维持能力；有进一步分化各个系统祖细胞的能力；有长期维持非增殖状态的能力。

造血干细胞依靠自我复制更新和自我维持使自己永不消亡，也就是一个造血干细胞分裂所产生的两个子细胞，其中一个子细胞仍然保持与母细胞完全相同的特征，而另一个能分化为定向祖细胞。造血干细胞的自我复制更新就决定了它不能自我扩增，只能维持一定的数量。

定向祖细胞可以区分为：粒一单核系祖细胞；巨核系祖细胞；淋巴系祖细胞。

定向祖细胞再进一步成熟为各系终末血细胞，然后有规律的进入血液循环中(图 9)。

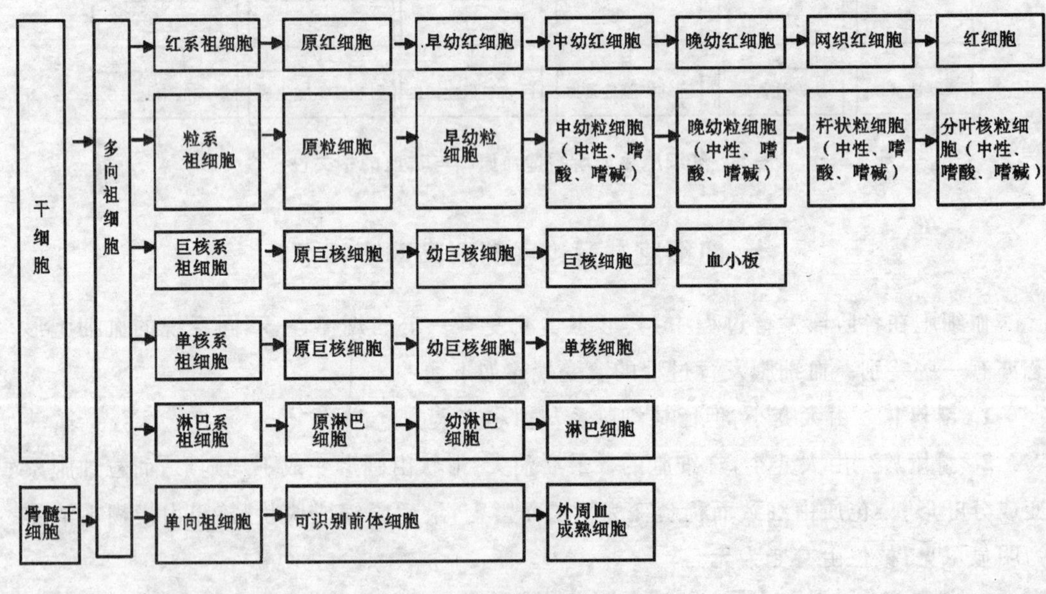

图 9　血细胞生成模式图

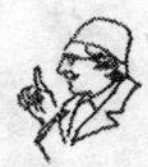

十二、红细胞的生理破坏

红细胞在“旅途”中常常需要“缩身”挤过比它小的毛细血管及血管内皮细胞孔隙，因而需要经常变形。当红细胞逐渐衰老时，其本身的变形能力减弱，脆性增加，变得适应性降低，于是在血流湍急处因受机械冲击而被破坏，导致溶血(图 10)。

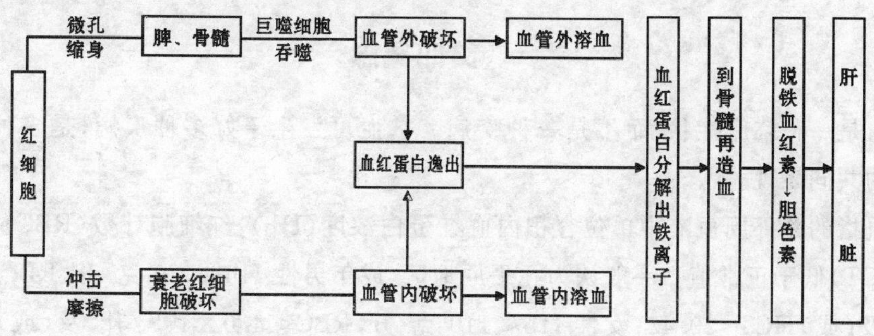

图 10　红细胞的生理破坏

十三、红细胞的生理调节

成年人体内约有 2.5×10^{13} 个红细胞，而所有红细胞总面积约为 3 800 平方米，相当于一个足球场大小。每小时约有 0.8%个红细胞进行更新。也就是说：每分钟约有 1.6×10^{8} 个红细胞生成。人体失血或溶血时，红细胞生成加快。当外环境发生变化，如动脉氧分压降低，心衰、血容量减少时，肾脏会产生促红细胞生成素(EPO)，作用于骨髓祖细胞，使造血活跃，成熟红细胞增多，以适应机体的需要(图 11)。

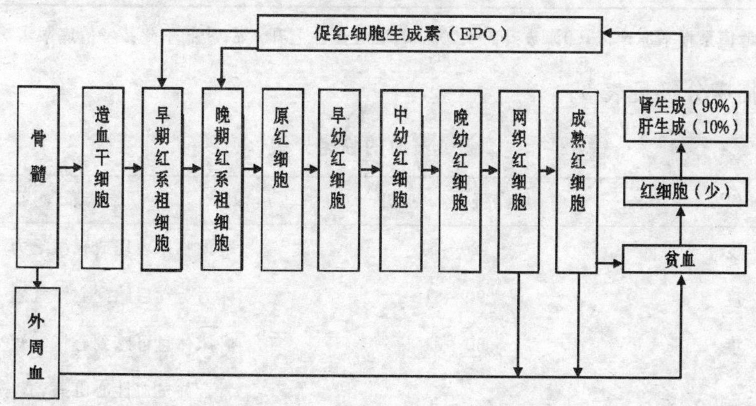

图 11　红细胞生成调节反馈环

第二章　贫血是症不是病

一、贫血概念

贫血是一种临床症状，而不是一种疾病。贫血可发生于好多种疾病，是多种不同性质疾病的共同表现。

贫血指的是外周血液中单位容积内血红蛋白浓度(Hb)、红细胞计数(RBC)、红细胞比积(HCT)低于正常值。一般认为在平原地区，成年男性 Hb<120 克/升，RBC<4.5×10^{12}/升及(或)HCT<0.42；女性 Hb<110 克/升，RBC<4.0×10^{12}/升，及(或)HCT<0.37，可诊断为贫血。贫血的概念见表 2。

表 2　贫血的概念

人　群	血红蛋白浓度(Hb)	红细胞计数(RBC)	血细胞比积(HCT)
成年男性	<120 克/升	<4.5×10^{12}/升	<0.42
成年女性	<110 克/升	<4.0×10^{12}/升	<0.37
6 个月～6 岁	<110 克/升		
6～14 岁	<120 克/升		

注：①此参考值系指平原地区；②海拔升高 1 000 米，血红蛋白上升 4%；③低于此参考值底限者为贫血

贫血的临床分级见表 3。

表 3　贫血的临床分级

分　级	血红蛋白　克/升	临床表现
轻　度	120～91	可无临床表现或轻微乏力
中　度	90～61	体力劳动后感到心悸气短
重　度	60～31	卧床休息可感到心慌气短
极严重	30 以下	常合并贫血性心脏病，心率增快，心脏出现杂音、心界扩大、心肌无力

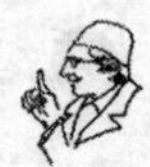

二、贫血原因及临床疾病

贫血原因主要分三类：红细胞生成减少、破坏的过多及失血。其临床疾病见图 12。

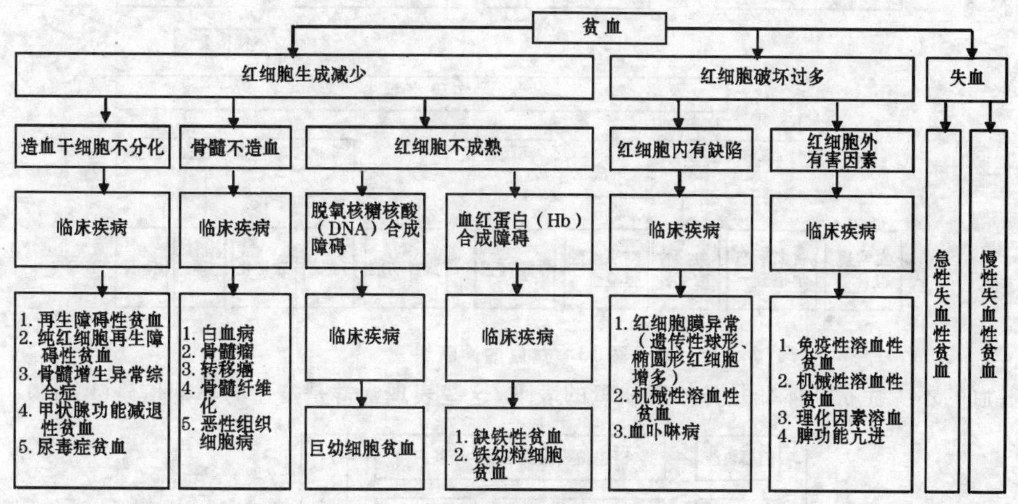

图 12　贫血原因及临床疾病

三、贫血的诊断线索与重点

任何科的医生都不应把贫血作为疾病来诊断，任何一位患者也不能接受医生贫血的诊断，或有无和轻重。因为对任何贫血患者的治疗，首要的问题是找出贫血的原因，然后纠正或治疗引起贫血的疾病本身。贫血的严重性取决于引起贫血的疾病，其重要意义远超过贫血的程度。

临床上贫血的诊断重点为：贫血程度；贫血类型；贫血原因。诊断贫血的步骤为：一、询问病史；二、体格检查；三、实验室检查。贫血的诊断步骤与重点(图 13)。

四、自我发现贫血早期信号

红细胞是携氧工具，每 1 克血红蛋白携氧 1.3 毫升(ml)。它的功能是将肺泡毛细血管内吸收的氧输送到全身的毛细血管，并将组织代谢产生的二氧化碳（CO_2）输送至肺。故贫血可认为是血液输送氧（O_2）功能的减低。而贫血直接造成的后果是组织缺氧。

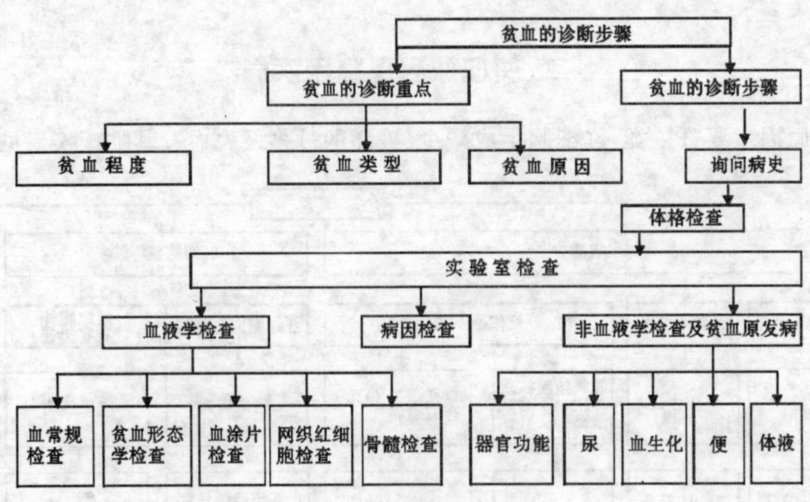

图 13　贫血的诊断线索

贫血的不少症状和体征是身体对缺氧的表现，这些表现常常是贫血的早期信号(图 14)。

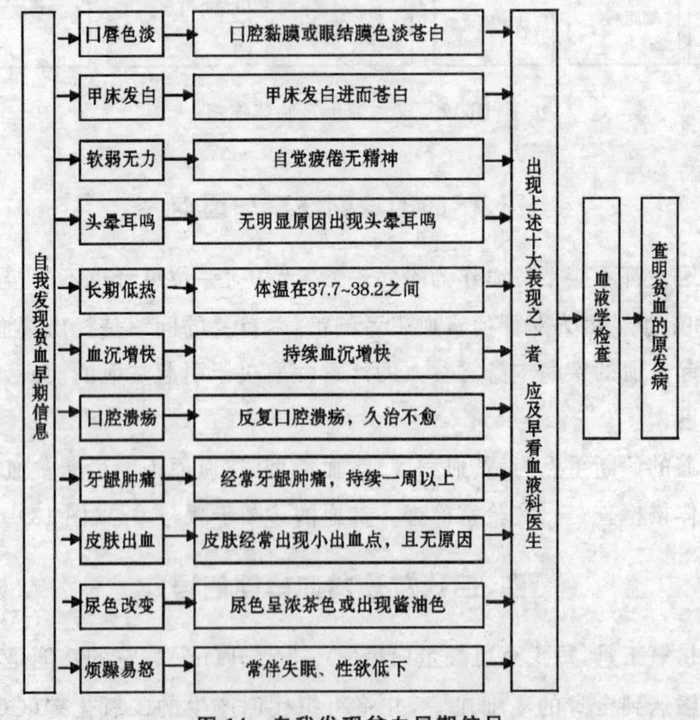

图 14　自我发现贫血早期信号

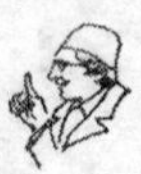

五、贫血的主要临床表现及自我寻找贫血的病因

1. 贫血的临床表现

贫血的临床表现与下列 5 种因素有关:(1)引起贫血的原发病。(2)血红蛋白携氧能力下降程度。(3)贫血时血容量的下降速度。(4)发生贫血的速度。(5)全身各系统对贫血的代偿和耐受能力。贫血的主要临床表现见图 15。

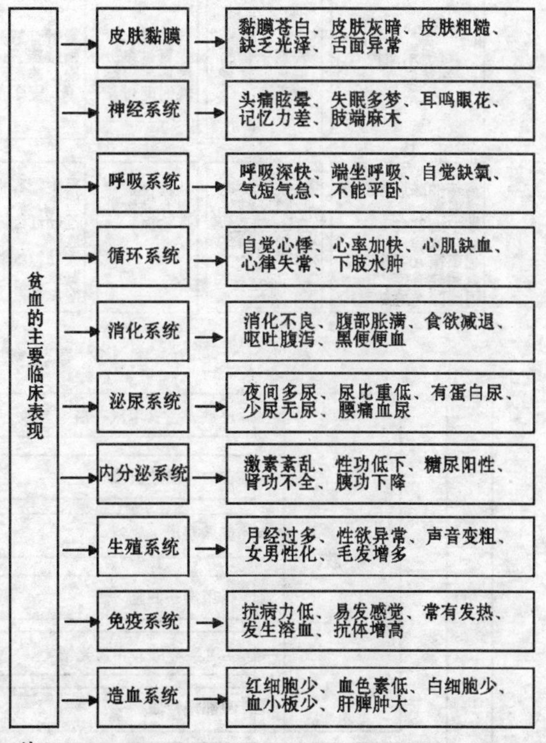

注:
①舌面异常:出现舌炎,舌乳头萎缩,牛肉舌,镜面舌
②性欲异常:男性特征亢进,毛发增多,声音变粗,性欲增强;女性男性化
③激素紊乱:甲状腺、性腺、肾上腺、胰腺功能改变,进而分泌异常

图 15 贫血的临床表现

2. 自我寻找贫血的病因

实验室对贫血的诊断虽很重要,但是并不意味不需要详细地询问病史,因为病史常可提供许多重要线索,而非实验室检查所能取代的,全面、深入地了解贫血的病史,可减少不必要的实验室检查,又可缩短贫血的诊断过程,减少医疗费用,对去除病因,防治贫血复发,都有着重要意义。自我寻找贫血的线索见图 16。

六、贫血的体格检查要点

单凭体格检查不能作为贫血的正确诊断,但它可提供重要线索,有助于明确贫血的病因,对贫血原发病的诊断有重要意义(图 17)。

贫血是一种症状,可以由内科、外科、妇科、儿科、神经科、遗传、传染科、中毒性、免疫科、肿瘤科等多种疾病引起,贫血可以出现多种临床表现,患者可以就诊于不同科室,不同医生。因此,临床医生都应该全面、系统地了解病史,还应详细进行体格检查,选择恰当的实验室检查,综合以上客观资料才能得出一个正确的诊断。

贫血
家族史
饮食营养史
月经生育史
服药史
生活工作史
原发疾病史
出血史
可提示遗传性贫血
长期素食、偏食、营养缺乏
月经过多、生育过多、流产多、哺乳时间过长
服过青霉素、磺胺药、保泰松、非那西丁、安眠药等
接触铜、砷、汞、农药、染料、放射性物质、杀虫剂、除臭剂、脱毛剂
是否患过慢性感染，肝病、肾病、寄生虫病、内分泌疾病、肿瘤、风湿病
有无消化道出血、血尿、鼻出血、牙龈出血、咯血、痔出血、黑便、呕血
遗传性球形红细胞增多症
地中海贫血
红白血病
葡萄糖-6-磷酸脱氢酶缺乏症
丙酮酸激酶缺乏症
缺铁性贫血
叶酸及维生素B_{12}缺乏所致的巨幼红细胞贫血
缺铁性盆血
混合性营养性贫血
再生障碍性贫血
巨幼红细胞贫血
铁幼粒细胞性贫血
溶血性贫血
再生障碍性贫血
恶性肿瘤
白血病
溶血性贫血
上述疾病诱发贫血
缺铁性贫血

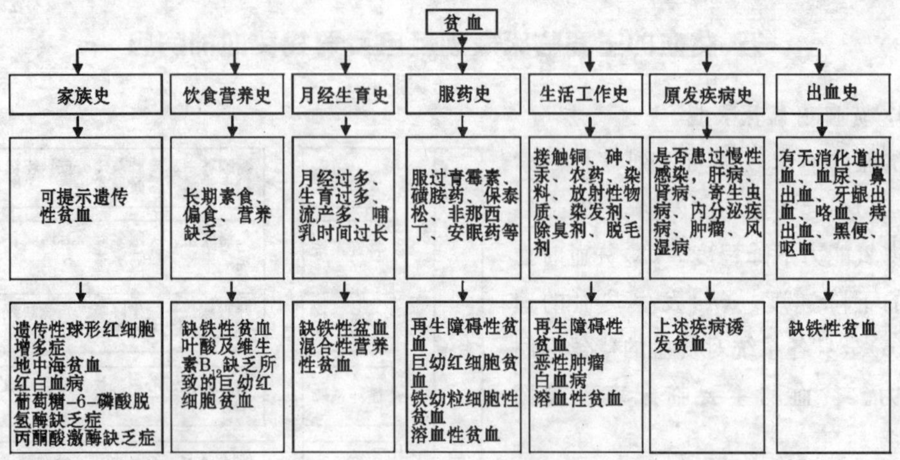

图 16 寻找贫血线索

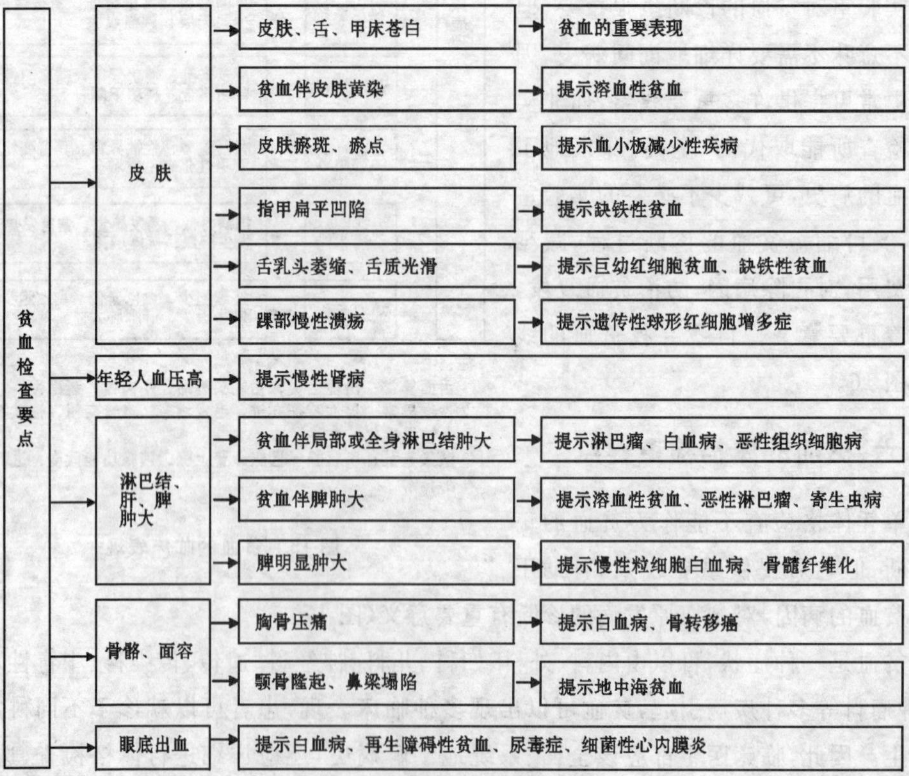

贫血检查要点
皮肤
皮肤、舌、甲床苍白
贫血的重要表现
贫血伴皮肤黄染
提示溶血性贫血
皮肤瘀斑、瘀点
提示血小板减少性疾病
指甲扁平凹陷
提示缺铁性贫血
舌乳头萎缩、舌质光滑
提示巨幼红细胞贫血、缺铁性贫血
踝部慢性溃疡
提示遗传性球形红细胞增多症
年轻人血压高
提示慢性肾病
淋巴结、肝、脾肿大
贫血伴局部或全身淋巴结肿大
提示淋巴瘤、白血病、恶性组织细胞病
贫血伴脾肿大
提示溶血性贫血、恶性淋巴瘤、寄生虫病
脾明显肿大
提示慢性粒细胞白血病、骨髓纤维化
骨骼、面容
胸骨压痛
提示白血病、骨转移癌
颚骨隆起、鼻梁塌陷
提示地中海贫血
眼底出血
提示白血病、再生障碍性贫血、尿毒症、细菌性心内膜炎

图 17 贫血原发病的体征表现

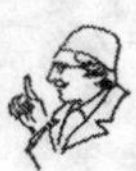

七、贫血的血液学检查及其临床意义

贫血的实验室检查可进行血细胞的形态学分类鉴别，其目的是为了明确贫血的性质，了解贫血的原因（表4）。表中平均红细胞体积（MCV）的正常值为80～90fL；平均红细胞血红蛋白（MCH）含量正常值为28～32pg；平均红细胞血红蛋白浓度（MCHC）正常值为32％～36％。

表4 贫血的形态学分类鉴别

贫血形态学分类	平均红细胞体积	平均红细胞血红蛋白含量	平均红细胞血红蛋白浓度	病因及疾病
大细胞性贫血	大于正常	高于正常	正常	缺乏维生素 B_{12}、叶酸等，见于巨幼红细胞贫血、妊娠期巨幼红细胞贫血、恶性贫血等
正细胞性贫血	正常	正常	正常	见于急性失血性贫血、急性溶血性贫血、再生障碍性贫血、白血病等
单纯小细胞性贫血	小于正常	低于正常	正常	见于感染、中毒、尿毒症等
小细胞低色素性贫血	小于	低于正常	低于正常	见于缺铁性贫血、铁幼粒细胞贫血、地中海贫血、铅中毒等

八、外周血涂片对贫血诊断的临床意义

血细胞质和量的异常改变是贫血的重要改变之一，因此，血细胞的形态变化对贫血病因的诊断和治疗必不可少（图18）。

九、网织红细胞计数的临床意义

网织红细胞是晚幼红细胞脱核后到完全成熟的红细胞之间的过渡细胞，用煌焦油蓝染液经活体染色后，胞浆中的核糖核酸（RNA）残余物质可呈现蓝色的网状，故名网织红细胞。

网织红细胞的绝对值，是指每升血液中网织红细胞的数量，不受红细胞数量高低的影响，比较确切的反映红细胞系统的造血功能。计算公式如下：

网织红细胞绝对值＝网织红细胞百分率％×红细胞数（$\times 10^{12}$/升）

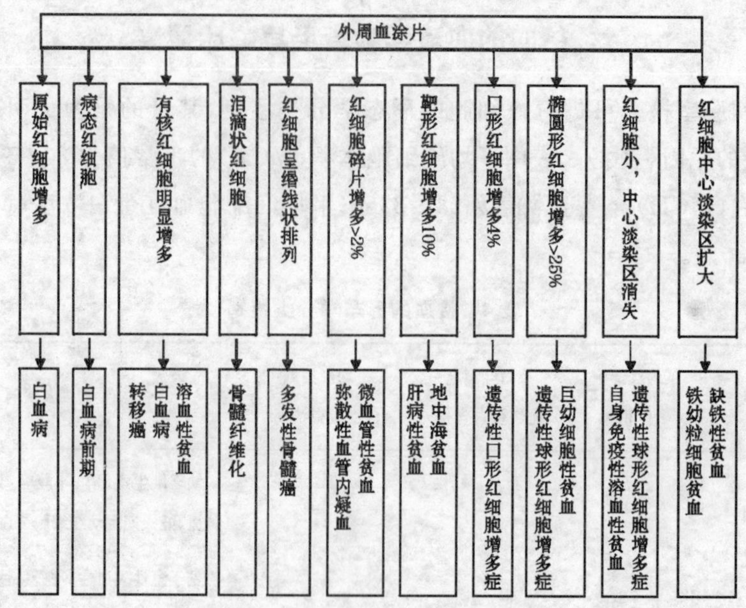

图 18　外周血涂片初步诊断贫血

正常参考值：2.4～8.4×10^9/升

网织红细胞生成及对贫血的诊治意义见图 19。

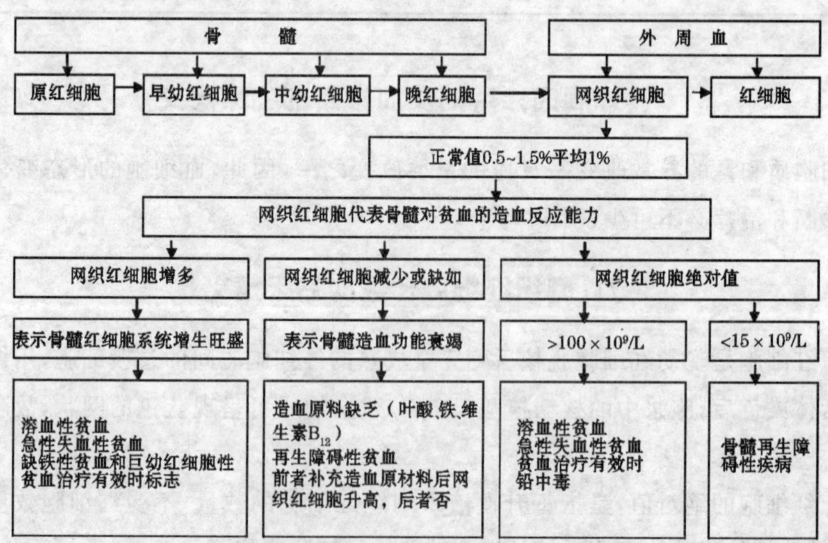

图 19　网织红细胞生成及对贫血诊治意义

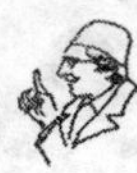

十、白细胞和血小板计数在贫血诊断中的意义

血常规是判断贫血和判断贫血程度变化的基本检查。贫血患者白细胞和血小板计数的改变，可为贫血的诊断提供重要的线索（图 20）。

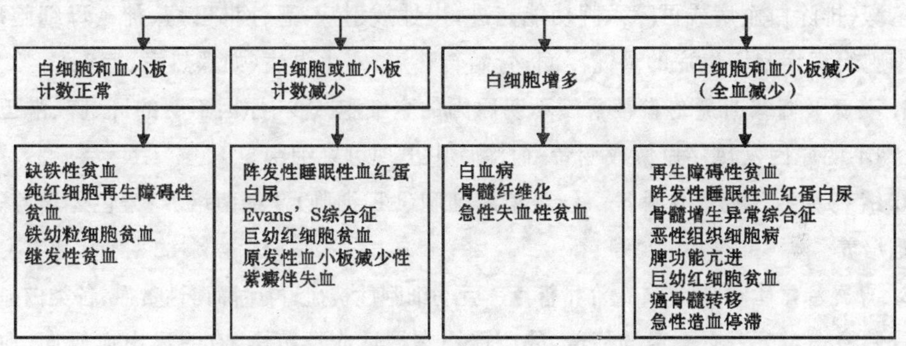

图 20　白细胞和血小板计数在贫血诊断中的意义

十一、贫血非血液学检查的临床意义

一般非血液学检查包括尿、粪、体液、血液生化、血清学、脏器功能试验、X 线、内镜及其他特殊检查等，主要是为了查明贫血的原发病（图 21）。

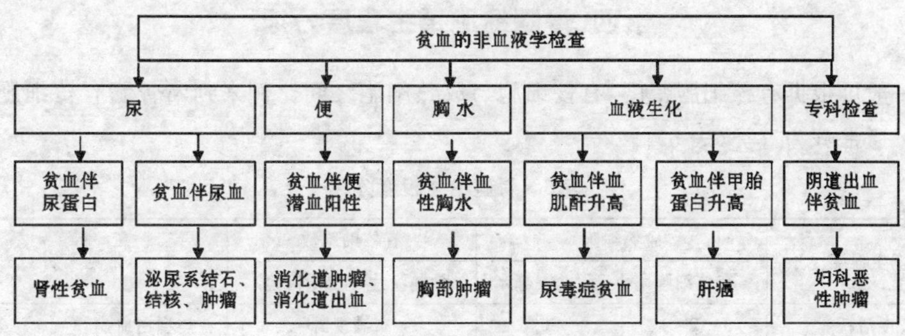

图 21　贫血实验室非血液学检查

十二、骨髓检查的临床意义

贫血的骨髓形态学检查主要有以下五方面的意义如下。

1. 确诊 必须做骨髓细胞形态学检查才能确诊的疾病：巨幼细胞性贫血；各类型白血病；多发性骨髓瘤；MDS及骨髓增殖性疾病(真红细胞增多症等)；恶性组织细胞病；脂质贮积病(如戈谢病、尼曼匹克病等)；再生障碍性贫血。

2. 可提供重要诊断依据的疾病 主要有溶血性贫血；缺铁性贫血；原发性血小板减少性紫癜(排除白血病或再障)；脾功能亢进；慢性放射病；恶性淋巴瘤、神经母细胞瘤、朗格罕细胞组织细胞增生症的骨髓浸润；骨髓转移癌；寄生虫病(如黑热病、疟疾)。

3. 临床及血象可疑的血液病 不明原因的全细胞减少；原因不明的肝、脾、淋巴结肿大；长期不明原因发热伴血像改变者；血涂片中出现可疑细胞。

4. 提高某些疾病的诊断率 红斑狼疮细胞(LE细胞)及细菌培养；染色体培养；造血干细胞培养。

5. 观察治疗反应，指导制定治疗措施 巨幼细胞性贫血；再生障碍性贫血；各类白血病。

骨髓检查对患者有一定的痛苦，故应严格掌握适应证范围，有明显出血倾向、血友病及晚期妊娠的妇女应禁忌做骨髓穿刺。一次骨髓检查只能代表当时该区的骨髓情况，需做多次、多部位的骨髓穿刺检查才较全面可靠。

十三、正常人骨髓细胞分类计数

正常成人骨髓细胞计数见图22。

十四、骨髓细胞增生程度分级

一般可根据有核细胞密度、有核细胞与成熟细胞之间比例来判断骨髓有核细胞增生程度。通常分为五类(表5)。

表5 骨髓增生程度分级

增生程度	成熟细胞		有核细胞数	常见疾病
	有核细胞	万/立方毫米	骨髓涂片(个/低倍镜)	
增生极度活跃	1～2∶1	50	布满视野	各类型白血病
增生明显活跃	5～10∶1	20	50～150	各类型白血病、增生性贫血
增生活跃	30∶1	3～5	10～50	正常人骨髓
增生减低	100∶1	2	5～10	各类型白血病、造血功能减低
增生极度减低	200∶1	1	<5	再生障碍性贫血

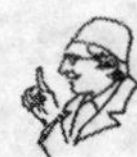

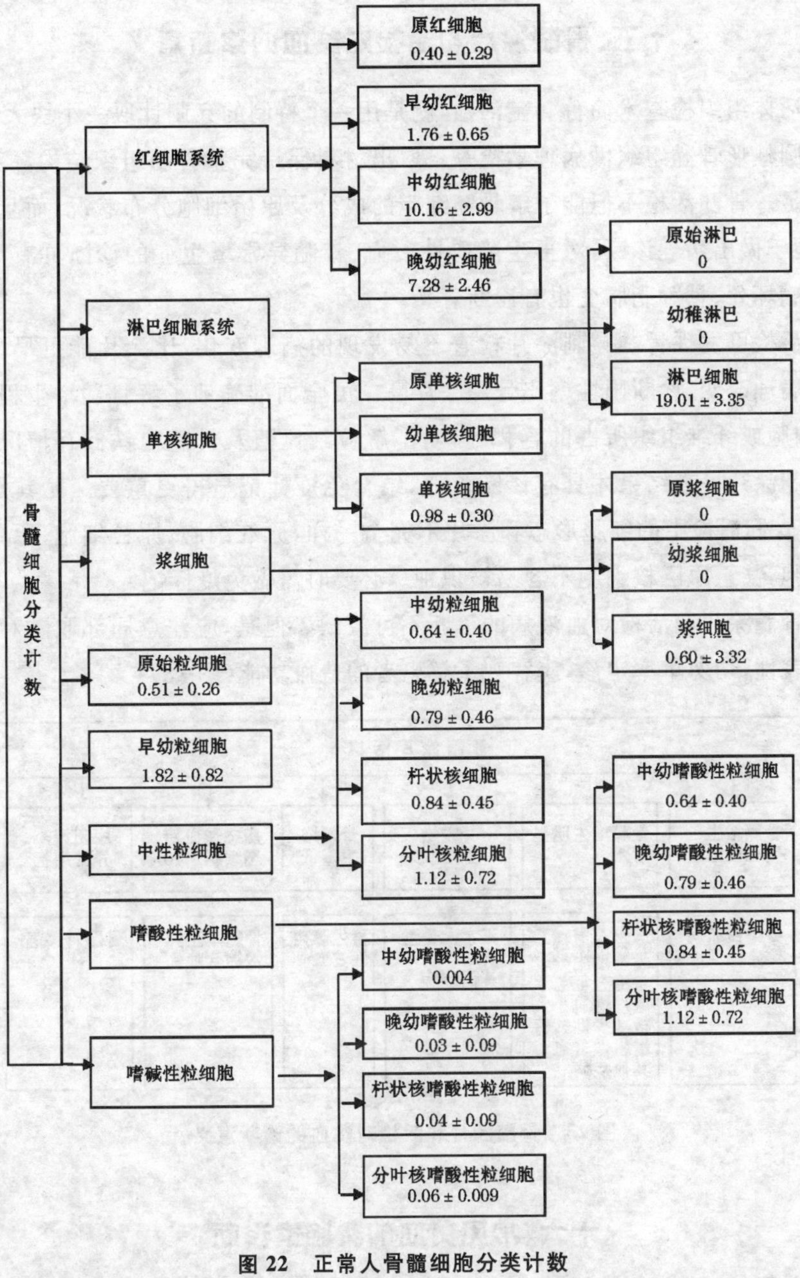

- 骨髓细胞分类计数
  - 红细胞系统
    - 原红细胞 0.40 ± 0.29
    - 早幼红细胞 1.76 ± 0.65
    - 中幼红细胞 10.16 ± 2.99
    - 晚幼红细胞 7.28 ± 2.46
  - 淋巴细胞系统
    - 原始淋巴 0
    - 幼稚淋巴 0
    - 淋巴细胞 19.01 ± 3.35
  - 单核细胞
    - 原单核细胞
    - 幼单核细胞
    - 单核细胞 0.98 ± 0.30
  - 浆细胞
    - 原浆细胞 0
    - 幼浆细胞 0
    - 浆细胞 0.60 ± 3.32
  - 原始粒细胞 0.51 ± 0.26
  - 早幼粒细胞 1.82 ± 0.82
  - 中性粒细胞
    - 中幼粒细胞 0.64 ± 0.40
    - 晚幼粒细胞 0.79 ± 0.46
    - 杆状核粒细胞 0.84 ± 0.45
    - 分叶核粒细胞 1.12 ± 0.72
  - 嗜酸性粒细胞
    - 中幼嗜酸性粒细胞 0.64 ± 0.40
    - 晚幼嗜酸性粒细胞 0.79 ± 0.46
    - 杆状核嗜酸性粒细胞 0.84 ± 0.45
    - 分叶核嗜酸性粒细胞 1.12 ± 0.72
  - 嗜碱性粒细胞
    - 中幼嗜酸性粒细胞 0.004
    - 晚幼嗜酸性粒细胞 0.03 ± 0.09
    - 杆状核嗜酸性粒细胞 0.04 ± 0.09
    - 分叶核嗜酸性粒细胞 0.06 ± 0.009

图 22 正常人骨髓细胞分类计数

注：1. 其他细胞：网织红细胞（0.09±0.58）、内皮细胞（0）、吞噬细胞（0）、巨噬细胞（0.15±0.19）、脂肪细胞（0）、组织细胞（0）、分类不明细胞（0.20±0.20）

2. 粒细胞：有核细胞＝3.06±0.8

十五、骨髓涂片和活检对贫血的诊断意义

骨髓活体组织检查术简称骨髓活检，就是用一个特制的穿刺针取一小块大约0.5～1厘米长的圆柱形骨髓组织做病理学检查。取出材料保持完整骨髓组织结构，能弥补骨髓穿刺的不足。骨髓活检不但能了解骨髓细胞的成分及原始细胞分布状况，而且能观察细胞形态，便于做出病理诊断，对再生障碍性贫血、骨髓异常增生症的诊断具有重要意义。另外对骨髓坏死、骨髓脂肪变也有诊断意义。

骨髓活检可发现骨髓穿刺涂片检查不易发现的病理变化，比涂片能更早、更全面地发现早期病理改变，诊断阳性率比骨髓涂片高。可全面准确地了解骨髓增生程度造血组织，脂肪细胞或纤维组织所占的容积比例；了解粒红比值及骨髓内铁储存情况。骨髓活检结合骨髓涂片检查结果才具有诊断价值，结合免疫标记显得更重要。尤其是骨髓"干抽"患者。骨髓活检中的细胞形态和涂片不完全一样，原红细胞、原粒细胞、原单核细胞、原淋巴细胞，甚至原巨核细胞不容易被识别。必要时需做免疫标记。

虽然骨髓涂片和活检对血液病的诊断不可或缺。但是，应注意局部取髓对造血功能评价的代表性，切勿草率定诊，应客观了解患者的造血功能(图23)。

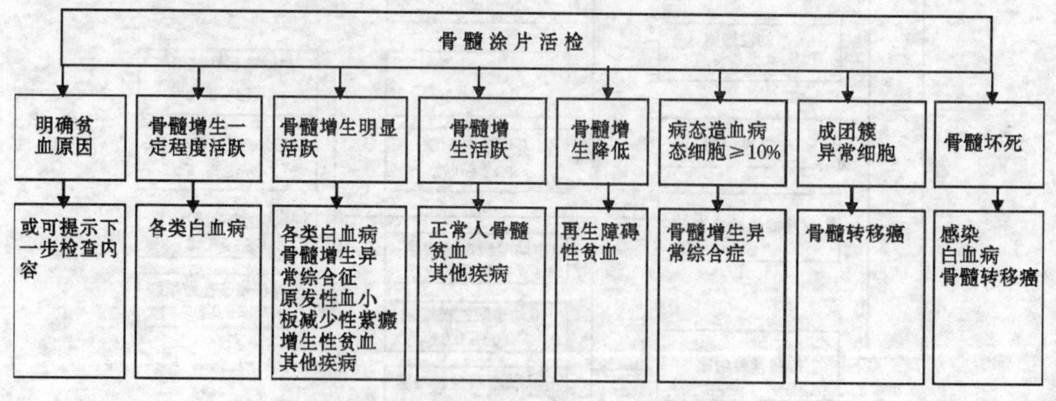

图23 骨髓涂片和活检对贫血的诊断意义

十六、常见贫血的实验室诊断

为了明确贫血的性质，应有目的的进行系统的实验室检查。见图24。

贫血实验室诊断要检查外周血的血红蛋白(Hb)、红细胞(RBC)和红细胞比积

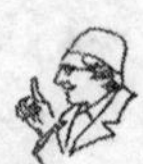

(Hct)。其中以 Hb 检查最为关键。成年男性 2 次检查 Hb＜120g/L,成年女性 2 次检查 Hb＜110g/L 可确诊(居住在高原地区者除外)。贫血程度:Hb 低于上述标准至 91g/L 以上为轻度贫血,61～90g/L 为中度贫血,31～60g/L 为重度贫血,≤30g/L 为极重度贫血。网织红细胞计数是贫血病人必查项目。一般贫血时 Hb 和红细胞数减低是一致的。Hb 每减少 10g/L,与减少 0.33×10^{12}/L 红细胞数相当。缺铁性贫血 Hb 减低程度高于红细胞数,巨幼细胞性贫血红细胞数减低程度低于 Hb。

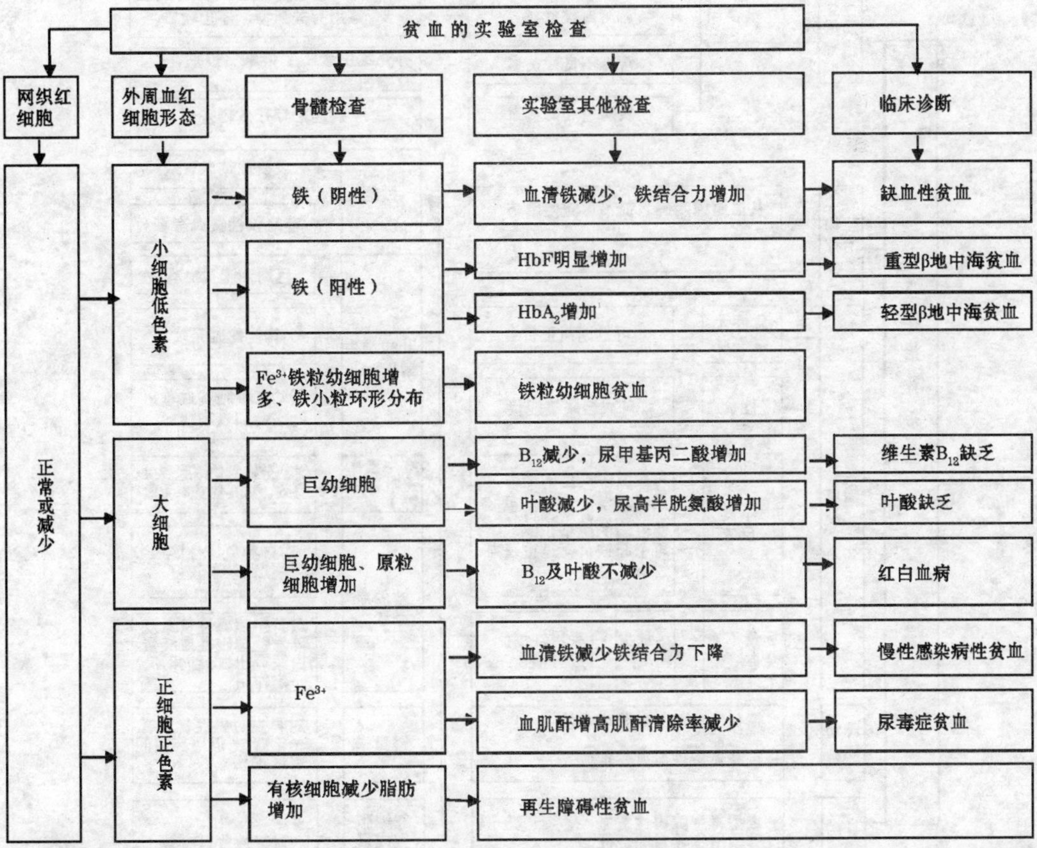

贫血的实验室检查

网织红细胞	外周血红细胞形态	骨髓检查	实验室其他检查	临床诊断
正常或减少	小细胞低色素	铁（阴性）	血清铁减少，铁结合力增加	缺血性贫血
		铁（阳性）	HbF明显增加	重型β地中海贫血
			HbA_2增加	轻型β地中海贫血
		Fe^{3+}铁粒幼细胞增多、铁小粒环形分布	铁粒幼细胞贫血	
	大细胞	巨幼细胞	B_{12}减少，尿甲基丙二酸增加	维生素B_{12}缺乏
			叶酸减少，尿高半胱氨酸增加	叶酸缺乏
		巨幼细胞、原粒细胞增加	B_{12}及叶酸不减少	红白血病
	正细胞正色素	Fe^{3+}	血清铁减少铁结合力下降	慢性感染病性贫血
			血肌酐增高肌酐清除率减少	尿毒症贫血
		有核细胞减少脂肪增加	再生障碍性贫血	
增多	大小不均、异形、多染性	红细胞增多	红细胞寿命短，酸溶血试验阳性	溶血性贫血，阵发性睡眠性血红蛋白尿

图 24 常见贫血的实验室诊断

十七、贫血的治疗步骤

在贫血的原发病未明确之前，切忌乱用维生素 B_{12}、叶酸、铁剂，以及其他多种所谓“补血药保健药”。这样不但使病情复杂，增加诊断困难，而且延误病情，对患者是有害的。贫血的治疗步骤见图 25。

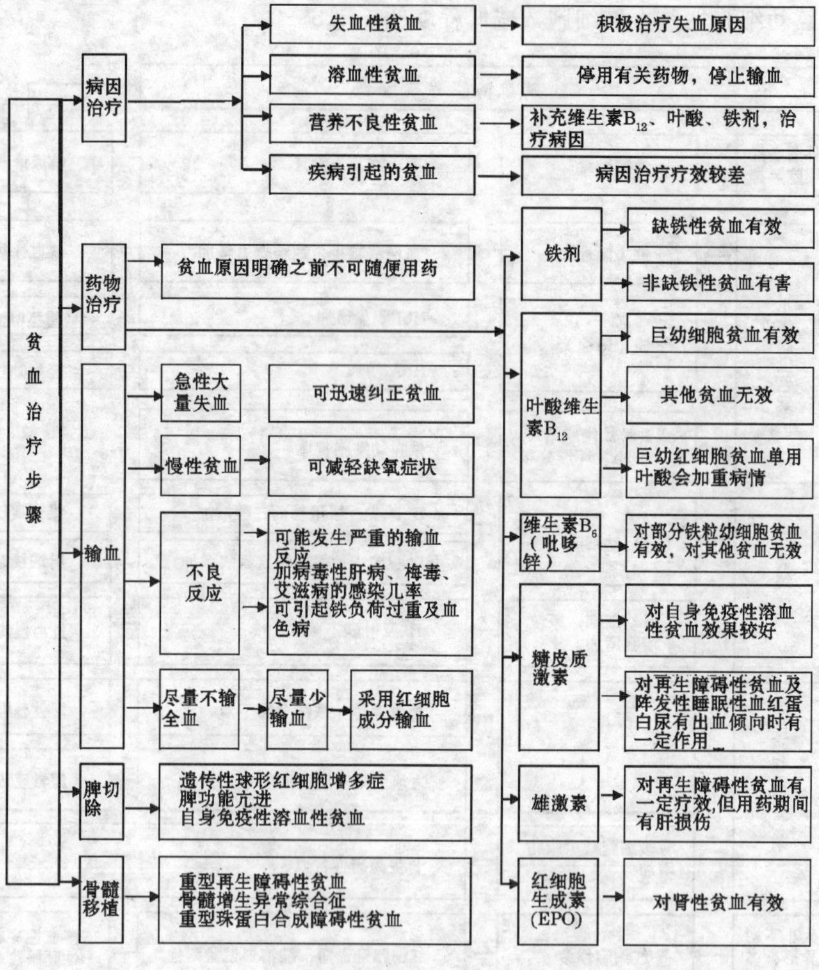

贫血治疗步骤

- 病因治疗
  - 失血性贫血 → 积极治疗失血原因
  - 溶血性贫血 → 停用有关药物，停止输血
  - 营养不良性贫血 → 补充维生素 B_{12}、叶酸、铁剂，治疗病因
  - 疾病引起的贫血 → 病因治疗疗效较差
- 药物治疗
  - 贫血原因明确之前不可随便用药
  - 铁剂
    - 缺铁性贫血有效
    - 非缺铁性贫血有害
  - 叶酸维生素 B_{12}
    - 巨幼细胞贫血有效
    - 其他贫血无效
    - 巨幼红细胞贫血单用叶酸会加重病情
  - 维生素 B_6（吡哆锌）→ 对部分铁粒幼细胞贫血有效，对其他贫血无效
  - 糖皮质激素
    - 对自身免疫性溶血性贫血效果较好
    - 对再生障碍性贫血及降发性睡眠性血红蛋白尿有出血倾向时有一定作用
  - 雄激素 → 对再生障碍性贫血有一定疗效，但用药期间有肝损伤
  - 红细胞生成素（EPO）→ 对肾性贫血有效
- 输血
  - 急性大量失血 → 可迅速纠正贫血
  - 慢性贫血 → 可减轻缺氧症状
  - 不良反应
    - 可能发生严重的输血反应
    - 加病毒性肝病、梅毒、艾滋病的感染几率
    - 可引起铁负荷过重及血色病
  - 尽量不输全血 → 尽量少输血 → 采用红细胞成分输血
- 脾切除
  - 遗传性球形红细胞增多症
  - 脾功能亢进
  - 自身免疫性溶血性贫血
- 骨髓移植
  - 重型再生障碍性贫血
  - 骨髓增生异常综合征
  - 重型珠蛋白合成障碍性贫血

图 25　贫血治疗步骤

服药后 1～2 个月贫血能纠正，应继续服药 3 个月左右，补充体内储存量。及时找原因，如慢性胃炎、溃疡、肠炎、痔疮、女性月经增多、肿瘤等。服药 2 个月以上，不能恢复正

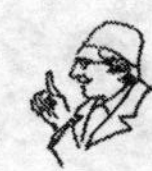

常,可能是其他疾病继发引起的,应及时到医院检查,以免延误病情。

十八、女性最易发生贫血

世界卫生组织的数据表明,在全球20亿贫血患者中,女性占75.1%。在全世界的女性人群中,约有1/3人患有不同程度的贫血。由于经济发展滞后和营养卫生落后,贫血的发病率在发展中国家明显高于发达国家,农村女性又高于城市女性,无业女性高于职业女性,文化水平低的女性高于文化高的女性。在发展中国家怀孕妇女贫血发病人数竟占3/4,这不仅影响孕妇的身体健康,更影响下一代人的身体素质。

根据对不同人群的研究发现,婴幼儿、儿童、青春期女性、月经期女性、妊娠期女性、绝经期女性是贫血的易患人群。

据上海地区人群调查资料,铁缺乏症发病率:6个月至2岁婴幼儿为75%～82.5%,育龄女性为43.3%,妊娠3个月以上女性为66.7%,10～17岁青少年为13.17%。以上人群缺铁性贫血的发病率分别为33.8%～45.7%,11.4%,19.3%和9.8%。患贫血的主要原因是,婴幼儿的辅食添加不足,儿童及青少年的偏食习惯,月经期的女性月经量过多、多次妊娠、哺乳、宫内置节育环、长期营养不良、慢性小量失血、慢性腹泻、慢性萎缩性胃炎和钩虫病等。

由于女性生理有"周期"耗血多的特点,与血结下了不解之缘。女性每月都会有一定量的失血,故特别容易贫血。女性补血养血特别重要,平时多吃红枣有一定疗效。

值得重视的,现代职业女性和追求时尚的女性中不少人为了保持苗条的身材,盲目限制饮食而导致这些人群营养性贫血呈逐渐上升趋势。

在我国女性中因过度使用化妆品与染发剂,其部分成分在长期使用中的毒副作用表现出来,而引起血液病、急性再生障碍性贫血、恶性肿瘤,这些已经或正在成为我国女性贫血的隐形杀手。

综上所述,从青春期开始,女性贫血的发病率都高于男性。故女性一生中都应该提高防治贫血的观念,应用现代科学知识,采用科学实用、措施简单易行的方法预防贫血的发生。

在此提醒女性朋友,切不可相信少数媒体上的专家、教授一面之词,采用无科学数据,无实践基础,无理论依据的保健方法、保健品和保健药物。这不仅不能防治疾病,还会使原有的贫血症状雪上加霜,更要避免为此付出健康甚至生命的代价。

十九、老年人贫血的特点

目前国内尚无60岁以上老年人血液正常值的统一标准，一般认为老年男性血红蛋白＜120克/升，红细胞数＜4.0×10^{12}/升，红细胞比积＜40%，女性血红蛋白＜110克/升，红细胞数＜3.5×10^{12}/升，血细胞比积＜37%即可诊断为老年贫血。老年贫血有“一低三高”的特点(图26)。

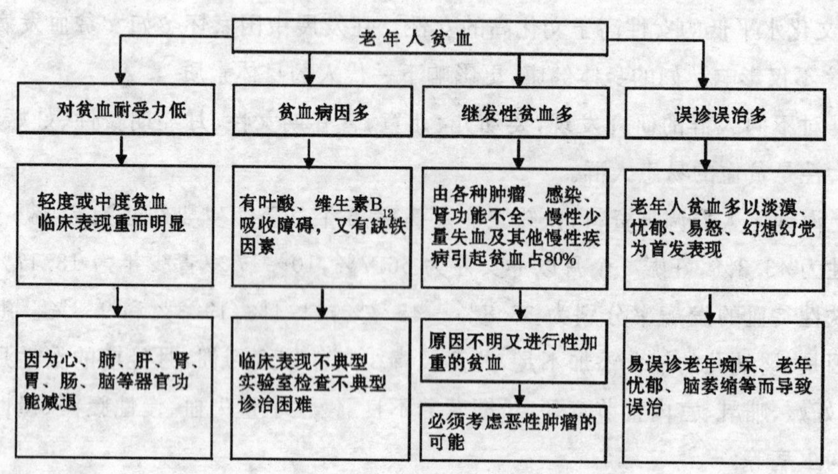

图26 老年贫血特点

老年贫血在预防应注意：

1. 保证营养 特别是铁元素的摄入量，多吃富含铁质的食物，如瘦猪肉、牛肉、兔肉、鸡肉、动物肝脏、豆类、绿色蔬菜等。

2. 劳逸结合 积极参加体育锻炼，增强食欲，不要过分节制饮食，及时纠正偏食。保证足够的睡眠。

3. 若有不适，及时去医院 出现四肢乏力、疲劳、嗜睡、失眠、心慌、面色苍白等症状时，在医生帮助下，口服补铁药(硫酸亚铁)1～2个月，忌茶；再服小量铁剂6～8周，增加铁贮存。并诊治原发病，如痔疮、慢性胃炎等。在药物治疗的同时，要精心辅以饮食治疗，俗话说“药补不如食补，治疗不如预防”。

二十、老年人贫血发病机制

老年人贫血的发病机制十分复杂，其主要机制是造血系统功能减退，在此基础上出

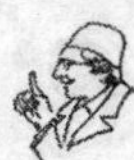

现红细胞各阶段生成与破坏之间的平衡失调、肾脏分泌促红细胞生成素减少、血红蛋白合成酶降低、胃肠吸收造血原料减少，以及成熟红细胞寿命缩短等多种因素所致(图 27)。

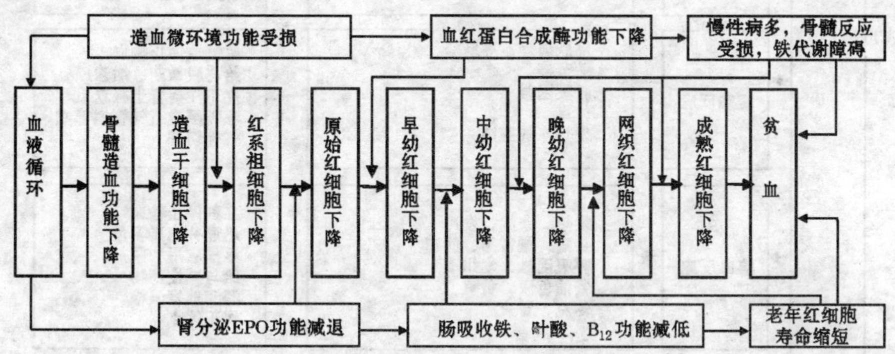

图 27 老年人贫血发病机制

二十一、老年人贫血的预防

老年人贫血预防主要是改良膳食和治疗消化系统病病(图 28)。

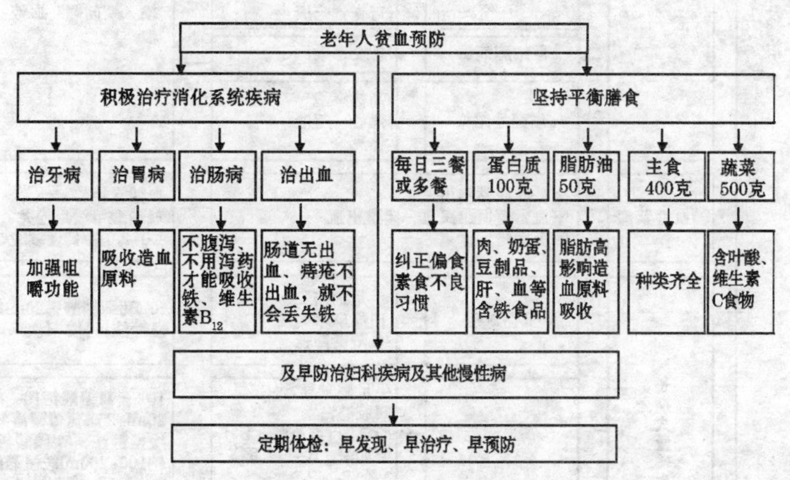

图 28 老年人贫血的预防

二十二、常见输血反应及其治疗

常见输血反应大致有六类，其对症治疗见图 29 所示。

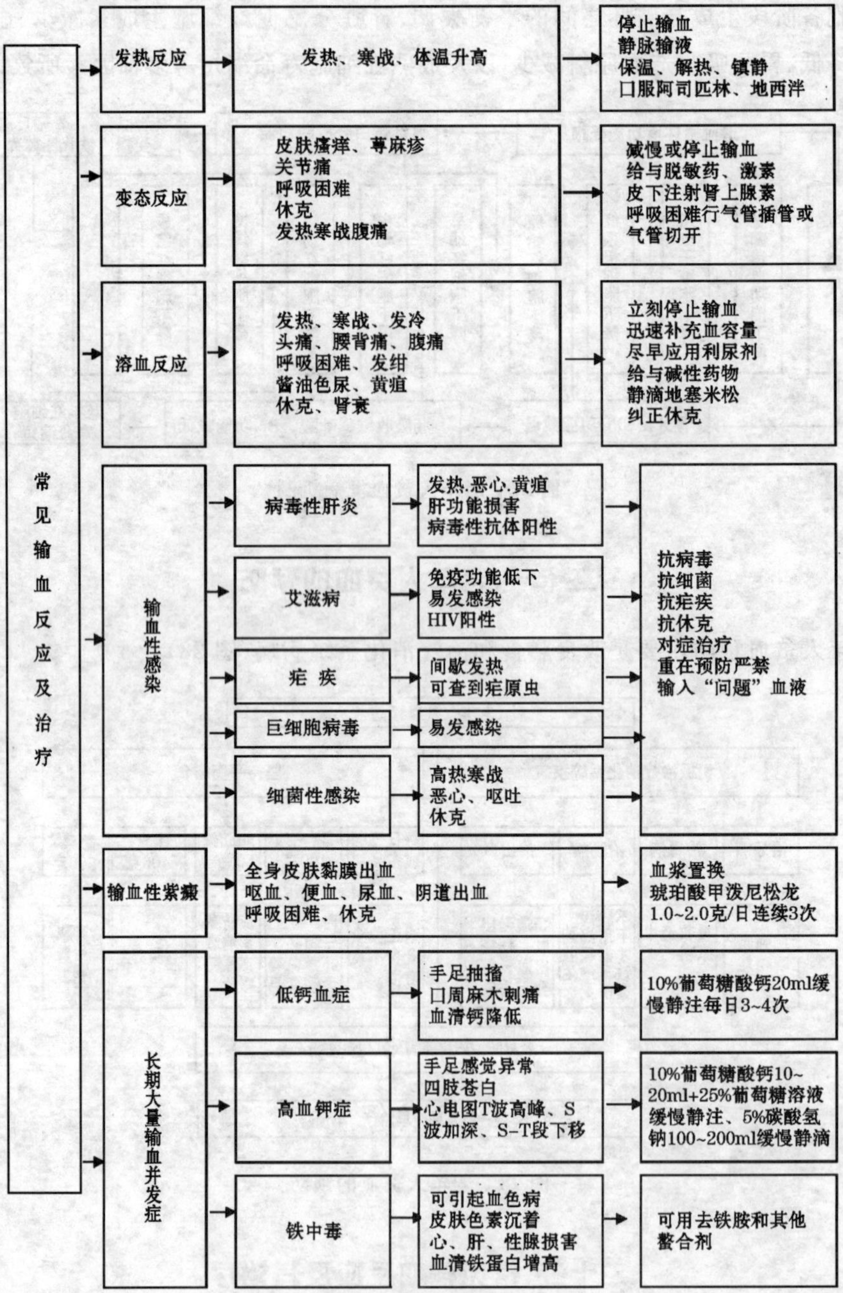

常见输血反应及治疗

反应		表现	治疗
发热反应		发热、寒战、体温升高	停止输血 静脉输液 保温、解热、镇静 口服阿司匹林、地西泮
变态反应		皮肤瘙痒、荨麻疹 关节痛 呼吸困难 休克 发热寒战腹痛	减慢或停止输血 给与脱敏药、激素 皮下注射肾上腺素 呼吸困难行气管插管或气管切开
溶血反应		发热、寒战、发冷 头痛、腰背痛、腹痛 呼吸困难、发绀 酱油色尿、黄疸 休克、肾衰	立刻停止输血 迅速补充血容量 尽早应用利尿剂 给与碱性药物 静滴地塞米松 纠正休克
输血性感染	病毒性肝炎	发热.恶心.黄疸 肝功能损害 病毒性抗体阳性	抗病毒 抗细菌 抗疟疾 抗休克 对症治疗 重在预防严禁输入“问题”血液
	艾滋病	免疫功能低下 易发感染 HIV阳性	
	疟 疾	间歇发热 可查到疟原虫	
	巨细胞病毒	易发感染	
	细菌性感染	高热寒战 恶心、呕吐 休克	
输血性紫癜		全身皮肤黏膜出血 呕血、便血、尿血、阴道出血 呼吸困难、休克	血浆置换 琥珀酸甲泼尼松龙 1.0~2.0克/日连续3次
长期大量输血并发症	低钙血症	手足抽搐 口周麻木刺痛 血清钙降低	10%葡萄糖酸钙20ml缓慢静注每日3~4次
	高血钾症	手足感觉异常 四肢苍白 心电图T波高峰、S波加深、S-T段下移	10%葡萄糖酸钙10~20ml+25%葡萄糖溶液缓慢静注、5%碳酸氢钠100~200ml缓慢静滴
	铁中毒	可引起血色病 皮肤色素沉着 心、肝、性腺损害 血清铁蛋白增高	可用去铁胺和其他螯合剂

图 29 常见输血反应及其治疗

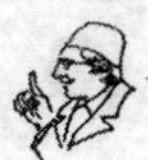

二十三、贫血预防措施

1. 远离能导致贫血的有害因素

(1)远离有害环境,尤其18岁以下的女青年及孕妇。

(2)在接受X线检查时,尽可能减少辐射部位和时间;对免疫系统和骨髓部位,要尽量采取措施屏蔽。

(3)避免不必要的X线和核素检查;尽量减少不必要的重复X线摄片、透视。

(4)尽量不陪伴亲属到有害场所,回避放射线辐射。

(5)曾接受放射线损害的人群,应定期检查身体。

2. 远离能导致贫血的化学物质 研究发现,引起溶血性贫血的化学物质有:铅、砷化氢、铜盐、水、纯氧、苯、甲苯、硝基苯、二硝基苯、萘(樟脑球)、苯肼、乙酰苯肼、皂素及卵磷脂,以及农业杀虫剂六六六、DDT、工业石油、塑料、橡胶、油漆、制鞋颜料等。

市场上出售的染发剂五花八门,各种颜色一应俱全。且各生产厂家过分宣传所谓"美容、美发、抗癌、杀菌"染发剂,或"天然染发剂"、"纯中药染发剂""植物染发剂"、"止痒去屑染发剂"、"无毒染发剂"的系列产品。事实上现已知染发剂里的芳香胺-联苯胺和β-奈胺,既是膀胱癌致癌物,又可引发急性再生障碍性贫血。芳香胺致癌的潜伏期可长达几十年,甚至长达50年。笔者曾亲遇3例白领女士因经常染发而患急性再生障碍性贫血,在1年内因出血感染死亡。

预防贫血应从年轻开始,尽量避免染发,尤其频繁染发改变发色更不可取,只有远离这些有害化学物质,才能远离贫血。

3. 远离能引起贫血的解热镇痛药 我国平均每年销售解热去痛片200亿片,平均每人每年服用去痛片12.5片,一些地区更高达51片,有39.8%的中老年女性有每日服用1片以上的现象,平均服用去痛片时间长达9.7年,相当于每人累计服非那西丁7.3千克,其中产生药物依赖性者占总人口的10.6%。

解热镇痛药的危害:如非那西丁可诱发肾盂肾癌及膀胱癌,溶血性贫血,再生障碍性贫血;白细胞减少,可引发病毒或细菌感染。

卫生部于1982年颁布淘汰氨基比林及非那西丁单方制剂,但含有以上成分的复方解热镇痛药仍在使用,如复方乙酰水杨酸片、扑尔感冒片、氨非加片散痛片(优散痛片)、去痛片、撒烈痛、安痛片、安痛定注射液,含有非那西丁的中成药。

解热镇痛药不是“万能药”，不能治百病。有报道女性只服用一次解热镇痛药，便出现溶血性或再生障碍性贫血的案例。最好的预防措施就是不滥用解热镇痛药，有病及时咨询医生，根据医生嘱咐服药。若能远离解热镇痛药便能大大减少患贫血的风险。

4. 远离引起贫血的药物 任何一种药物都是双刃剑，它既能治好病，又因具有一定的毒性或不良反应而损害人们健康，用于治疗恶性肿瘤的骨髓抑制药，用到足够大的剂量时病人都会出现骨髓抑制，如引起白细胞减少、血小板减少、全血细胞减少，甚至严重贫血。

5. 抗癌药物治疗癌症时，也可能导致第二肿瘤 这些药有环磷酰胺、5-氟尿嘧啶、氨甲蝶呤等。能引起溶血性贫血的药物有：抗疟药伯氨奎喹林、阿地平、氯喹、奎宁、磺胺类药、呋喃西林、痢特灵，以及头孢霉素类、异烟肼、利福平、胰岛素等，还有安眠药、镇痛药、利尿药都有可能引起再生障碍性贫血。

6. 变态反应 由于个体差异，即使小剂量应用某种药物，个别也会导致变态反应，致使骨髓增殖分化障碍，引起全血细胞减少、溶血性贫血及再生障碍性贫血。建议遵医嘱用药，不要随便吃药，就能远离贫血。

7. 平衡膳食就能远离贫血 有的白领女士为了保持苗条身材，限制体重而采取长期素食、节食。素食可以提供一些易得到的微量元素和无机盐，但不食用肉类者，容易出现营养成分不完全，尤其容易引起蛋白质、铁及维生素 B_{12} 的缺乏，容易发生缺铁性贫血和巨幼细胞性贫血。提倡全面膳食，其精华物质是造血原料，经过消化、吸收、利用，便可产生血液，血液是“生命之泉”，人体丧失了造血功能，生命将不复存在。饮食防贫血，均衡、全面最重要。

8. 远离感染，防止贫血 病毒感染：病毒是一种比细菌还小得多的微生物。病毒可引起很多种疾病，当然也包括血液病。现在已肯定病毒 B_{19} 可引起再生障碍性贫血、原发性血小板减少性紫癜等血液病。肝炎病毒感染后可引发白细胞减少，全血细胞减少及溶血性贫血。感染后 3～6 个月，有一部分患者可继发严重型再生障碍性贫血，而且病情严重，一般治疗效果极差，多在短期内死亡。

寄生虫感染：很多寄生虫如血吸虫、钩虫、弓形虫、阿米巴及疟疾等都可引发贫血，血小板减少，甚至全血细胞减少。笔者亲遇一例 60 岁老年妇女感染钩虫病，引发严重贫血，当时血红蛋白只有 38 克/升，钩虫竟达 236 条之多。

细菌感染后常用解热镇痛类药物，也可能导致再生障碍性贫血。

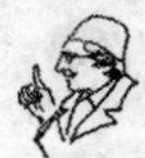

怎样才能远离感染呢？出生后即行乙型肝炎疫苗注射，可免疫乙肝炎病毒感染；讲究卫生，睁开眼，看住手，把住口，饭前洗手，便后洗手；不吃生冷、腐烂、变质食物，不吃不洁瓜果，不吃未经处理的剩饭剩菜。

9. 乐观豁达，心态健康　人们的喜、怒、忧、思、悲、惊等七情与疾病的发生、发展及治愈有重要关系。精神紧张、焦虑无疑会影响机体内环境的平衡，促使糖皮质激素分泌增加，免疫功能降低，机体抵抗力下降，抗病能力减弱，食欲缺乏，睡眠欠佳，营养缺乏，致病因素乘虚而入，从而有可能发生再生障碍性贫血、缺铁性贫血或巨幼红细胞性贫血。

事业型的白领往往整日忙于工作，无暇休息。其实，现代的优秀职场人士，已成为即勤于工作，又会享受生活的人，休闲也是极有价值的生活方式，人们可以休闲中获得更多的生命资本，在休闲中放松精神，缓解压力。如自驾游、观看文艺演出、跳舞或摄影等。

只要天天都有好心情，机体内环境才能保持平衡，睡眠好，食欲佳，营养均衡，豁达乐观，贫血与你无缘。

第三章　铁缺乏症和缺铁性贫血

一、铁缺乏症和缺铁性贫血概论

铁缺乏症是指机体对铁的需求与供给失衡，导致体内储存铁耗尽，继而红细胞内铁缺乏，最终发生缺铁性贫血。缺铁性贫血是指体内贮存铁不足，影响血红蛋白合成所引起的一种小细胞低色素性贫血，本病发病率甚高，无论城市或乡村，儿童、成年人或老年人均可发生。在钩虫病流行地区，发病率特别高。据世界卫生组织调查报告，全世界有10％～30％的人群有不同程度的缺铁。男性发病率约10％，女性大于20％。亚洲发病率高于欧洲。

世界卫生组织报告指出，第三世界有半数妇女由于营养不良而患贫血，称为营养性贫血。妇女特别是孕妇发生率可能要比男性高10倍。除中国外，发展中的国家四亿六千四百万育龄妇女中(15～19岁)，约有两亿三千万妇女发病，其中印度可能成为世界上贫血最多的国家，其中孕妇占60％～80％。营养不良的主要病因首先是缺铁，其次是缺少维生素B_{12}。可见，发病地域如此之广，妇女患病数字如此之大，十分惊人，值得重视。防治营养不良性贫血，已成为世界性关注的问题。各种贫血发病率见表6。

表6　不同年龄人群各种贫血发病率

贫血种类	20～29岁	40～49岁	>60岁
缺铁性贫血	20.60％	10.10％	12.30％
巨幼细胞性贫血	1.00％	0.70％	3.20％
溶血性贫血	1.30％	1.00％	1.00％
再生障碍性贫血	3.30％	4.00％	0.70％
血液恶性肿瘤	13.90％	5.30％	2.70％
慢性病贫血	63.30％	71.90％	81.20％

从上表可见，慢性病贫血是多见的贫血，随着年龄的增长，其发病率亦增高。缺铁性

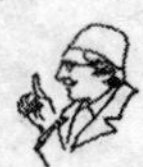

贫血老年人比年轻人明显减少，但仍居老年贫血的第二位，巨幼细胞性贫血的发病率仍较高。老年人恶性血液病发病率相对较低。

1. 缺铁性贫血的分期 铁缺乏症是一个连续的机体缺铁过程，可分为三个阶段，即三期(图 30)。

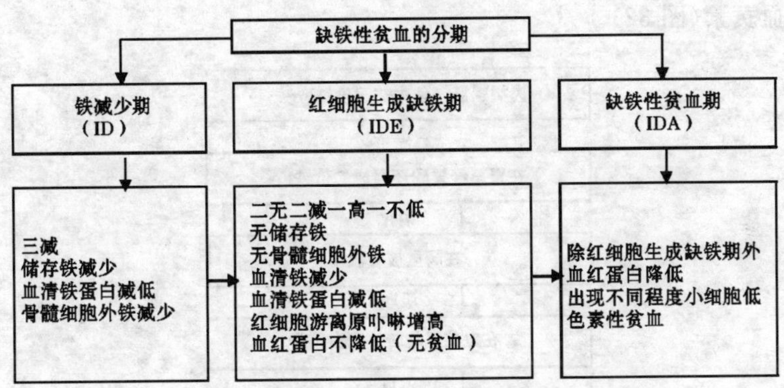

图 30 缺铁产生贫血过程的三期

2. 人体的铁代谢 人体的铁代谢有五步见图 31 所示。

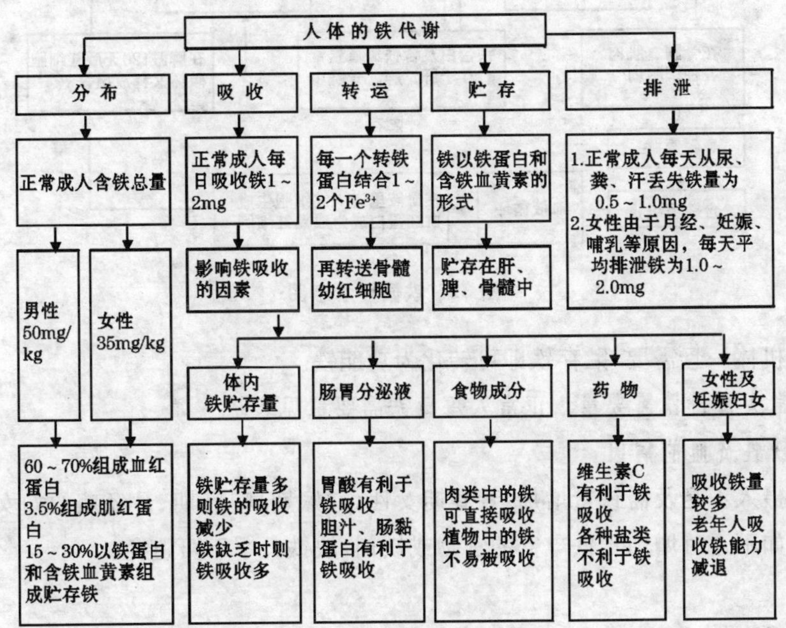

图 31 人体铁代谢示意图

3. 人体铁的循环 铁主要来自肉类、肝、鱼类及餐具中铁锅的微粒。而蔬菜和乳类中的铁较难吸收。铁的吸收受很多因素影响,主要取决于转铁蛋白浓度。酸性药物有利于铁的吸收,而植物盐、磷酸盐可减少铁的吸收。体内的铁可分为两部分:即功能铁,包括血红蛋白、肌红蛋白、各种细胞内的酶和辅酶、血浆中运输的铁;贮存铁包括铁离子,铁蛋白及含铁血黄素(图 32)。

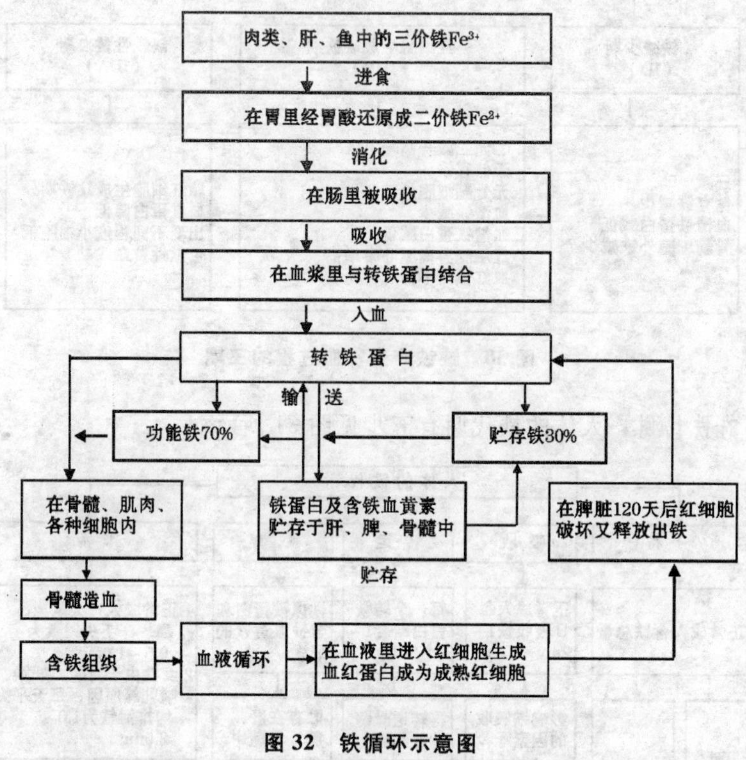

图 32 铁循环示意图

提示:机体一旦需要,贮存铁即可转化为功能铁。

4. 正常人每日铁需要量 正常人每日铁需要量见表 7。

5. 缺铁性贫血的病因

(1)铁摄入不足及需铁量增加:青春期女性,妊娠期、哺乳期、月经期的妇女对铁的需要量较大,如不适时增加含铁丰富的食物或铁剂,缺铁几乎不可避免。

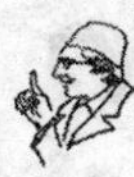

表7 正常人每日铁需要量

人群	每日需吸收铁量（毫克）	食物每日需供铁量（毫克）
婴儿	0.5～1.5	5～15
儿童	0.4～1.0	4～10
青少年	1.0～2.0	10～20
有月经女性	0.7～2.0	7～20
妊娠女性	2.0～4.8	20～48
正常成年人	0.5～1.0	5～10

注：①肉类中铁10%能吸收；②植物中铁不易吸收；③妊娠女性从食物中很难满足供应，应加铁剂补充。

(2)铁吸收不良：多见于胃肠手术后、慢性胃炎、长期腹泻。

(3)失铁过多：多见于钩虫病（一条钩虫每日摄血约0.5毫升）、胃或十二指肠溃疡、食管或胃底静脉曲张破裂、胃癌、肠癌、痔疮等，是消化系统出血常见原因。月经过多，多次妊娠及哺乳也易使贮铁耗尽，引起缺铁性贫血。

(4)血红蛋白尿：阵发性睡眠性血红蛋白尿患者，每日尿中失铁平均1.8～7.8毫克。

缺铁性贫血病因及发病机制见下图33所示。

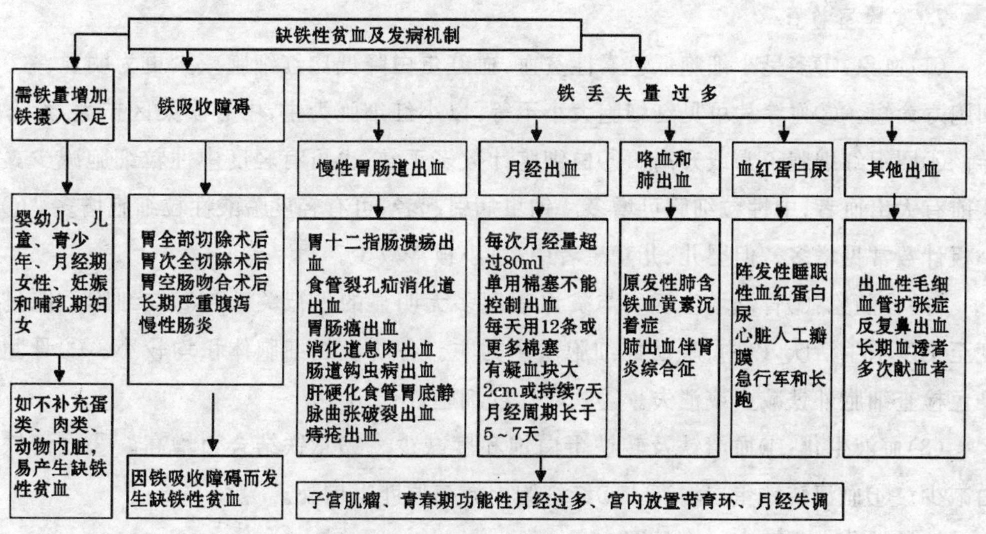

图33 缺铁性贫血病因及发病机制示意图

6. 缺铁性贫原发病临床表现 缺铁性贫血的临床表现，可有两个方面：一是引起贫血的原发疾病的表现；二是贫血本身引起的表现(图 34)。

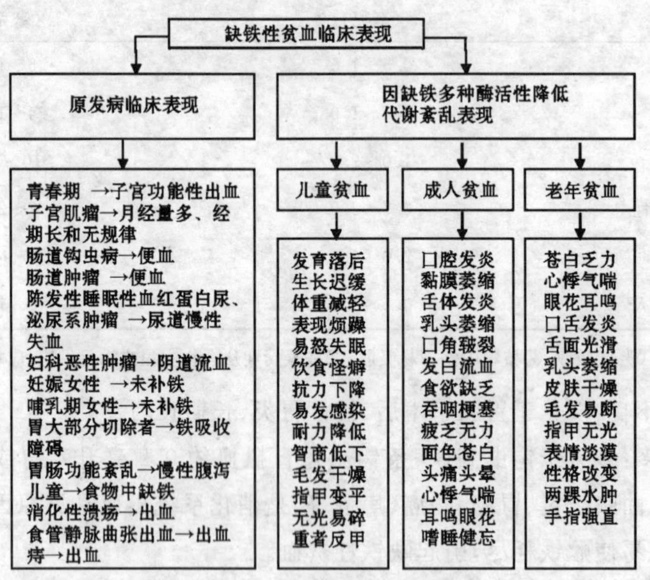

图 34 缺铁性贫血临床表现

7. 实验室检查

(1)血象：①多呈小细胞低色素性贫血，血红蛋白降低比红细胞减少更为明显。②红细胞寿命短。③血涂片可见红细胞大小不等，以小红细胞为主，中心淡染区扩大，形态各异。④网织红细胞正常或升高。⑤白细胞计数多正常，也可有轻度中性粒细胞减少。不久前有大出血者，中性粒细胞可增多。钩虫病引起者，可有轻度嗜酸性粒细胞增多。⑥血小板计数常见增多。但婴儿、儿童患者中，血小板常减少。

(2)骨髓象：①骨髓增生程度与贫血程度多无明显的平行关系。②红细胞系统呈轻度至中度增生活跃，以中、晚幼红细胞增生为主。各阶段红细胞体积均较小。③骨髓铁染色检查细胞外铁减少或消失。④铁粒幼红细胞数＜15％。

(3)血液生化：①血清铁及转铁蛋白饱和度减少。②总铁结合力增高。③血清铁蛋白减少。④血清转铁蛋白增高。⑤红细胞内游离原卟啉增高。

缺铁性贫血实验室检查见图 35。

8. 缺铁性贫血诊断标准 缺铁性贫血诊断标准及注意事项见图 36。

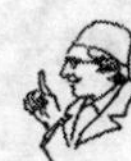

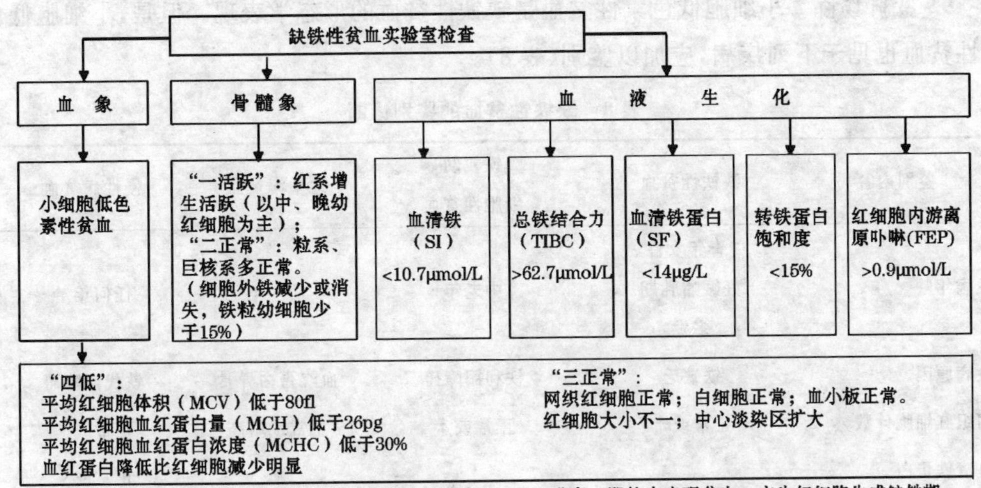

注：fl：飞升；pg：皮克；SF值下降（是因储存铁减少），FEP升高，即使未出现贫血，亦为红细胞生成缺铁期。

图 35 缺铁性贫血实验室检查所见

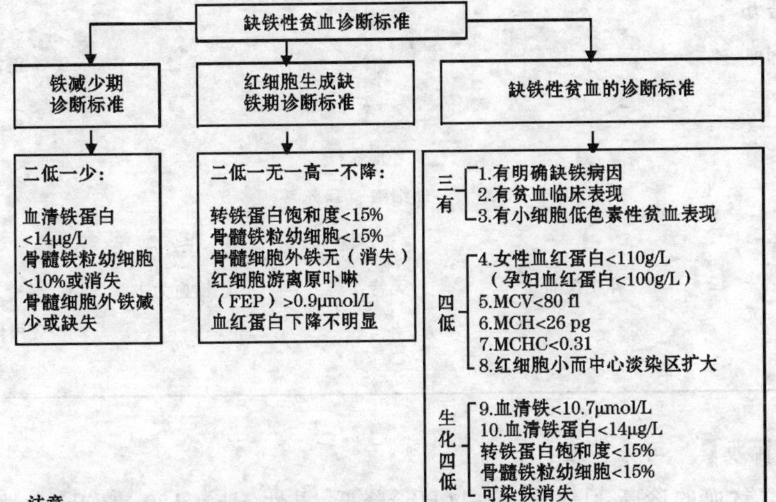

注意：
缺铁性贫血患者如伴有慢性病所致贫血同时存在时，其缺铁生化指标可以出现以下两种：
(1) 转铁蛋白饱和度（TS）降低而血清铁蛋白却升高
(2)转铁蛋白饱和度（TS）正常而血清蛋白却低于正常。此时应在积极治疗慢性病的同时，适当补充铁剂。

图 36 缺铁性贫血诊断标准

9. 鉴别诊断 小细胞低色素性贫血是缺铁性贫血的形态学表现。但是，小细胞低色素性贫血也见于下列疾病，应加以鉴别(表 8)。

表 8 缺铁性贫血的鉴别诊断

鉴别内容	缺铁性贫血	铁粒幼细胞性贫血	地中海贫血	慢性病贫血
发病年龄	中青年女性、妊娠哺乳期多发	中老年	幼年	任何年龄
发病原因	铁缺乏	铁利用障碍	血红蛋白异常	铁代谢障碍
网织红细胞计数	正常或↑	正常或↑	正常或略高	正常或↓
血清铁蛋白	↓	↑	↑	正常或↓
血清铁	↓	↑	↑	↓
总铁结合力	↑	↓	正常	↓
未饱和铁结合力	↑	↓	↓	↓
转铁蛋白饱和度	↓	↑	↑	正常或↓
骨髓外铁	↓	↑	↑	↑
铁粒幼细胞	↓	环形铁粒幼细胞 > 15%	↑	↑
转铁蛋白受体	↑	正常	正常	↓
治疗	补充铁剂	无特殊药	输血为主	治疗原发病；应用促红细胞生成素(EPO)

10. 诊断步骤 可分三步：

(1)确立贫血的诊断：①血红蛋白(Hb)降低：男性 Hb＜120 克/升，女性 Hb＜110 克/升，孕妇＜100 克/升，6 个月至 6 岁 Hb＜110 克/升，6～14 岁 Hb＜120 克/升；②平均红细胞体积(MCV)＜80fL，平均红细胞血红蛋白量(MCH)＜26 皮克，平均红细胞血红蛋白浓度(MCHC)＜31%。

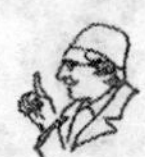

缺铁性贫血是一种小细胞低色素性贫血，因此，Hb 降低要比红细胞计数降低更显著，所以在缺铁性贫血的早期血红蛋白降低可以达到诊断标准，而红细胞（RBC）计数可以在正常值范围内。

（2）确立贫血性质是否是缺铁所致：可根据实验室检查各项铁参数。

①“三低”铁：血清铁＜10.7 微摩/升，血清铁蛋白＜14 微摩/升，转铁蛋白饱和度＜15％。

②“二高”：总铁结合力＞64.44 微摩/升，红细胞游离原卟啉＞0.9 微摩/升。

③骨髓小粒可染铁减少或消失，铁粒幼红细胞＜15％。

（3）缺铁性贫血的病因诊断：缺铁性贫血不是一种独立的疾病，它是一种症候群，可由许多疾病引起，因此，病因诊断极为重要，只有进行病因治疗才能根治缺铁性贫血。

缺铁性贫血的病因不明确，只补充铁剂治疗虽然可以获得短期的症状好转，但不能从根本上治愈贫血，甚至还会延误重要疾病的治疗。病因诊断需要详细询问病史和有重点的检查。

①男性患者有无消化道症状，如恶心呕吐、食欲缺乏、腹痛、腹胀、腹泻、便血，还要进行便潜血检查及寄生虫检查（钩虫、血吸虫及鞭虫等）。对可疑者应做内窥镜检查，有无胃肠恶性疾病。

②已婚女性患者应做妇科检查，以明确月经过多的原因，有无子宫肌瘤和月经紊乱。

③妊娠期和哺乳期患者必须询问营养及饮食史、慢性病史及出血史。

④婴幼儿患者必须详细询问喂养史，是否是低体重儿、早产儿及双胞胎等。

11. 缺铁性贫血的西医治疗 消除病因，补充铁剂，低碳治疗，注意疗效。

（1）消除病因：若单纯补充铁剂可能使贫血减轻，血象恢复，但贫血不能彻底治愈，还有可能延误原发病的治疗，使病情恶化，失去治疗时机，导致不能挽回的后果。因此要遵守以下原则：

①男性患者有消化道症状，如恶心呕吐、食欲缺乏、腹痛腹胀、腹泻便血，应进行病因检查。有寄生虫者（钩虫、血吸虫及鞭虫等），要进行驱虫治疗。对可疑者应做内窥镜检查，有胃肠恶性疾病者，要尽早手术治疗。

②婴幼儿出生后 4～6 个月时，要添加含铁辅食。

③纠正小学生不良饮食习惯，保持平衡多样化饮食。

④成年患者要积极治疗消化道出血，采用抗菌抑酸治疗消化性溃疡；切除肠息肉。

⑤月经期女性月经不调或月经量多时，及时治疗妇科疾病，调理月经。

⑥妊娠期女性妊娠期及哺乳期，除添加含铁丰富的饮食外，还应预防性补充铁剂。

⑦老年人患有恶性肿瘤，应及早手术切除和放疗、化疗。

(2)补充铁剂：恢复血红蛋白至正常，补充机体储存铁量至正常。

①口服铁剂(以下除说明外均为每日三次，饭后服用药)

硫酸亚铁，成人用量为0.3～0.6克，小儿为1/3或减半。

富马酸亚铁，成人用量为0.2～0.4克，小儿用量为成人1/4。

葡萄糖酸亚铁，成人用量0.3～0.6克，小儿用量为1/3或减半。

琥珀酸亚铁，成人用量0.1～0.2克，小儿减半。

枸橼酸亚铁，成人用量为0.5～2.0克，小儿用量为1/5或1/4。

右旋糖酐铁，成人用量50～100毫克。

力蜚能，成人用量0.15～0.3克，每日1次；6～12岁按成人量的1/2。6岁以下按成人量的1/4应用。

为补足体内贮存铁，在贫血纠正后还要继续应用铁剂治疗3～6个月，也可用血清铁蛋白达到50微克/升时，既可作为停止应用铁剂的指标。

服用铁剂期间，进食过多的谷类、牛奶、咖啡、茶叶、蔬菜时，可使铁的吸收减少；如同时服用含钙、镁、磷酸盐、鞣酸等药物可使铁盐沉淀，影响铁的吸收。而进食鱼类、肉类、维生素C，可加强铁的吸收。

应当强调：口服铁剂治疗缺铁性贫血最恰当、最方便、最经济、最有效、不良反应最轻、病人痛苦最少，最低碳的医疗行为。而硫酸亚铁是口服铁剂中的标准制剂。

提示：不是补铁越多、越快越好，体内贮存铁过量(血清铁蛋白大于200微克/升)时，将可能导致感染、肿瘤、血色病及心肌梗死。

②注射铁剂适应证。凡能口服铁剂者，不用注射铁剂；能肌内注射铁剂者，不静脉注射铁剂。这是因为：注射铁剂不方便、不经济、不安全，疗效不是最好、不良反应多，是一种高碳医疗行为。

注射铁剂的指征：口服铁剂，消化道反应严重不能耐受者；原有消化系统疾病，如患消化性溃疡、慢性腹泻；口服铁剂后，会加重病情；胃手术切除后，影响铁剂吸收；需要迅速纠正缺铁，如妊娠晚期严重贫血者，或近期内需要外科手术者；慢性失血得不到有效控制，失血量超过肠道的吸收的铁量，如胃肠道恶性肿瘤。

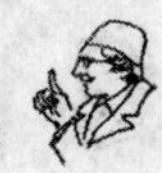

③常用注射铁剂

右旋糖酐铁，成人首次用量为20～50毫克，深部肌内注射，无不良反应后，第二日起每日或每2～3日；再肌内注射100毫克，总剂量为每提高1克血红蛋白所需右旋糖酐铁300毫克，计算方法：总铁量(毫克)＝300×(正常血红蛋白－患者血红蛋白克数％)＋500毫克(补充部分贮存铁)

儿童体重＞6千克者，每次25毫克，每日1次，肌内注射；儿童体内＜6千克者，每次12.5毫克，每日1次，于2～3周内注射完毕。

用药总量计算公式：4.5×体重(千克)×14－治疗前血红蛋白值克数/分升＋10×体重(千克)为补充贮存铁及注射部分损失铁量。

山梨醇铁剂，成人用量每次1～2毫升，隔1～3日1次，深部肌内注射。儿童：体重＞6千克者，每次1毫升，每日1次，深部肌内注射；体重＜6千克，每日0.5毫升，每日1次，深部肌内注射。待贫血恢复后还应继续应用一段时间，或改为口服铁剂，以补充体内贮存铁。

(3)铁剂治疗疗效观察：

①口服铁剂后4～5天，网织红细胞开始上升；11～12天达最高峰(4％～15％)；2～3周后网织红细胞降至正常。

②血红蛋白于治疗后1～2周开始上升，于第四周上升较快。平均每月上升10～20克，需3～4月血红蛋白达正常水平。

③红细胞数量多在治疗后1～2月内恢复正常，但仍需继续用药，2～4个月方可停药。

12. 铁剂治疗后不良反应

(1)一般反应：口服铁剂后出现恶心、呕吐、腹痛、腹泻等胃肠道反应。但患者不要轻易停药，可适当减量或与食物一同服下，待不良反应减轻后，再逐步恢复原来剂量。

注射铁剂后，可出现注射部位疼痛、局部肤色变黑、面部潮红、头疼、肌肉关节疼痛、发热、淋巴结肿大；静脉注射者可引起静脉炎和静脉栓塞，严重者可发生休克，甚至死亡。故初次应用时，应严密观察，备好肾上腺素等抗休克药品，以备急救之用。

(2)铁剂治疗无效原因：经口服铁剂治疗3～4周后血红蛋白未见上升时，应考虑以下因素：①诊断错误，可能不是缺铁性贫血。②患者未按医嘱服药。③患者失血尚未得到有效控制，失血量超过了新生血量。④同时存在感染、炎症或其他疾病，抑制了造血功能。⑤胃肠因病吸收功能下降，影响铁的吸收。⑥体内有恶性肿瘤干扰铁的吸收。⑦机体缺铁的同时伴有维生素 B_{12} 和(或)叶酸缺乏。

13. 急性铁剂中毒的治疗 口服铁剂中毒可用1.5%碳酸氢钠1 000毫升，加入去铁胺2.0克，洗胃，再用去铁胺5～10克溶于1.5%碳酸氢钠25～50毫升胃内保留，以中和铁剂。

(1)中毒轻者给予去铁敏40毫克/千克体重，肌内注射，每4～8小时1次。

(2)出现低血压者给予去铁敏每小时不超过15毫克/千克体重的速度，静脉滴注，每日最大剂量不超过160毫克/千克体重。

(3)出现休克者应积极抗休克，可酌情给予升压药物。

14. 中医验方治疗缺铁性贫血

(1)小温中丸

【处　方】 苍术、川芎、香附、针砂(醋煅)各等份，研末为蜜丸。

【服　法】 每次1.5～3克，每日3次，20日为1个疗程。

(2)伐木丸

【处　方】 绿矾、苍术、六神曲各等份，研末为蜜丸。

【服　法】 每次1.5克，每日3次，20日为1个疗程。

(3)绛矾丸

【处　方】 厚朴、苍术、甘草各6克，陈皮10克，绿矾5克，大枣60枚，研末混均。

【服　法】 每次1.5克，每日3次，20日为1个疗程。

(4)枣矾丸

【处　方】 绿矾、大枣(去皮去核)各80克，混合捣均，搓成40丸。

【服　法】 每次1丸，每日2次，20日为1个疗程。

(5)矾豆丸

【处　方】 煅绿矾1份，炒黄豆2份，研细末，枣汤泛丸。

【服　法】 每次9克，每日2次，20日为1个疗程。

(5)土丹汤

【处　方】 土大黄30克，丹参15克，鸡内金15克。

【服　法】 水煎服，每日1剂，15日为1个疗程。

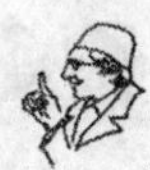

(6)醋铁液

【处　方】 取铁100克,放入100毫升醋中浸泡30分钟。

【服　法】 去渣服醋,每日早晚各服1次,每次服10毫升,连服15日。

15. 中医辨证施治缺铁性贫血

(1)脾虚型

【症　状】 面色萎黄或皓白,神疲乏力,纳少,便溏,舌质淡,苔薄腻,脉沉细。

【治　法】 治宜益气健脾。

【方　药】 香砂六君子汤和当归补血汤加减。

【处　方】 党参、当归各6克,白术、六神曲、茯苓、黄芪各6克,半夏3克,炙鸡内金5克,木香2克,砂仁2.5克。

【服　法】 水煎服,每日1剂,每日2次口服;或研末为蜜丸,每次6~9克,每日2~3次口服,20日为1个疗程。

(2)心脾两虚型

【症　状】 面色苍白或皓白,倦怠乏力,头晕心悸,失眠,少气懒言,食欲缺乏,毛发干脱,爪甲脆裂,舌质淡胖、苔薄,脉濡细。

【治　法】 治宜益气养血。

【方　药】 归脾汤或八珍汤加减。

【处　方】 黄芪、白术、炙甘草各6克,当归、党参、熟地黄各9克,陈皮5克,炒枣仁3克,大枣10枚。

【服　法】 水煎服,每日1剂,每日2次口服,20日为1个疗程。

(3)脾肾阳虚型

【症　状】 面色萎黄或苍白无华,形寒肢冷,唇甲淡白,周身水肿,甚则有腹水,心悸气短,耳鸣眩晕,神疲肢软,大便溏薄,或五更泻,小便清长,男子阳痿,女子闭经,舌质淡或有齿痕,脉沉细。

【治　法】 治宜温补脾肾。

【方　药】 实脾饮合四神丸加减。

【处　方】 黄芪、甘草各6克,白术、茯苓、当归各9克,厚朴、补骨脂、附子各5克,大腹皮、肉桂各8克,菟丝子、鹿角胶各10克。腹泻严重者,加炒山药10克,炒扁豆9克;水肿明显者,加猪苓10克,泽泻9克。

【服　法】 水煎服，每日 1 剂，每日 2 次口服，7～14 日为 1 个疗程。

16. 缺铁性贫血的调护

(1)饮食构成：蛋白饮食，每日蛋白质 80 克为宜。蛋白质是造血原料，可选用动物血和肝脏、瘦肉、蛋类、奶类及豆制品等。脂肪以每日 50 克为宜。若摄入脂肪过多会影响食物消化、吸收和抑制造血功能。糖类以每日 400 克为宜。

(2)食物选择：应多食含铁丰富的食物，如动物肝脏、肾、血、鸭肫、乌贼、海蜇、虾米、蛋黄、芝麻、海带、黑木耳、紫菜、发菜、香菇、大豆、黑豆、腐竹、红腐乳、芹菜、芥菜、大枣、葵花子、核桃仁等。

应多食含维生素 C 丰富的食物，如新鲜绿色蔬菜及橘子、柚子、柠檬、番茄等。若维生素 C 摄取不足，亦可口服维生素 C 片剂，每次 100～200 毫克，每日 2～3 次。有利于铁的吸收。

17. 缺铁性贫血家庭食疗

(1)大枣粥

【原　料】 大枣 10 枚，大米 100 克，冰糖少许。

【制　法】 将大米、大枣洗净，放入锅内，用武火烧沸后转用文火炖至米烂成粥。将冰糖放入另一锅内，加水少许，蒸成冰糖汁，再倒入粥锅内，搅拌均匀即可。

【用　法】 每日早、晚餐食用，可常食用。

(2)枸杞桂圆鸡

【原　料】 母鸡 1 只，枸杞子 15 克，桂圆肉 50 克，猪瘦肉 100 克，小白菜心 250 克，面粉 150 克，黄酒 30 毫升，味精、胡椒粉各 5 克，姜 20 克，葱白 30 克，食盐 6 克。

【制　法】 将鸡宰杀后褪净毛，除去内脏、爪，冲洗干净。枸杞子洗净，猪肉剁成蓉，小白菜洗净，用开水烫后切碎。面粉用水调和，揉成包饺子的面剂子。葱、姜洗净，一部分葱切成细末，其余切成段，姜切成大片，一部捣成姜汁。将鸡放入沸水中汆一下捞出，再用凉水冲洗后晾干水分。把枸杞子、桂圆肉、姜片、葱段放入鸡腔内。将鸡放入搪瓷碗内，放清汤、胡椒粉、黄酒，用湿绵纸封严碗口，上笼蒸 2 小时。将猪肉蓉加食盐、胡椒粉、黄酒、姜汁和少许水搅成馅，再加小白菜末合匀。面剂子擀皮，放入肉馅，包成小饺子，煮熟。取出鸡，揭去纸，鸡汤加味精调味。

【用　法】 将鸡汤饺子盛入碗内，经常食用，可补血滋养。

(3)枣菇蒸鸡

【原　料】 净鸡肉 150 克，大枣、香菇(水发)各 20 克，湿淀粉 6 克，酱油、食盐、味精、

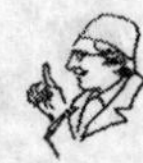

料酒、白糖、葱、姜、香油、鸡精各适量。

【制　法】 将鸡肉洗净，切成条；大枣、香菇洗净备用。将鸡肉条、香菇、大枣放入碗内，加酱油、食盐、味精、料酒、白糖、葱、姜、香油、鸡精和湿淀粉，搅匀，上笼蒸熟后取出，用筷子拨开放入平盘，淋上香油适量即可。

【用　法】 每日 1 次，佐餐食用，可常食用。

(4)黄豆芽猪血汤

【原　料】 黄豆芽、猪血各 250 克，黄酒、蒜蓉、葱花、姜末、味精、食盐各适量。

【制　法】 将黄豆芽去根、洗净；猪血划成小方块，洗净备用。锅内加油烧热，爆香蒜蓉、葱花、姜末，下猪血块并烹入黄酒，加水煮沸，放入黄豆芽煮熟，调入味精、食盐即可。

【用　法】 每日 1 次，佐餐食用，可常食用。

(5)猪皮大枣羹

【原　料】 猪皮 500 克，大枣 250 克，冰糖适量。

【制　法】 将猪皮去毛，洗净，切小块；大枣洗净，去核，与猪皮放置铁锅内，放入冰糖和水，武火烧开后用文火炖成稠羹即可。

【用　法】 每日 1 次，7 日吃完。

(6)桂髓鹑羹

【原　料】 鹌鹑肉 90 克，猪骨髓 30 克，桂圆肉 60 克，冰糖 6 克，桂花 3 克，料酒、葱、姜、清汤各适量。

【制　法】 将鹌鹑肉洗净，切成小块，用开水氽去腥味；猪骨髓洗净，煮熟除去血筋，捞出盛入碗内，再添入清汤、鹌鹑肉、桂圆肉、冰糖、料酒、葱、姜，上笼蒸烂，盛放汤盆内，撒上桂花即可。

【用　法】 每日 1 次，佐餐食用，可常食用。

(7)当归米饭

【原　料】 大米适量，猪肉 200 克，当归 15 克，洋葱、土豆、胡萝卜、食盐、酱油、胡椒粉各适量。

【制　法】 将大米做成干饭；当归加水煎取药汁约 50 毫升，保留余渣；猪肉炒熟，放入洋葱片、土豆丝、胡萝卜片及调味品，翻炒数下，倒入当归汁渣，放入食盐、酱油、胡椒粉，煮熟。

【用　法】 与米饭一同食用，可常食用。

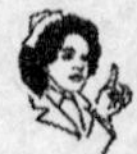

(8)生炒糯米饭

【原　料】 糯米 250 克，赤豆、大枣、桂圆肉各 25 克，白糖 15 克，熟猪油 50 克。

【制　法】 糯米洗净，滤干水，待猪油烧至四成热时，倒入翻炒，再入赤豆、大枣、桂圆肉、白糖拌匀，加水适量，武火煮沸，再翻炒至水干，改文火焖 20～30 分钟熟后即可。

【用　法】 每日 1 次，可常食用。

(9)猪血粥

【原　料】 猪血、大米各 100 克，食盐、味精、葱、姜、鲜菠菜各适量。

【制　法】 将猪血放沸水中稍煮，捞出切成小块。菠菜洗净，放入沸水中，略烫数分钟，捞出后切碎，备用。猪血块与大米煮粥，粥熟后放入菠菜、食盐、味精、葱、姜即可。

【用　法】 每日早、晚餐温热服食，可常食用。

(10)大枣阿胶粥

【原　料】 阿胶 15 克，糯米 100 克，大枣 10 枚。

【制　法】 将阿胶捣碎，大枣去核与糯米煮熟，熟后入阿胶，稍煮，搅令烊化即可。

【用　法】 每日早、晚餐温热服食，可常使用。

(11)大枣煮鸡蛋

【原　料】 大枣 10 枚，鸡(鸭)蛋 1 个。

【制　法】 将大枣、鸡(鸭)蛋加水煮至蛋熟枣烂即可。

【用　法】 每日 1 次，蛋、枣、汤全食，连服 20～30 日。

(12)猪肝荠菜汤

【原　料】 猪(羊、牛)肝 100 克，荠菜 150～200 克。

【制　法】 荠菜、肝洗净后切碎。下锅加水适量，煮沸至熟后加入调味品。

【用　法】 每日 1 次，当菜吃，连服 20 日。

(13)麦芽食糖粉

【原　料】 麦芽 30 克，白糖 20 克。

【制　法】 将麦芽磨成粉末，加入白糖。

【用　法】 每日 2 次，开水冲服。连服 30 日。

(14)桂圆桑椹汤

【原　料】 桂圆肉 20 克，桑葚子 10 克，蜂蜜少许。

【制　法】 将上述两药加水适量烧煮，至桂圆肉膨胀后倒出，凉后加蜂蜜少许。

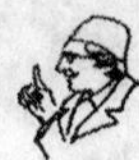

【用　法】 每日1次，食用，连服30日。

(15)香蕈炖豆腐

【原　料】 香蕈50克，豆腐200克。

【制　法】 炖煮。

【用　法】 每日1次，经常食用。

(16)黑芝麻粉

【原　料】 黑芝麻不限量，蜂蜜或白糖适量。

【制　法】 将黑芝麻洗净、炒熟，研末，加蜂蜜或白糖少许。

【用　法】 每日2次，每次2匙，须久服。

(17)猪肝枸杞汤

【原　料】 猪肝100克，枸杞子50克。

【制　法】 将上料加水煮汤。

【用　法】 每日2次，食用，须久服。

(18)桂圆肉花生米

【原　料】 桂圆肉10克，花生仁10克，食盐适量。

【制　法】 将两药一同煮，加食盐少许。

【用　法】 每日2次，食用，可常食用。

(19)黄豆菠菜猪肝汤

【原　料】 猪肝1具，黄豆2000克，菠菜500克。

【制　法】 将1具鲜猪肝洗净，放入2000毫升水中煮至半熟，再放入黄豆、菠菜，并加水适量，再蒸至全熟，分成20等份，置入冰箱中。

【用　法】 每日数次，食用，连用20日。

(20)绿豆红枣汤

【原　料】 绿豆、大枣各50克，红糖适量。

【制　法】 将两味加水适量，煮至豆开枣涨，加红糖适量。

【用　法】 每日1次食用，连用15日为1个疗程。

(21)红枣木耳汤

【原　料】 大枣15枚，黑木耳15克(温水泡发)，白糖适量。

【制　法】 放入碗内，加水和少许白糖，隔水蒸1小时。

【用　法】 每日2次食用，须久服。

(22)玫瑰枣糕

【原　料】 大枣250克，荸荠50克，胡桃仁30克，猪板油120克，鸡蛋2个，甘薯90克，猪网油60克，冬瓜片15克，玫瑰6克，白砂糖60克。

【制　法】 用网丝盛大枣置火上烧烤枣皮，边烧边簸动，烧至起黑壳，入冷水中泡约5分钟，捞起搓去黑壳，去核留肉，以备用。胡桃仁用沸水泡后去皮，入油锅中炸黄捞出。甘薯煮熟去皮，压蓉。猪板油去膜，与无皮枣肉分别压成泥。胡桃仁、冬瓜、荸荠各切成细丁。将猪板油、枣泥、甘薯蓉装入盆内，再将鸡蛋打破加入其中搅匀，再加胡桃仁、冬瓜片、荸荠、白砂糖、玫瑰等合匀。猪网油铺于碗底，把拌好的泥放在其上，用手抚平，将网油油边翻转搭盖，用湿纸封口上笼，武火蒸约40分钟，出笼揭去纸，翻扣入盘内，再揭去网油，撒入白砂糖即成。

【用　法】 每日1～2块，有生血、通便作用，可常食用。

(23)益脾饼

【原　料】 白术20克，干姜6克，鸡内金10克，熟枣肉50克。

【制　作】 白术切片后同鸡内金一起烘脆，研成细末，再放入锅内用文火加热炒成金黄色。干姜烘脆，研成细末，备用。将枣肉装入碗内，上蒸笼约20分钟。除去枣红皮、核、捣成枣泥，掺入炒黄后的白术、鸡内金及干姜，合匀。将炒锅置中火上烧热，用油少许抹锅，再将和匀的枣泥做成直径约6厘米、厚0.4厘米的圆形枣泥博饼，逐个放在锅上反复烘烤，至干即成。

【用　法】 每日1～2块，常食用，有生血作用，可治疗消化不良、肠炎等。

(24)人参菠菜饺子

【原　料】 人参10克，菠菜1 500克，面粉1 000克，猪瘦肉500克，生姜10克，葱20克，胡椒粉3克，酱油50毫升，香油5毫升，食盐适量。

【制　作】 将菠菜洗净，晾干，去茎留叶，在木瓢内搓成菜泥，加入适量清水搅匀，用纱布包好挤出绿色菜汁，备用。人参泡软后切成薄片，烘脆研成细末，备用。姜，葱洗净后切成姜末、葱花。猪肉洗净、剁泥，加食盐、酱油、花椒粉、姜末搅匀，再加水适量搅成糊状，再放入葱花、人参粉、香油拌成馅。将面粉用菠菜汁合好揉匀，如菠菜汁不够用，可加适量清水，揉成面团表面光滑为止，揉成长条分成200个剂子，擀成圆薄面皮，加馅，包成饺子，锅内水烧开后，将饺子下锅，待饺子煮浮时，可加少量清水，待饺皮和馅松离时，即

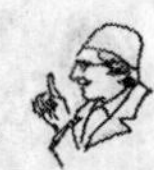

可捞出饺子装盘即成。

【用　法】 做主食，可常用，对缺铁性贫血者有补血、生血之作用。

18. 中医辨证施护缺铁性贫血　中医根据缺铁性贫血的病因、机制，分成脾虚、心脾两虚、脾肾阳虚及虫积四型。

(1)脾虚型

【症　候】 面色萎黄或皓白，神疲乏力，纳少便溏，舌质淡、苔薄腻，脉沉细。

【护　理】 室内整洁舒适，空气流通，冷暖适宜。做好精神护理，克服急躁情绪，避免精神刺激，以免加重病情，饮食宜偏温，不宜过寒凉，进食易消化、健脾益气之食品，忌油腻，禁烟酒。

(2)心脾两虚型

【症　候】 面色苍白或皓白，倦怠乏力，头晕心悸，失眠多梦，少气懒言，食欲缺乏，毛发干燥易落，指甲脆裂，舌质淡胖，舌苔薄，脉濡细。

【护　理】 注意休息，不宜参加剧烈活动，以免耗气伤血。饮食宜清凉，忌温燥、辛辣。可进补品，如红枣桂圆汤、茯苓饼、山药粥、桑椹核桃仁粥、百合汤等，以补益心脾。夜寐不宁者，更应避免精神刺激，可服柏子养心丸、归脾丸等。

(3)脾肾两虚型

【症　候】 面色萎黄或苍白无华，形寒肢冷，唇甲淡白，周身水肿，心悸气短，神疲肢软，大便溏薄，小便清长，男子阳痿，女子闭经，舌质淡，脉沉细。

【护　理】 室内应干燥清洁，温暖向阳，以御寒防受凉。鼓励患者适当活动或锻炼，冬天多晒太阳，驱除阴寒。饮食宜偏温补，可食羊肉、鸡肉，避免食生冷辛辣之品。水肿者，应适当限制食盐摄入，可食赤小豆粥、冬瓜汤、薏苡仁、茯苓饼等，以利健脾利湿消肿。

(4)虫积型

【症　候】 面色苍白，腹胀，食生米、茶叶、泥土等，善食易饥，恶心、呕吐，大便干结或溏薄有奇臭，舌苔薄白，脉虚弱。

【护　理】 注意饮食卫生，饭前便后洗手，不食不洁食物。不打赤脚步行，以防钩虫感染。饮食宜健脾益气消食之品。钩虫病引起贫血者，可服导黄补血丸。

提示：中药治疗原发疾病可能有一定作用，因为中药不含铁，单纯应用中药治疗贫血，贫血不会治愈。

19. 缺铁性贫血的预防

(1)尽快查明缺铁性贫血的原因,积极治疗原发病

①农村钩虫病多见,一条钩虫每日吸血为0.5毫升,若肠道内有100条钩虫,每日可失血50毫升。患病时间愈长,钩虫愈多,贫血愈严重。应去医院化验大粪以确诊,可服甲苯咪唑每次100毫克,每日2次,连服3日,并服用硫酸亚铁0.3克,每日3次,维生素C 100毫克,每日2次,至贫血纠正。

②彻底治疗慢性小量出血,如胃及十二指肠溃疡、食管或胃底静脉曲张破裂出血、急性或慢性胃炎、胃肠癌症、痔疮、胃肠道畸形及反复咯血等。

③停用或少用引起胃出血的药物,如长期服用阿司匹林,也是胃肠道出血的原因之一。

(2)加强妇女自我保护意识,及时补充铁剂:不可小视月经失血,其易发生缺铁性贫血。妇女每次月经失血量平均40～80毫升(含铁量为15～75毫克),一生中约有35年的月经,总失铁量为7～14克。故应补铁。

(3)加强孕妇和乳母卫生保健:多食含铁丰富的新鲜蔬菜和食物,如动物肝脏、动物血、蛋黄、豆类及菠菜等。

(4)加强宣传教育:切实贯彻计划生育,少生、优生,提高母子健康水平。

(5)献血员要及时补充铁剂:硫酸亚铁0.3～0.6克,每日2～3次,口服,并服用维生素C 100毫克,每日3次,直至血红蛋白恢复正常后再献血。

(6)胃切除术后患者要及时补充铁剂:硫酸亚铁0.3～0.6克,每日2～3次,口服,并服用维生素C 100毫克,每日3次,直至贫血恢复。

(7)提倡合理、科学的饮食结构;纠正偏食、素食及挑食的不良的饮食习惯。

二、早产儿缺铁性贫血

早产儿是指胎龄不足27周(259)天,多数体重不足2 500克。

胎儿出生前体内储存铁减少,早产儿出生后16周即可出现缺铁性贫血表现。

1. 病因

(1)先天储存铁耗尽:早产儿出生时体重越轻,其体内储存铁越少,出生后储存铁耗尽越快,发生贫血越早,其临床表现越重。

(2)医源性失血过多:如围生期失血,或反复抽取血标本,导致早产儿后天缺铁。

(3)后天补铁不足:出生时胎龄越小,其各脏器的功能越弱,越不成熟,尤其吸吮力越

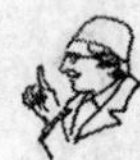

小，甚至无吞咽反射，消化力越差，可出现消化不良、溢奶、呕吐、腹泻等，均可导致对铁的吸收、利用不良，易致铁缺乏。

(4)生后需铁量增多：早产儿体重越低，其红细胞和血红蛋白下降越早，生长亦越快，需铁量越多，导致铁供不应求。

2. 临床表现　早产儿出生后在短期内血红蛋白迅速下降，在出生后4～8周达最低值。体重在1.2～2.3千克之间者，其血红蛋白最低值为96±14克/升；而体重小于1.2千克者，其血红蛋白最低值为78±14克/升。部分早产儿虽有贫血，但并无贫血临床表现，可称为早产儿生理性贫血。若出现下列表现者，应属于病理性贫血，必须进行治疗：①皮肤黏膜苍白，以口唇、口腔黏膜及甲床最为明显。②精神萎靡不振，或嗜睡或昏睡。③喂养困难，体重不增。④呼吸急促、呼吸困难。⑤易并发感染，但体温不一定升高。⑥心动过速，心脏出现杂音。⑦肝脾肿大。⑧下肢、足、阴囊及颜面水肿。

3. 诊断标准

(1)贫血为小细胞低色素性

①红细胞形态有明显低色素小细胞表现：平均红细胞体积（MCV）＜80飞升（fL），平均红细胞血红蛋白量（MCH）＜27皮克（pg），平均红细胞血红蛋白浓度（MCHC）＜31%。②出生后10天内血红蛋白＜145克/升，10天至3个月血红蛋白＜140克/升，即为贫血。

(2)有明确的缺铁病因及贫血临床表现。

(3)血清（浆）铁＜10.7微摩/升（μmol/L）。

(4)总铁结合力＞64.44微摩/升（μmol/L）。转铁蛋白饱和度＜15%有参考意义，＜10%有确诊意义。

(5)骨髓细胞外铁明显减少或消失（＋，0），铁粒幼细胞＜15%。

(6)红细胞原卟啉＞0.9微摩/升（μmol/L）。

(7)血清铁蛋白＜14微克/升（μmol/L）。

(8)铁剂治疗有效。用铁剂治疗6周后血红蛋白上升10克/升以上。

符合第1条和第2～8条中至少两条者，可诊断为早产儿缺铁性贫血。

4. 治疗

(1)输血适应证：①出生后医源性失血超过总血量5%～10%。②出生后4～12周伴有贫血表现或血红蛋白≤70克/升。

可输入新鲜血每次5～10毫升/千克体重，或输入浓缩红细胞，红细胞压积升至

0.35,其贫血表现可缓解。

(2)铁剂治疗:①10%枸橼酸铁胺溶液,每日2毫升/千克体重,分2~3次,口服。同时加维生素C,每日50~100毫克,分2~3次,口服。②或2.5%硫酸亚铁溶液,每日0.4毫升/千克体重。同时加维生素C,每日50~100毫克,分2~3次,口服。

提示:开始补铁时间最早为出生后2周,最迟不得超过出生后2个月,补铁应持续12~15个月。

5. 调护

(1)喂养:出生后6小时开始母乳喂养。无母乳时亦可给专用早产儿配方乳。

(2)保证供应水分:每日60~100毫升/千克体重,1周后可增至每日150毫升/千克体重。

(3)加强日常护理:给早产儿喂奶、穿衣测体温及换尿布等事,均应在暖箱中轻柔完成。

(4)严禁不必要的检查及移动。每4小时测体温1次,体温应保持恒定,维持在36℃~37℃。肛温维持在36.5℃~37.5℃。

(5)注意正常保温:患者卧床温度保持在24℃~36℃,相对湿度应保持在55%~65%。体重在1 500~2 000克患儿,暖箱温度应在30℃~32℃;体重在1 000~1 500克患儿,暖箱温度应在32℃~34℃;体重<1 000克患儿,暖箱温度应在34℃~36℃。在无暖箱的条件下,可用准备好的暖包或棉被,但应避免烫伤。

(6)吸氧:出现发绀及呼吸困难时,可在医生指导下给予低氧浓度(30%~40%为宜)间断吸氧。

(7)积极防治低血糖:应由儿科医生确诊后,及时静脉推注10%葡萄糖溶液,每次5~10毫升/千克体重,每小时1次,连用3~4次。

(8)及时补充多种维生素:每日应给维生素K_1 10毫克、维生素C 50毫克,肌注或静脉滴入,共2~3天。生后第3天给予复合维生素B 1/2片及维生素E 50毫克,每日2次口服。生后第10天给予浓鱼肝油滴剂,由每日1滴逐渐增加到每日3~4滴,或给予维生素D_3 15万~30万单位,肌内注射1次。维生素E 25毫克,每日1次,口服,直至体重增加到1 800克为止。不能经口喂养的患儿,宜在全静脉营养液中加入多种维生素。

(9)防治感染:必须做好患儿卧室的日常清洁消毒工作。地板、桌面、床架等均应用湿布拖、擦;每日定时通风,定期大扫除和乳酸蒸发消毒;用具要无菌,经常更换用品;严格执行隔离制度,护理前后必须用肥皂洗手。患儿发生感染时,必须在儿科医生指导下

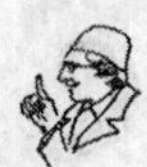

正确治疗。

6. 预防 早期发现妊娠期贫血因为妊娠期贫血严重者，可引起子宫和胎盘缺血、缺氧、缺乏造血原料，可致胎儿发育迟缓、早产儿及早产儿贫血。因此要加强妊娠期营养，定期进行血液学检查，以早期发现贫血，早期治疗贫血。

提示：在妊娠期，尤其在妊娠后期应进行预防性治疗贫血，硫酸亚铁 0.3 克，每日 3 次，口服；叶酸 5 毫克，每日 1 次，口服。完全可以预防早产儿缺铁性贫血。

三、婴幼儿缺铁性贫血

1. 病因

(1)先天贮铁不足：新生儿出生前体内来自母体的铁，可维持出生后 4～6 个月的造血需要。若孕妇缺铁，出生低体重儿、双胞胎、早产儿或出生时失血过多均可使胎儿先天贮铁不足。

(2)后天补铁不足：母乳每 100 毫升中含铁仅 0.05～0.1 毫克，而母乳铁吸收为 50%；牛乳每 100 毫克中含铁也为 0.05～0.1 毫克，但铁的吸收率仅为 10%。故若哺乳时间过长而又没有及时添加含铁辅食，这种婴幼儿很易发生缺铁性贫血。

(3)生长耗铁过多：由于新生儿生长发育过快，血容量不断增加，血红蛋白合成增多，对铁的消耗量大增，极易引起缺铁性贫血。

(4)生后丢铁过多：新生儿出生后几个月内，由粪便排出铁，皮肤也损失一部分铁；慢性、长期腹泻影响铁的吸收；对牛奶过敏的婴儿可出现肠道出血；患有先天性消化道畸形、钩虫病等均可造成长期小量失血，致使铁丢失过多。

2. 临床表现

(1)甲床、皮肤和黏膜苍白，以口唇、口腔黏膜及甲床苍白最为明显。

(2)患者多有烦躁不安，或精神不振，或注意力不集中，不活泼，多嗜睡等。

(3)患者多有食欲缺乏，食量减少，体重不增或体重增加缓慢。

(4)患者多有不同程度的肝、脾肿大，淋巴结肿大；年龄愈小，病程愈长，贫血愈重，其肝、脾、淋巴结肿大愈明显。

(5)生长发育迟缓，抵抗力下降，易并发感染或长期低热。

(6)易发生口腔炎、舌炎、呕吐及腹泻。

(7)皮肤干燥，毛发稀少又易脱落，常出现指(趾)甲变平，甚至凹下呈勺状，称为反甲。

(8)少数患者有异食癖,喜吃泥土、煤渣、抹布及床上油漆等。

(9)少数患者心率增快,心脏增大,心脏出现杂音。

(10)病情重者可出现心功能不全表现,如呼吸急促,肝、脾肿大,全身水肿等。

3. 实验室检查

(1)血象:①呈典型的小细胞低色素性贫血。表现出三小:平均红细胞体积(MCV)<80飞升(立方微米、fL),平均红细胞血红蛋白量(MCH)<27皮克(pg),平均红细胞血红蛋白浓度(MCHC)<30%。②红细胞呈小而空及形态各异;红细胞大小不一,以小红细胞为主,红细胞内血红蛋白减少,而出现中央苍白区扩大。③三正常:网织红细胞正常,白细胞正常,血小板正常。

(2)骨髓象:①出现"三活跃":红细胞系增生活跃,中幼红细胞增生活跃,晚幼红细胞增生活跃。②各期红细胞体积都小而胞浆少。③骨髓细胞外铁减少或消失。④铁粒幼细胞15%。

(3)血液生化表现出"三低二高":"三低"是:血清铁(SI)低于10.7微摩/升;血清铁蛋白(SF)低于14微克/升;血清转铁蛋白饱和度<15%。"二高"是:血清总铁结合力(TIBC)>64.44微摩/升:红细胞内游离原卟啉(FEP)>0.9微摩/升。

4. 诊断标准

(1)婴幼儿有铁缺乏病因,如双胞胎、早产儿或低体重儿。

(2)有未及时添加含铁辅食的根据。

(3)有缺铁性贫血的临床表现,如皮肤黏膜苍白,口舌生疮,体重不增等。

(4)血常规显示小细胞低色素性贫血(MCV<80飞升、MCH<27皮克、MCHC<30%)。

(5)血液生化显示出"三低二高"结果。

(6)骨髓铁染色显示缺铁。

(7)铁剂治疗有效。

5. 治疗

(1)查明和去除病因。

(2)饮食疗法喂养不当者应改善膳食,正确喂养,及时增加富含铁食物及富含维生素C的食物。

(3)药物治疗口服铁剂:2.5%硫酸亚铁合剂适于婴幼儿口服,每日1毫克/千克体

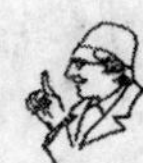

重，每日 2～3 次，口服。本品放置时间较长时，其二价铁可氧化为三价铁，不易吸收，影响疗效。

硫酸亚铁片剂：每片 60 毫克，每日 4～6 毫克，每日 2～3 次，口服。

富马酸亚铁：50～100 毫克，每日 3 次，口服。

10％枸橼酸铁铵：每日 0.1～0.2 克/千克体重，每日 2～3 次，口服。

服用铁剂同时应服维生素 C，每次 50～100 毫克，以促进铁的吸收。

注射铁剂能用口服铁剂者绝不能用注射铁剂，有下列情况者可考虑选用：口服铁剂发生严重不良反应，虽经调整剂量和对症治疗仍不能坚持口服者；因长期腹泻、呕吐或胃肠手术等严重影响铁吸收者。

右旋糖酐铁：可供肌内注射和静脉注射，但能用肌内注射者尽量不用静脉注射。

所需剂量粗略地计算是：元素铁 2.5 毫克/千克体重，可增加血红蛋白(Hb)1 克/千克体重，再加 10 毫克/千克体重，以补充贮存铁及注射部位损失铁量。总量分次肌注，首次量宜小，12.5～25 毫克。如无不良反应，以后每次剂量不超过 5 毫克/千克体重，每次最大剂量不超过 100 毫克，每 1～3 日肌内注射 1 次，于 2～3 周注射完毕。

(4)输血治疗：血红蛋白＜30 克/升者，每次输血 5～7 毫升/千克体重；在 30～60 克/千克体重，每次可输血 10 毫升/千克体重。输血速度宜慢，以免发生心力衰竭。

6. 调护

(1)大力提倡母乳喂养，新生儿出生后 30 分钟开始喂奶，可以及时获得母体内的铁。

(2)母乳喂养时间至少要 4 个月，最佳时间为 6～9 个月，以免导致新生儿缺铁。

(3)母乳充足时，4 个月内不添加牛奶或羊奶，以免影响母乳中铁的吸收。

(4)新生儿自出生第二个月起，于哺乳后加喂稀橘子汁或维生素 C，每日 50～100 毫克，有利于母乳中铁的吸收。

(5)足月新生儿出生后 4 个月开始补铁，每日 1 毫克/千克体重的元素铁(硫酸亚铁 0.3 克/片)每片含元素铁 60 毫克，或给予铁与维生素 C 混合液(市场有售，按说明服用)。

(6)足月儿出生后 3～4 个月内添加蛋黄、动物血、鱼肉及含维生素 C 丰富的蔬菜水果，如橘子、柚子、柠檬、番茄及绿色蔬菜，以利铁的吸收。

(7)适当、适时添加用铁强化的奶粉、饼干、面包、饮料，以保障铁的供给。

(8)补充铁剂要坚持至 1～2 周岁。

(9)服用铁强化食品时，要严防其变质和意外铁中毒。

(10)贫血的婴幼儿不应单纯喂牛奶,因为牛奶中含铁量极低,且不易吸收;牛奶中的高磷、高钙与食物中的铁结合,使铁更不易吸收。

7. 预防

(1)预防婴幼儿缺铁最好的办法就是积极提倡母乳哺养。

(2)及时添加含铁丰富的食物。

(3)早产儿、低出生体重儿应在出生后2～3个月内添加含铁辅食,并同时给予元素铁,每日1～2毫克/千克体重,可以预防缺铁性贫血。

(4)妊娠期应多食含铁及维生素C丰富的食物,以供给胎儿足够铁贮量。

(5)正确应用铁强化食品,如铁强化奶粉、饼干、面包、食盐、饮料等。

(6)积极治疗婴幼儿肠道等原发疾病,如慢性肠炎、消化道畸形、肠息肉、美克尔憩室等。

(7)患有钩虫病的婴幼儿,应服甲苯咪唑100毫克,每日2次,连服3日。

提示:蔬菜中铁多为高铁化合物,容易与蔬菜中的草酸、磷酸结合成不溶性化合物,因此不能吸收。

四、小学生缺铁性贫血

小学生患缺铁性贫血,有逐渐增高的趋势,有统计表明小学生患铁缺乏症和缺铁性贫血高达30%～89.6%。

1. 病因

(1)铁摄入不足:有调查发现,早餐吃饱的小学生仅占20%,不吃早餐上学的小学生占10%,约有30%的小学生饮食中缺乏足够的铁。

(2)铁需要量增加:小学生生长发育较快,血容量增加也快,需要合成更多的血红蛋白,故需铁量较多,故易发生缺铁症。

(3)食物结构不合理:有1/3的小学生有挑食、偏食和爱吃零食的不良习惯,而不吃或少吃鱼、肉、蛋和蔬菜。故吸收和利用铁减低。

(4)食“营养保健品太多”:小学生中有40%的人服用“营养保健品”,不少家长受广告误导,认为“营养保健品”既能防病,又能治病,是儿童的营养补品。这种看法认为“营养保健品”是一种灵丹妙药的误区。

2. 临床表现

铁缺乏症根据缺铁程度分为三期:

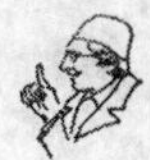

(1)铁减少期:是缺铁潜伏期,仅有贮存铁量减少乃至耗尽,可无任何不适。

(2)缺铁性红细胞生成期:除贮存铁耗尽外,血清铁、血清铁蛋白、血清转铁蛋白饱和度均降低,红细胞游离原卟啉增高,但无贫血表现。

(3)缺铁性贫血期:除上述改变外,又出现小细胞性低色素性贫血。发病缓慢,在贫血出现之前即有神经精神症状及代谢紊乱表现。①以厌食、乏力、心悸为首发表现。②皮肤黏膜逐渐苍白或微黄。③舌烧灼痛、舌苔光而红、口角炎、腹胀、便秘。④行为异常,如表现为烦躁、易怒、注意力不集中。⑤发育滞后,生长迟缓,体重和身高低于正常儿童。⑥体力下降、耐力下降、免疫力下降,易患感冒,学习成绩下降。

3. 实验室检查

(1)血象:早期贫血不很明显,但血清铁蛋白降低。逐渐发展为小细胞低色素性贫血,出现三低:平均红细胞体积(MCV)＜80 飞升,平均红细胞血红蛋白量(MCH)＜26 皮克,平均红细胞血红蛋白浓度(MCHC)＜30％。血涂片可见小而空的红细胞,中心淡染区扩大。

(2)骨髓象:骨髓为增生性贫血,红细胞系统增生活跃,幼红细胞体积小,细胞内外铁减少或消失。骨髓穿刺是一种创伤性检查方法,家长和患儿不易接受,因此在早期诊断依从性不高。

(3)血液生化表现为三低二高:"三低"是:血清铁＜10.7 微摩/升;血清铁蛋白(SF)＜14 微克/升;血清转铁蛋白饱和度＜15％。

"二高"是:血清总铁结合力(TIBC)＞64.44 微摩/升:红细胞内游离原卟啉(FEP)＞0.9 微摩/升。

4. 诊断标准

(1)缺铁:缺铁或称贮铁缺乏或潜在缺铁期。此期仅有体内贮存铁耗尽。符合以下任何一条即可诊断为缺铁。①血清铁蛋白＜14 微克/升;②骨髓铁染色显示铁粒幼细胞＜10％或消失,细胞外铁缺如。

缺铁性红细胞生成:指红细胞摄入铁较正常时为少,但红细胞内血红蛋白却无明显减少。符合缺铁的诊断标准,同时有以下任何一条者,即可诊断为缺铁性红细胞生成。

转铁蛋白饱和度＜15％。红细胞游离原卟啉＞0.9 微摩/升

(2)缺铁性贫血:①小细胞低色素性贫血:6～14 岁血红蛋白＜120 克/升。MCV＜80 飞升,MCH＜26 皮克,MCHC＜30％。红细胞体积小,且中心淡染区扩大即低色素形态。

②有缺铁的病因和临床表现。③血清铁＜10.7 微摩/升。④血清转铁蛋白饱和度＜15%，总铁结合力＞64.44 微摩/升。⑤骨髓细胞外铁减少或消失，铁粒幼细胞＜15%；⑥血清铁蛋白＜14 微克/升。⑦红细胞游离原卟啉＞0.9 微克/升。⑧铁剂治疗有效。

符合第 1 条和第 2～8 条中任何两条以上者，可诊断为缺铁性贫血。

5. 治疗

(1)饮食治疗

①纠正不当的饮食习惯，改善饮食结构，合理进食含铁及维生素 C 丰富的食物，对小学生缺铁者便可恢复。②适当添加用铁强化的饼干、面包和食盐。

(2)药物治疗

①硫酸亚铁(0.3 克/片，含元素铁 60 毫克)每日 4～6 毫克/千克体重，分 2～3 次口服。②同时服维生素 C 50～100 毫克，每日 3 次，口服。

6. 调护

(1)提倡优质早餐：小学生切不可同大人一样，早餐仅稀饭、馒头和咸菜，或吃方便面，早餐食物应丰富质优，如 2 个肉包子，1 袋牛奶或鸡蛋薄饼加 1 袋牛奶。

(2)合理安排课间餐：于第二节课后进食课间餐，提供一袋热水奶或优质豆浆，亦可提供糕点、包子、面包等食品。

(3)保证"营养午餐"、"营养午餐"所提供的营养成分应达到一日量供给量的 40%以上。

(4)小学生进食要多样化，加工要精细，烹调要合理，食品要卫生，营养要保障。

(5)小学生要养成良好的饮食习惯，按时进餐，按量进食；进食时要心情愉快，思想集中，细嚼慢咽，不挑不偏，文明进餐，礼貌就餐。

(6)拒服任何"营养补品"，市场上没有一种保健品富含铁及维生素 C，保健品不是药，既不能防病，也不能治病。

7. 预防

(1)要坚持平衡膳食：小学生的食物要多样化，搭配合理，不偏食，不挑食。

(2)饮食结构中要有足够多的蛋白质，如瘦肉、蛋类、奶类等。坚持上述两点一般不会发生缺铁或缺铁性贫血。

(3)鼓励小学生多吃蔬菜，因为任何水果均不能取代蔬菜中的维生素 A、维生素 B、维生素 C。

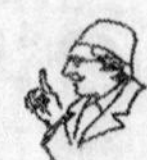

(4)纠正长期吃素食的不良习惯:宜吃含铁丰富的食物,如动物肝脏、肾、舌、鸭肫,乌贼、海蜇、虾米、蛋黄、动物血;芝麻、海带、黑木耳、紫菜、发菜、香菇、大豆、黑豆等,以保障提供生长发育所需要的铁量。

(5)积极治疗小学生慢性疾病,如长期腹泻、肠道寄生虫病,以减少铁的损失。

提示:儿童生长期需铁量较多,若不能合理补充蛋类,动物内脏,肉类等含铁量较多的辅食,则可造成缺铁。由于偏食而产生缺铁性贫血。

五、成年人缺铁性贫血

慢性失血和铁丢失过多,是成年男女缺铁性贫血的主要原因。

1. 病因

(1)痔疮:在人群中有1/4的人患有痔疮,其中2/3患者伴有出血。

(2)胃及十二指肠溃疡出血:有15%~25%的患者患消化性溃疡伴有出血,第一次出血后约40%的患者可以反复出血。

(3)药物所致的胃肠道出血发生率不断增高,如每日服用乙酰水杨酸2~6克者,10%的患者出现消化道出血。

(4)食管裂孔疝伴消化道出血:患有本病者约15%的患者发生缺铁性贫血。

(5)消化道憩室出血:发生率为5%~6%,而消化道憩室炎发生率为15%~25%。

(6)肠息肉和肠息肉病:可出现间断性便血,也可引起大出血。

(7)消化道肿瘤,如胃癌、壶腹癌、盲肠癌、升结肠癌、直肠癌等首发表现常为缺铁性贫血,均系长期慢性出血所致。

(8)肠道寄生虫感染,如钩虫病,每条钩虫可使宿主每天失血0.05~0.2毫升,多条钩虫足可引起缺铁性贫血。

(9)肝硬化所致食管或胃底静脉曲张破裂大出血,以及溃疡性结肠炎也可导致消化道慢性失血而发生缺铁性贫血。

(10)尿道慢性失血可见于阵发性睡眠性血红蛋白尿患者,以及泌尿系肿瘤,均可引起血尿而致缺铁。

(11)献血员献血每次献血400毫升,相当于丢失铁200毫克,约有8%的男性献血员及23%的女性献血员的血清铁蛋白降低,如多次献血可引起缺铁性贫血。

2. 临床表现

(1)原发病表现:除原发病的临床表现外,还有慢性少量消化道出血,或仅有黑便,也可无明显黑便。

(2)贫血表现:发病缓慢,早期可无任何表现或表现很轻,最常见表现是全身乏力,疲倦嗜睡,头晕头痛,动则心悸,重者气短,眼花耳鸣。

(3)组织缺铁表现:体力下降,耐力下降,容易兴奋,易怒淡漠,集中力差。

(4)体征:皮肤黏膜苍白;毛发干燥,指甲扁平,无光泽,易碎裂,或有反甲,贫血严重者可出现心脏扩大,心脏有杂音或心功能不全表现。

3. 实验室检查

(1)血象:呈现典型小细胞低色素性贫血:平均红细胞体积(MCV)＜80 飞升,平均红细胞血红蛋白量(MCH)＜27 皮克(pg),平均红细胞血红蛋白浓度(MCHC)＜30%。血片中可见红细胞染色浅淡,中心淡染区扩大,网织红细胞、白细胞和血小板多正常。

(2)骨髓象:骨髓涂片增生活跃伴"三增多":幼红细胞数量增多,早幼红细胞增多,中幼红细胞增多。粒细胞系统和巨核细胞系统多正常。骨髓铁粒幼细胞消失,细胞外铁缺如。

(3)血液生化呈现"三低二高"结果:①"三低":血清铁蛋白＜14 微克/升;血清铁＜10.7 微摩/升,血清转铁蛋白饱和度＜15%。②"二高":总铁结合力＞64.44 微摩/升,红细胞游离原卟啉＞0.9/微摩/升。

4. 诊断标准

(1)缺铁或称潜在性缺铁期。此期体内存铁耗尽,血清铁蛋白＜16 微克/升,或骨髓铁粒幼＜10%或消失,细胞外铁缺如。此期血红蛋白及血清铁等指标均正常。

(2)缺铁性红细胞生成:此期血红胞摄入铁较正常时减少。表现出:"二低一高一正常":血清铁蛋白＜16 微克/升,血清转铁蛋白饱和度＜15,红细胞游离原卟啉＞0.9 微摩/升;血红蛋白含量正常。

(3)缺铁性贫血:此时除上述各项改变外,并显现五小:小细胞低色素性贫血;MCV＜80 飞升;MCH 小于 27 皮克;MCHC＜30%;血红蛋白＜120 克/升(女性小于 110 克/升)。

5. 治疗

(1)治疗病因:①痔疮出血。②消化性溃疡出血。③肠道寄生虫病。④消化道恶性肿瘤。⑤妇科出血。⑥手术切除肠道息肉。

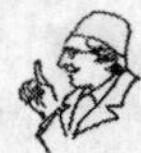

(2)补充铁剂:常用硫酸亚铁每次 0.3 克,每日 3 次,饭后口服。还有富马酸铁、葡萄糖酸铁、右旋糖酐铁等。同时给予维生素 C 100 毫克,每日 3 次,口服。

注射铁剂有:右旋糖酐铁用量用法见前节。

(3)饮食治疗:进食含铁最高的食物,如动物肝、血、海带、发菜、木耳、香菇、豆制品类等。

六、女性月经期缺铁性贫血

月经量过多是女性月经期发生缺铁性贫血的最主要的原因。据调查发现成年女性月经过多发生率为 13.3%。青春期女性,易发生轻度或中度的缺铁性贫血。

1. 病因

(1)青春期女性生长发育较快,体重增加亦较快,对铁的需要较大。

(2)自月经来潮开始,每月丢失的铁较多。

(3)长期素食者,也易发生缺铁性贫血,因为谷物和蔬菜中的铁含量很低,而且食物中的肌醇六磷酸、磷酸、碳酸等,使食物中的铁变成不溶解的沉淀物而不易被机体吸收,所以素食中摄取铁不够身体所需。

(4)已婚女性中约有 30%子宫内置节育环,约有 5%的放环者发生月经过多。凡有下列情况者均属于月经过多:常用棉塞不能控制血液,每天用 12 条棉塞或更多,有凝血块,特别是>2 厘米(直径或长度)或持续 2 日,月经周期长于 5~7 日。在正常饮食条件下,如每次月经量超过 80 毫升,持续 6 个月以上,则发生缺铁性贫血的可能性极大。

(5)阴道慢性失血,如患有子宫肌瘤、青春期功能性月经过多。

2. 临床表现

(1)月经期女性月经量较多,每次约超过 80 毫升。

(2)月经期女性经期较长,每次经期超过 5~7 天。

(3)月经期女性月经周期无规律性,如月经量或多或少,月经期或长或短。

(4)轻度贫血者可无明显临床表现。也有表现为头晕、乏力、食欲缺乏、精神萎靡、注意力不集中及易疲劳等。

(5)青春期女性发育缓慢,生长迟缓,体重低于正常。

(6)中度贫血者,可出现体力下降,耐力降低,机体抵抗力降低,易发生感染。

(7)长期缺铁性贫血者,可发生口腔炎、舌炎、舌乳头萎缩、口角皲裂。

(8)重度缺铁性贫血者，可发生毛发干枯无光泽，易脱落；皮肤干燥、指(趾)甲无光泽、脆薄易裂，甚至出现勺状甲(反甲)。

3. 实验室检查

(1)血象：①贫血呈小细胞低色素性：平均红细胞体积(MCV)＜80 飞升，平均红细胞血红蛋白量(MCH)＜26 皮克，平均红细胞血红蛋白浓度(MCHC)＜31%。②血片上可见红细胞大小不等，中心淡染区扩大。③网织红细胞、白细胞及血小板多数正常。严重贫血者可出现白细胞或血小板减少。

(2)骨髓象：①骨髓增生活跃，以红细胞系统增生为主，其中中晚红细胞比例增多，而且红细胞体积较小。②粒细胞系统和巨核细胞数量和形态正常。③骨髓铁染色铁粒幼细胞减少或消失，细胞外铁亦减少。

(3)血液生化：①血清铁降低，＜10.7 微摩/升。②总铁结合力增高，＞64.44 微摩/升。③转铁蛋白饱和度降低，＜15%。④血清铁蛋白降低＜14 微克/升。⑤红细胞游离原卟啉增高＞0.9 微摩/升。

4. 诊断标准

(1)缺铁是指体内贮存铁的消耗。符合以下任何一条即可诊断：①血铁铁蛋白降低，＜14 微克/升。②骨髓铁染色显示铁粒幼细胞＜10%或消失，细胞外铁缺如，骨髓铁染色直接测定贮存铁是诊断缺铁的金标准。

(2)缺铁性红细胞生成：指红细胞摄入铁较正常时为少，但红细胞内血红蛋白含量的减少，尚不明显。符合缺铁的诊断标准，又同时有以下任何一条者即可诊断。①转铁蛋白饱和度降低＜15%。②红细胞内游离原卟啉＞0.9 微摩/升。

(3)缺铁性贫血诊断标准：此时红细胞内血红蛋白明显减少，呈现小细胞低色素性贫血，除上述各项指标外，血红蛋白降低＜110 克/升。MCV＜80 飞升，MCH＜26 皮克，MCHC＜0.31。

5. 治疗

(1)青春期女性，应多吃吸收率较高的富含铁食物，如动物肝、肉类、动物血、海带、木耳及豆类。

(2)或多进食铁强化食物。

(3)月经期女性可进行预防性补充铁剂，如每日口服 10～20 毫克元素铁(硫酸亚铁每片 0.3 克，含元素铁 60 毫克，富马酸亚铁每片 0.2 克，含元素铁 66 毫克，10%枸橼酸铁

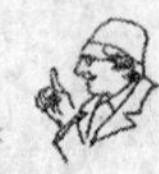

铵每毫升含元素铁 20 毫克)。

(4)治疗性补充铁剂:月经期女性患有缺铁性贫血者,铁剂的补充以口服铁剂为首选,目前常用的铁制剂有:①硫酸亚铁每次 0.15～0.3 克,每日 3 次,对胃肠道有刺激。②琥珀酸亚铁(速力菲)每次 0.1～0.2 克,每日 3 次,对胃肠道刺激较小。③富马酸亚铁每次 0.1～0.2 克,每日 3 次,对胃肠道刺激较小。④多糖铁复合物(力蜚能)每次 150 毫克,每日 1～2 次,对胃肠道刺激较小。

提示:铁剂于饭后服用,可减少对胃肠道的刺激。

铁剂忌与茶同时服用,以免铁被鞣酸沉淀而不被吸收;忌与牛奶同时服用,因为牛奶中含有较多的磷酸盐,影响铁的吸收;忌与碱性药物(碳酸氢钠、氢氧化铝)同时服用,以免妨碍铁的吸收。而稀盐酸会促进 Fe^{3+} 转变为 Fe^{2+},维生素 C 可防止 Fe^{2+} 氧化成 Fe^{3+} 而利于铁的吸收。因此口服铁剂的同时加服维生素 C,如胃酸缺乏者同时服用稀盐酸均有利于铁的吸收。

缺铁性贫血的患者服用铁剂后,首先自我感觉可以很快好转,血中网织红细胞于服药后会逐渐上升,7 日左右可达高峰。血红蛋白于服铁剂后 2 周开始上升,1～2 个月后可恢复正常,但仍需继续补充铁剂 3～6 个月,或待血清铁蛋白＞50 微克/升后在停用铁剂。

如果患者不能耐受口服铁剂,可改用胃肠道外补充铁剂,常用肌内注射铁剂有右旋糖酐铁、山梨醇铁及氢氧化铁蔗糖复合物(蔗糖铁)。用药总剂量的计算方法是:

所需补充铁(毫克)=〔150－患者血红蛋白(克/升)〕×体重(千克)×0.33。首次注射剂量为 50 毫克,如无不良反应,第 2 次可增至 100 毫克,以后每周 2～3 次,直至总剂量注射完。

6. 调护

月经期女性易患缺铁性贫血,因为女性每月会在生理期固定流失血液,只要调整饮食就可以防止缺铁性贫血的发生。

(1)进食高蛋白饮食,按每日蛋白质 80 克为宜,不可限制蛋白质的摄入,因为蛋白质是造血原料,蛋白质缺乏更易发生贫血。可选用动物血、肝脏、瘦肉、蛋类、乳类及豆制品等。

(2)控制脂肪的摄入:每日 50 克为宜,若摄入脂肪过多可影响铁吸收和抑制造血功能。

(3)多食含铁丰富的食物:如动物肝脏、肾脏、血、鸭、乌贼、海蜇、虾米、蛋黄、芝麻、海带、黑木耳、紫菜、发菜、香菇、大豆、黑豆、面筋、腐竹、红腐乳、芹菜、菠菜、荠菜、葵花子、核桃仁等。

(4)多食含维生素C丰富的食物:如新鲜绿色蔬菜,橘子、柚子、柠檬、番茄等,有利于铁的吸收。

7. 预防

(1)尽快及早查明月经过多的原因,积极治疗原发疾病。

(2)青春期女性不可小视月经失血,其易发生缺铁性贫血,每次月经失血量平均40~80毫升(含铁量为15~75毫克),一生中约有35年的月经,总失铁量为7~14克。故月经期的女性应该及时补铁。因为缺铁而贫血,而补肾、补脾、补心、补肝均无效,各种营养保健品、各种补品等,均不含铁,补多少亦无效。只有及时补铁才能治疗缺铁性贫血。

(3)青春期女性不可怕胖而长期素食。因为素食中含铁极少,且又不易被吸收,长期素食将不可避免发生缺铁性贫血。

(4)青春期女性应坚持平衡膳食,食品应多样化,蛋白质、脂肪、糖类一样都不可少。除进食富含铁的食物外,还应多食高维生素食物,特别要多摄入B族维生素、维生素C等食物,有利于铁的吸收。

(5)已婚女性因宫内置节育环而月经过多者,应及早改用其他节育措施。

(6)及早正确治疗子宫肌瘤及青春期功能性月经过多。

七、妊娠及哺乳期缺铁性贫血

妊娠及哺乳期女性是缺铁性贫血的高发人群。妊娠3个月以上的女性铁缺乏症发生率为66.7%,而缺铁性贫血发生率为40%左右。

1. 病因

(1)铁储存量不足:很多女性妊娠前未能储备足够的铁,甚至有的女性于妊娠前即是铁缺乏者,故妊娠后竟有半数女性发生明显的铁缺乏。

(2)铁需要量增加:在妊娠及哺乳期间,要供给胎儿及婴儿大量的铁。一次妊娠,母体供给胎儿的铁平均约为270毫克,供给胎盘及脐带的铁90毫克。妊娠期因血容量增加需要铁450毫克,在一次妊娠期间共需铁1130毫克,相当于2260毫升的正常浓度的血液。妊娠280天计算每天需铁4毫克。

(3)丧失铁量过多:一次分娩时出血丧失铁150毫克;哺乳期每天从乳汁中丧失的铁

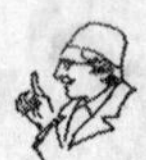

约为0.5～1毫克。故生育过多或过密的女性，哺乳时间过长的女性，缺铁性贫血发生率高且较严重。

(4)补充铁量不足：妊娠期间后3个月，每日需铁量可增至3.5～7.5毫克，大大超过了从一天的食物中所能吸收的铁量，很多女性体内贮存的铁量本来就不充沛，而又不补充铁剂者，缺铁性贫血的发生几乎不可避免，如果是双胞胎或多胎者，铁缺乏更重，缺铁性贫血必然亦严重。

2. 临床表现

缺铁性贫血临床表现主要是由血红蛋白带氧量减少所引起的组织器官缺氧表现。临床表现的有无轻重及缓急等，都决定于贫血程度、发病的缓急及身体各器官的代偿能力。

妊娠及哺乳期缺铁性贫血时，体内缺铁变化是一个渐进性的发展过程，全过程伴随着怀孕或哺乳，故在缺铁的初期可以无任何贫血的临床表现，或被妊娠诸多表现所掩盖，或不被患者所理睬。通常的临床表现是：

(1)头晕、乏力、倦怠、耳鸣、眼花及记忆力减退。这六种表现并非同时出现，也不是贫血时的特有表现，极易被患者忽视。

(2)可发生口腔炎、舌炎、舌乳头萎缩、胃酸缺乏而引起食欲缺乏、恶心、呕吐、腹胀、腹泻。

(3)自觉心悸、活动后气短、甚至心前区不适、心绞痛、心力衰竭。

(4)面色苍白、口唇、眼结膜、甲床亦苍白。

(5)皮肤干燥、毛发干枯脱落、指甲扁平且脆薄易裂，可出现直的条文状隆起，严重者指甲凹下呈勺状，成为反甲。

(6)严重贫血者可出现吞咽困难或吞咽时有梗塞感，有的患者有食欲怪癖，称为异食癖，目前，这种严重贫血者少见。

3. 实验室检查

(1)血象：①血象呈典型的小细胞低色素性贫血；血片上可见到红细胞以小居多，且红细胞染色浅淡，中心淡染区扩大(即红细胞小而空：红细胞内血红蛋白减少所致)。②出现“四小”改变：孕妇血红蛋白(Hb)＜100克/升，平均红细胞体积(MCV)＜80飞升(fL)，平均红细胞血红蛋白量(MCH)＜26皮克(pg)，平均红细胞血红蛋白浓度(MCHC)＜0.31。③外周血“三正常”：即白细胞计数多正常，血小板计数多正常，网织红细胞计数多正常。④红细胞分布宽度平均达到16%以上(正常少于14%)。

(2)骨髓象:缺铁性贫血骨髓象特点是“二活跃一增多二减少”。①“二活跃”:骨髓增生活跃,红细胞系统增生活跃。②“一增多”是骨髓涂片上中、晚红细胞比例增多。③“二减少”:骨髓铁粒幼细胞减少或消失;骨髓细胞外铁减少或消失。

骨髓检查是一种创伤性检查方法,而且在早期诊断依从性不高,女性患者多有恐惧感,故在妊娠期女性应慎重做此种检查。

(3)血液生化:妊娠期缺铁性贫血血液生化特点是“三低一高”改变。①“三低一高”即血清铁<9.0微摩/升,血清铁蛋白<14微克/升,转铁蛋白饱和度<15%,总铁结合力>64.44微摩/升。②红细胞游离原卟啉>0.9微摩/升。

4. 诊断标准

妊娠及哺乳期缺铁性贫血诊断只限于由于妊娠或哺乳所致,而无其他病因或原发病。

(1)缺铁诊断标准:①血清铁蛋白<14微克/升。②或骨髓铁染色显示铁幼粒细胞<10%或消失,细胞外铁缺如。③血红蛋白正常。④血清铁浓度正常(9～27微摩/升)。

(2)缺铁性红细胞生成诊断标准:①血清铁蛋白<14微克/升。②转铁蛋白饱和度<15%。③红细胞游离原卟啉>0.9微克/升。④血红蛋白正常。

(3)缺铁性贫血诊断标准:①血红蛋白明显<100克/升。②MCV<80飞升,MCH<26皮克,MCHC<0.31。③血清铁蛋白<14微克/升。④转铁蛋白饱和度<15%。⑤红细胞游离原卟啉>0.9微摩/升。⑥骨髓小粒可染铁消失。⑦铁粒幼细胞<15%。

5. 治疗

(1)病因治疗:妊娠及哺乳期女性应及时补充富含铁的食物。

(2)铁剂治疗:①多糖铁(力蜚能)。铁元素补充剂,安全性好,安全系数是无机铁的13倍以上,不良反应少,极少出现胃肠刺激症状。动物实验未发现本品有致畸、致癌和致突变作用。孕产妇可安全使用。孕产妇用量:每日0.2克,每日1次,口服。②富马酸亚铁铁。含量高,奏效快。治疗剂量未见有对胎儿和哺乳的不良影响的报道。孕产妇用量:每次0.2～0.4克,每日0.6～1.2克,口服;③硫酸亚铁。每次0.15～0.3克,每日3次,口服。本品常用,但对胃肠有明显的刺激作用。

(3)维生素治疗:维生素C 100毫克,每日3次,口服,有利于铁的吸收。

(4)铁剂治疗注意事项:①妊娠及哺乳期女性血红蛋白在90～100克/升的轻度缺铁

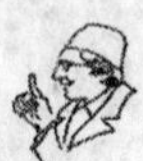

性贫血者，可通过调护调整饮食，可以纠正贫血，不必服用铁剂治疗。②妊娠及哺乳期女性血红蛋白在 100 克/升以下的中度缺铁性贫血者，必须应用铁剂治疗。③任何“营养品、保健品、补品”等都不能取代铁剂治疗。④铁剂治疗后 1 周左右自我感觉好转，1～2 周后网织红细胞增多，2～3 周后血红蛋白开始上升，4～12 周后血红蛋白可恢复正常（100 克/升以上），贫血表现消失。⑤由于缺铁时贮存铁消耗殆尽，铁剂治疗应坚持到贮存铁补充足够为止。故铁剂治疗要坚持到血红蛋白恢复正常后 3～6 个月或待血清铁蛋白＞50 微克/升后在停药。⑥应用铁剂治疗，先从小剂量开始，逐渐达到足量。⑦服药前后 1 小时，禁止喝牛奶、喝茶及喝咖啡等，以免影响铁的吸收。

提示：服用铁剂后若出现黑便，不要误认为胃肠道出血而停药。

6. 调护

(1)轻度贫血者食补最好选择动物的肝脏、肉类、血等食品，因为这类食品铁吸收率高达 10%～22%，而植物性食物铁吸收率只有 1%～7%。

(2)多食含维生素 C 丰富食物，如新鲜绿色蔬菜及橘子、柚子、柠檬、番茄等。

(3)若维生素 C 食物摄入不足，亦可口服维生素 C，100～200 毫克，每日 2～3 次。

7. 预防

(1)生育年龄女性生育前应保持体内贮存铁充沛，多食含铁丰富的动物食品，如动物肝肾、肉类、血类、蛋类等。

(2)加强计划生育指导宣传工作防止生育过多、过密，可预防缺铁性贫血的发生。

(3)妊娠期及哺乳期女性要改变饮食结构，增加动物蛋白、增加含铁丰富的食物，增加含维生素 C 丰富的食物。

(4)妊娠 20 周后可口服铁剂，能预防缺铁性贫血的发生。

八、老年人缺铁性贫血

1. 老年人缺铁性贫血病因特点

老年人贫血患病率是 50%～55%。主要原因是铁摄入量减少。随着年龄的增加，食物摄入减少，铁摄入量亦减少。我国老年人每日铁的膳食推荐量为 12 毫克。由于老年人的活动量减少，咀嚼消化功能衰退，每日进食的数量和品种大大受到限制同样也影响了铁的摄入量。此外，铁吸收不良、慢性铁血等，也导致老年缺铁性贫血。见图 37。

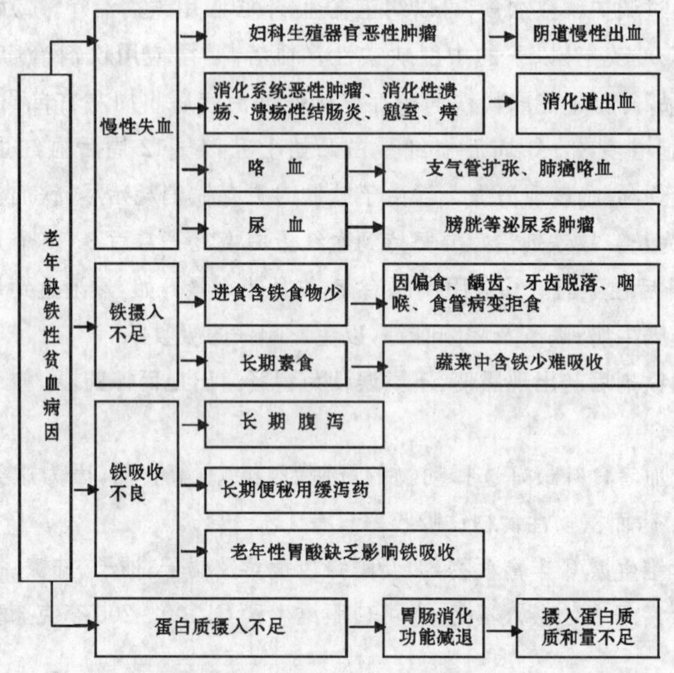

图 37 老年缺铁性贫血病因特点

2. 老年人缺铁性贫血临床特点 见图 38。

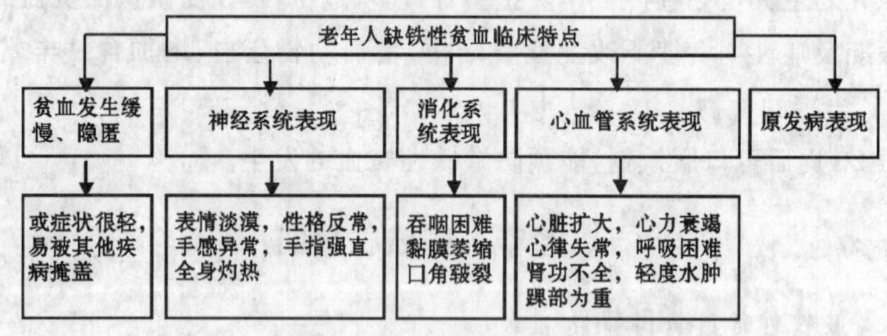

图 38 老年人缺铁性贫血临床特点

3. 实验室检查 同成年人缺铁性贫血实验室改变。

4. 老年人缺铁性贫血诊断步骤 是否贫血，贫血是否缺铁所致；何种原因缺铁；何种原因贫血。

根据患者原发病、临床表现、血液、骨髓、血清铁检查结果，可以做出诊断。

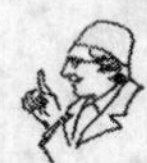

缺铁性贫血明确后，必须进一步查明缺铁原因，全面系统询问病史，全面系统体格检查，特别注意妇科疾病史及妇科检查；其次是有无消化溃疡、痔疮，肠道寄生虫病(尤其农村女性)。

提示：未查明缺铁原因之前，不应用铁剂试验治疗，否则会使病情复杂化造成诊断上的困难，延误治疗，且铁储留过多会加重早老性痴呆症的病情。

老年人缺铁性贫血的诊断步骤见图 39。

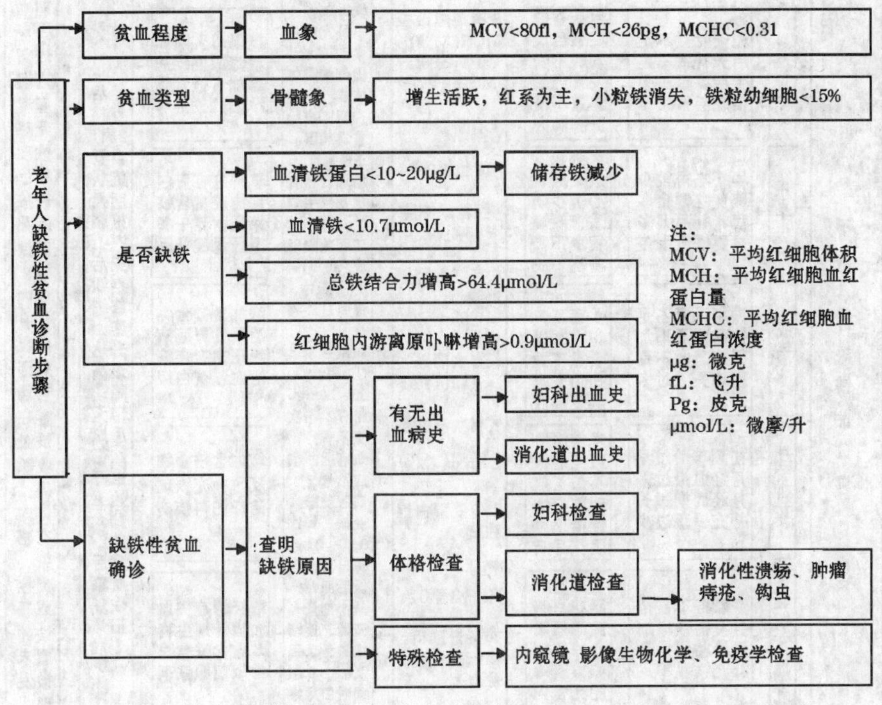

图 39 老年人缺铁性贫血诊断步骤

5. 老年人缺铁性贫血治疗 见成年人缺铁性贫血。

九、不同类型缺铁性贫血一览图

不同人群缺铁性贫血的病因、临床表现、诊断、治疗、预防、疗效见图 40。

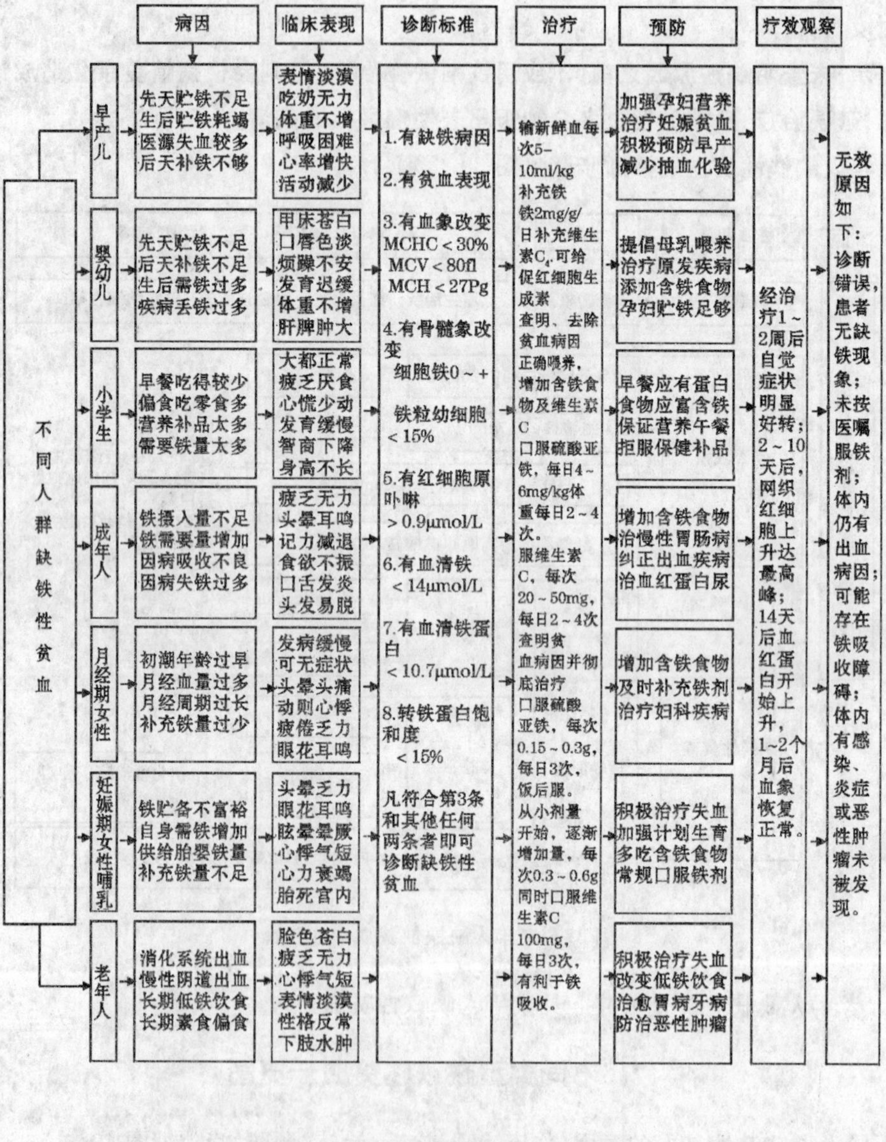

人群	病因	临床表现	预防
早产儿	先天贮铁不足 生后贮铁耗竭 医源失血较多 后天补铁不够	表情淡漠 吃奶无力 体重不增 呼吸困难 心率增快 活动减少	加强孕妇营养 治疗妊娠贫血 积极预防早产 减少抽血化验
婴幼儿	先天贮铁不足 后天补铁不足 生后需铁过多 疾病丢铁过多	甲床苍白 口唇色淡 烦躁不安 发育迟缓 体重不增 肝脾肿大	提倡母乳喂养 治疗原发疾病 添加含铁食物 孕妇贮铁足够
小学生	早餐吃得较少 偏食吃零食多 营养补品太多 需要铁量太多	大都正常 疲乏厌食 心慌少动 发育缓慢 智商下降 身高不长	早餐应有蛋白 食物应富含铁 保证营养午餐 拒服保健补品
成年人	铁摄入量不足 铁需要量增加 因病吸收不良 因病失铁过多	疲乏无力 头晕耳鸣 记力减退 食欲不振 口舌发炎 头发易脱	增加含铁食物 治慢性胃肠病 纠正出血疾病 治血红蛋白尿
月经期女性	初潮年龄过早 月经血量过多 月经周期过长 补充铁量过少	发病缓慢 可无症状 头晕头痛 动则心悸 疲倦乏力 眼花耳鸣	增加含铁食物 及时补充铁剂 治疗妇科疾病
妊娠期女性哺乳	铁贮备不富裕 自身需铁增加 供给胎婴铁量 补充铁量不足	头晕乏力 眼花耳鸣 眩晕晕厥 心悸气短 心力衰竭 胎死宫内	积极治疗失血 加强计划生育 多吃含铁食物 常规口服铁剂
老年人	消化系统出血 慢性阴道出血 长期低铁饮食 长期素食偏食	脸色苍白 疲乏无力 心悸气短 表情淡漠 性格反常 下肢水肿	积极治疗失血 改变低铁饮食 治愈胃病牙病 防治恶性肿瘤

诊断标准

1.有缺铁病因

2.有贫血表现

3.有血象改变
MCHC < 30%
MCV < 80fl
MCH < 27Pg

4.有骨髓象改变
细胞铁0～+
铁粒幼细胞 < 15%

5.有红细胞原卟啉 > 0.9μmol/L

6.有血清铁 < 14μmol/L

7.有血清铁蛋白 < 10.7μmol/L

8.转铁蛋白饱和度 < 15%

凡符合第3条和其他任何两条者即可诊断缺铁性贫血

治疗

输新鲜血每次5–10ml/kg
补充铁
铁2mg/g/日补充维生素C_4.可给促红细胞生成素
查明、去除贫血病因
正确喂养，增加含铁食物及维生素C
口服硫酸亚铁，每日4～6mg/kg体重每日2～4次。
服维生素C，每次20～50mg，每日2～4次
查明贫血病因并彻底治疗
口服硫酸亚铁，每次0.15～0.3g，每日3次，饭后服。
从小剂量开始，逐渐增加量，每次0.3～0.6g同时口服维生素C 100mg，每日3次，有利于铁吸收。

疗效观察

经治疗1～2周后自觉症状明显好转；2～10天后，网织红细胞上升达最高峰；14天后血红蛋白开始上升，1~2个月后血象恢复正常。

无效原因如下：诊断错误，患者无缺铁现象；未按医嘱服铁剂；体内仍有出血病因；可能存在铁吸收障碍；体内有感染、炎症或恶性肿瘤未被发现。

图 40　不同人群缺铁性贫血一览图

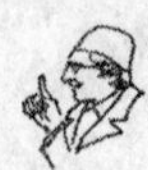

第四章 巨幼细胞性贫血

一、巨幼细胞性贫血概论

巨幼细胞性贫血是由于叶酸或维生素 B_{12} 缺乏或由于其他原因引起骨髓造血细胞内脱氧核糖核酸(DNA)合成障碍所致的贫血。其特点是骨髓造血细胞呈现典型的“巨幼变”,骨髓红细胞、粒细胞及巨核细胞与上皮细胞的胞核和胞质发育成熟不同步,胞核较胞质发育滞后,形成形态和功能异常的细胞,即细胞的“巨幼变”。巨幼细胞性贫血简称巨幼贫。

1. 病因

(1)叶酸的代谢与吸收:叶酸又称蝶酰谷氨酸,属水溶性 B 族维生素,其性质极不稳定,经长时间烹调、煮沸,其中的叶酸损失 50%~90%。人体必须从食物中获得所需叶酸,人体内叶酸的贮存量为 5~10 毫克,每天叶酸需要量为 200 微克。叶酸及其代谢产物主要从尿中排泄,胆汁及粪便中也有少量叶酸排出。胆汁中的叶酸浓度是血液中的 2~10 倍,排出后大部分可由空肠再吸收。每日排泄量为 2~5 微克。

人体内不能合成叶酸,叶酸广泛存在于植物和动物性食物中,尤其富含于新鲜的水果、蔬菜、肉类食品中。食物中的叶酸进入胃后,在十二指肠及空肠近端吸收,吸收后转变为 N5-甲基四氢叶酸,在维生素 B_{12} 的作用后去甲基成为四氢叶酸,又经门静脉入肝脏贮存,并输送到全身各组织中(图 41)。

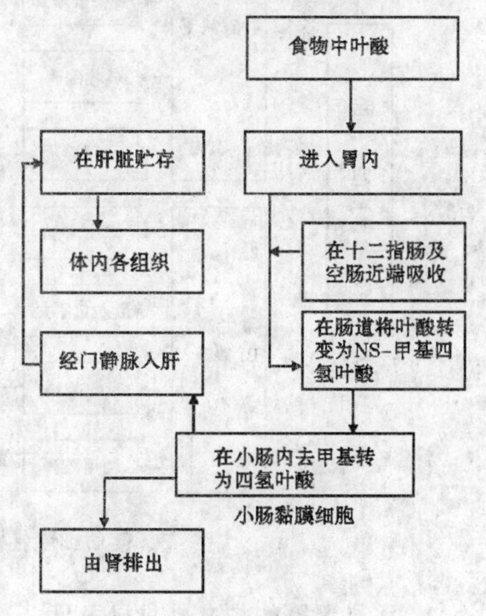

图 41 叶酸吸收示意图

(2)维生素 B_{12} 的代谢与吸收:维生素 B_{12} 又名钴胺素,是一种含钴的分子,亦属于水溶性 B

族维生素。维生素 B_{12} 来源于动物性食物，如心、肝、肾、鱼、肉、蛋类、乳类等。人体不能合成，亦不存在于植物性食物中。正常人体每日需要量为 1 微克，每日正常膳食中维生素 B_{12} 含量为 2～10 微克，经烹调后可损失 10%～30%。每天由尿中排泄的维生素 B_{12} 约为 30 微克。大量摄入维生素 B_{12} 时，约有 70% 由尿中排出。食物中的维生素 B_{12} 在胃内先与 R-蛋白结合，到十二指肠后，在胰蛋白酶的参与下，与胃壁细胞分泌的内因子结合成维生素 B_{12}-内因子复合体，即在回肠末端进入肠上皮细胞，再由转钴蛋白Ⅱ转送到各组织，大部分贮存于肝细胞内。少量维生素 B_{12} 亦由胆汁排出，其中 2/3 由内因子从肠中再吸收。故除非是绝对的完全素食者或维生素 B_{12} 吸收障碍者，一般不容易发生维生素 B_{12} 缺乏症(图 42)。

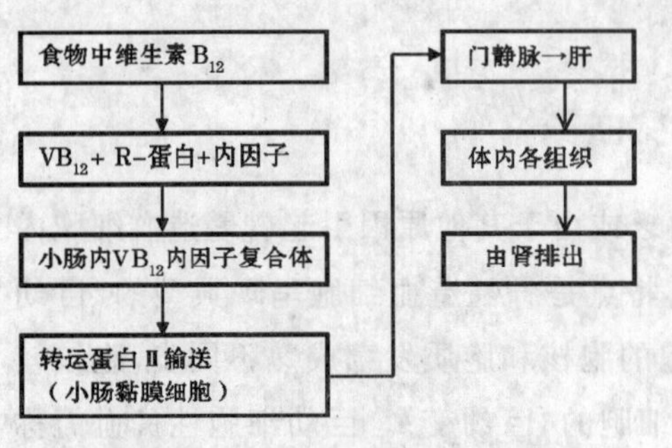

图 42　维生素 B_{12} 吸收示意图

(3)叶酸及维生素 B_{12} 缺乏原因：巨幼细胞性贫血叶酸及维生素 B_{12} 缺乏原因见图 43。

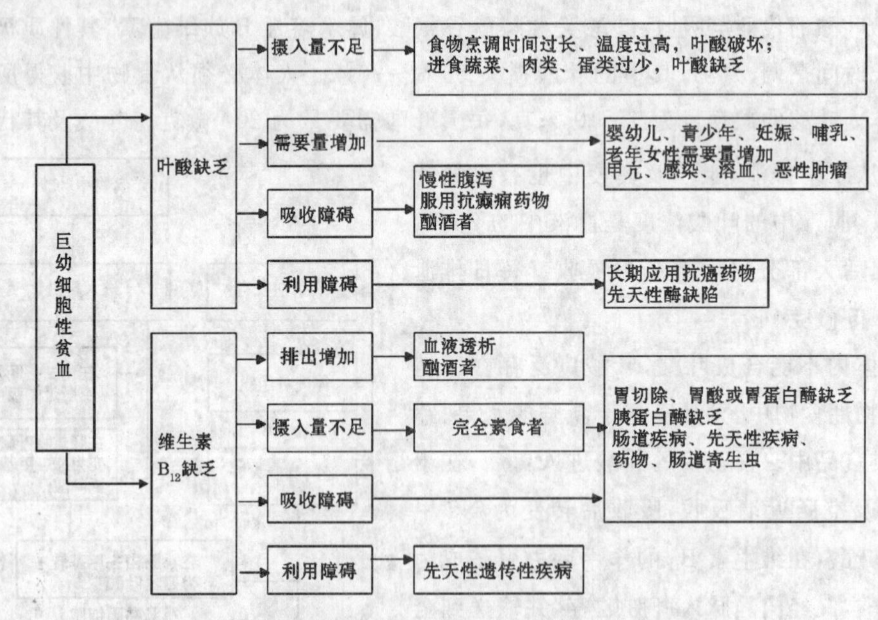

图 43　巨幼细胞性贫血叶酸及维生素 B_{12} 缺乏原因

2. 巨幼细胞性贫血的共同表现

(1)血液系统：发病缓慢，面色苍白，疲乏无力，头痛头晕，耐力下降，心悸气喘等贫血

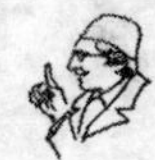

表现。病情重者可发生心力衰竭。

病情严重者可出现红细胞、白细胞、血小板三系血细胞减少。红细胞减少即贫血；白细胞减少，人体抵抗力降低，易导致各部位感染；血小板减少，可导致出血，如鼻出血、月经量增多、皮肤出血等。

(2)消化系统：由于胃肠道黏膜发生萎缩性变化而出现食欲缺乏，恶心呕吐，腹痛腹胀，腹泻便秘，消化不良，急性舌炎，舌面苍白，舌背鲜红，即呈“牛肉样舌”，乳头萎缩而光滑如镜即“镜面舌”。

(3)神经系统：由于叶酸缺乏而出现多种神经系统表现，易怒激动，幻觉妄想。而维生素 B_{12} 缺乏又加重神经损伤而出现抑郁失眠、记忆力减退，神经错乱，人格变态，对称性远端肢体感觉、触觉和痛觉异常，共济失调，步态不稳，味觉嗅觉降低和病理反射，严重者大小便失禁等。

3. 巨幼细胞性贫血的共同实验室检查

(1)血象：血象改变特点是“三大三少一多”。“三大”是：大细胞性贫血；平均红细胞体积(MCV)大于 110 飞升(fL)；红细胞大而呈卵圆形。“三少”是：红细胞常减少，白细胞常减少，血小板常减少，可呈现全血细胞(三系细胞)减少。“一多”是：中性分叶核粒细胞分叶多，其中有 5 叶以上者超过 5%。

(2)骨髓象：骨髓改变特点是“二明显三巨幼变”；“二明显”是：骨髓细胞增生明显，成熟红细胞系统形态改变明显；“三巨幼变”是：幼红细胞有巨幼变，幼粒细胞有巨幼变，巨核细胞有巨幼变。

(3)血液生化：血液生化改变特点是“三小”，血清叶酸＜6.9 纳摩/升，红细胞叶酸＜227 纳摩/升，血清维生素 B_{12} 小于＜74 皮摩/升。

4. 叶酸缺乏性巨幼细胞性贫血诊断标准

(1)临床表现：贫血表现为消化系统表现，如食欲缺乏、恶心呕吐、腹胀腹泻；舌质红如“牛肉样舌”，舌乳头萎缩，表面光滑，如“镜面舌”。

(2)实验室检查

①血象、骨髓象、血液生化指标同以上巨幼细胞贫血的实验室检查标准。

②实验性治疗。叶酸 100 毫克，每日 1 次，口服，共 7～10 日，同时禁食动物肝肾、新鲜蔬菜及水果，4～6 日后，网织红细胞或血红蛋白上升，特别是巨幼红细胞减少或消失，则提示叶酸缺乏。

凡具备上述实验室检查结果，可诊断为叶酸缺乏。如同时具有贫血的临床表现、血象改变、骨髓象改变及血清或红细胞叶酸水平低于正常值者，即可诊断为叶酸缺乏性巨幼细胞性贫血。

5. 维生素 B_{12} 缺乏性巨幼细胞性贫血诊断标准

(1)临床表现：①贫血表现。②消化系统表现，如舌痛色红，乳头消失，光滑如镜。③神经系统表现，如下肢对称性深部感觉消失、振动觉消失，平衡失调、行走困难、精神忧郁。

(2)实验室检查

①血象、骨髓象、血液生化指标同以上巨幼细胞性贫血的实验室检查标准。

②实验性治疗。维生素 B_{12} 100 微克，每日 1 次，肌内注射，4～6 日后，网织红细胞上升，可考虑为维生素 B_{12} 缺乏。

凡具备上述实验室检查，有维生素 B_{12} 及红细胞叶酸减低，可诊断为维生素 B_{12} 缺乏。如伴有贫血表现、神经系统表现及骨髓三系统血细胞有巨幼变，即可诊断为维生素 B_{12} 缺乏性巨幼细胞性贫血。

6. 巨幼细胞性贫血的共同诊断步骤

巨幼细胞性贫血患者发病多缓慢，多以贫血症状为首发表现，血常规检查又以大细胞性贫血，MCV＞110 飞升应引起医生的关注。

巨幼细胞性贫血的诊断步骤可分为四步(图 44)。

7. 巨幼细胞性贫血的治疗

(1)治疗原发病：如积极治疗胃肠道疾病。

(2)纠正不良饮食习惯：如偏食素食等。

(3)补充缺乏的营养物质：①叶酸缺乏。叶酸 5～10 毫克，每日 2～3 次，口服。用至贫血和症状完全消失为止。同时有维生素 B_{12} 缺乏，则每日补充维生素 B_{12}，否则可加重神经末梢损害。②维生素 B_{12} 缺乏。维生素 B_{12} 500 微克，每周 1～2 次，肌内注射。持续 2～4 周。若有神经损害表现，则应继续坚持维生素 B_{12} 治疗至一年。恶性贫血者维生素 B_{12} 500 微克，每周 1 次，肌内注射，终身坚持治疗。无维生素 B_{12} 吸收障碍者，亦可口服维生素 B_{12} 片剂甲钴铵。

8. 中医辨证施治

(1)心脾两虚

【症　候】 面色苍白，疲乏无力，食少纳呆，腹胀便溏，心悸怔忡，少眠多梦，口干舌

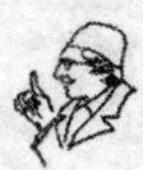

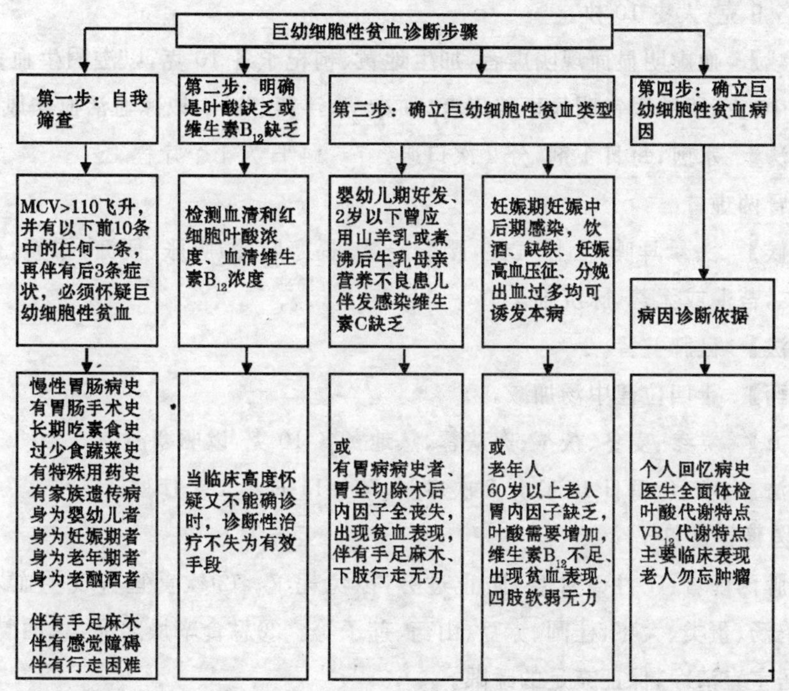

图 44　巨幼细胞性贫血诊断步骤

燥，舌质红而干，少苔或无苔，脉细数。

【治　法】 健脾益气，养血安神。

【处　方】 黄芪、桂圆肉、党参、各 10 克，白术、当归各 8 克，白芍 9 克，炒枣仁、五味子各 5 克，熟地黄、甘草各 6 克。

【加　减】 阴虚火旺明显者，可加牡丹皮、白薇、生地黄各 8 克，以凉血降火。脾虚不适、食少便溏、腹胀明显者，可加砂仁、陈皮、木香、焦三仙各 10 克，以健脾理气。

【服　法】 水煎，每日 1 剂，分 2 次口服。7～14 日为 1 个疗程。

(2)气血两虚

【症　候】 疲倦乏力，面色苍白，头晕，耳鸣，眼花，心悸，肌肤干燥，头发稀疏枯槁，舌质淡或舌质无苔，或“镜面舌”，脉细数无力。

【治　法】 补气养血

【方　药】 八珍汤加减。

【处　方】 党参、熟地黄、茯苓、陈皮各 10 克，白术、当归各 8 克，白芍 9 克，五味子各

5 克,甘草各 9 克,大枣 10 枚。

【加　减】 血虚明显而现阴虚者,加生地黄、枸杞子各 10 克,以滋阴生血;气虚明显者,加黄芪 10 克;肌肤甲错明显而伴痒者,加赤芍、浮萍、防风,以凉血活血祛风。

【服　法】 水煎,每日 1 剂,分 2 次口服。7～14 日为 1 个疗程。

(3)脾肾两虚

【症　候】 头晕耳鸣,心悸气促,腰酸腿软,畏寒肢冷,腹胀、便溏,尿频,夜尿多,下肢麻木不仁,苔薄或无苔,脉沉细。

【治　法】 健脾益肾。

【方　药】 十四位建中汤加减。

【处　方】 党参、麦冬、茯苓、肉苁蓉、熟地黄各 10 克,以驱寒温中。

【服　法】 水煎,每日 1 剂,分 2 次口服。7～14 日为 1 个疗程。

9. 中医辨证施护

(1)心脾两虚者:①注意休息,防止过劳,以免耗气。②饮食宜益气生血之品,如瘦肉、牛奶、鸡汤、蛋类、大枣、桂圆、赤豆、山药、莲子等。③忌食辛燥之品,忌油腻、生冷、戒烟酒。④居室宜清净,保证充足的睡眠。

(2)气血两虚:①居室内要清净,冷暖适宜。②注意休息,勿劳力劳神。③饮食宜补益气血之品,如黄芪泡水代茶饮;当归、大枣煮蛋;西洋参燕汤。④有“镜面舌”者,可食桑葚、银耳、莲子汤。⑤忌食辛温燥之品。⑥忌烟酒。

(3)脾肾两虚:①居室宜温暖,防止感冒。②饮食宜温补脾肾为主。可多食血肉有情之品以补精血,如当归羊肉汤、人参炖鸡等。③忌食生冷瓜果及寒凉之品。

10. 巨幼细胞性贫血治疗时注意事项

(1)对单纯叶酸缺乏所致的巨幼细胞性贫血者,只应用维生素$_{12}$治疗,则不会获得明显疗效。

(2)对单纯维生素 B_{12} 缺乏所致的巨幼细胞性贫血者,只用叶酸治疗,其贫血可能被纠正,但会加重神经系统症状。

(3)抗肿瘤药物所致的巨幼细胞性贫血者,用叶酸治疗无效,且可能会促进肿瘤细胞生长,故不宜应用。

(4)胃切除后巨幼细胞性贫血者,应用维生素 B_{12} 终身治疗,每月 1 次,每次 100 微克,肌内注射。

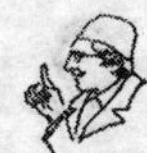

(5)叶酸缺乏伴有维生素$_{12}$缺乏所致的巨幼细胞性贫血者，必须同时应用叶酸和维生素 B_{12}治疗，有神经系统症状者，先应用维生素 B_{12}治疗。

(6)无论叶酸缺乏还是维生素 B_{12}缺乏，或二者均缺乏，经叶酸和(或)维生素 B_{12}治疗后，1～2 日后食欲好转，2～4 日后网织红细胞上升，4～7 日达高峰，2～6 周贫血纠正。骨髓中巨幼红细胞多于 24～28 小时内转为正常红细胞。应用叶酸和维生素 B_{12}治疗 7～10 日后，如果血红蛋白不再上升，提示同时缺铁，一般 1 周后补充铁剂。

(7)有肠道细菌感染者，应用抗生素治疗。

(8)应用维生素 B_{12}治疗后，红细胞增生显著，细胞外钾离子进入细胞内，使机体出现低钾血症，故应及时补充钾盐。

(9)血和尿中尿酸增高，可引起肾脏损害，故应给予碱性药物。

(10)应用叶酸和维生素 B_{12}治疗后，血小板骤升，应注意预防血栓形成。

11. 巨幼细胞性贫血的预防

(1)积极治疗早产儿疾病，及时补充叶酸；婴幼儿应及时添加辅食；青少年坚持平衡膳食多吃蔬菜；妊娠妇女多食新鲜绿色蔬菜，口服小剂量叶酸或维生素 B_{12}；应用干扰核苷酸药物治疗者，应及时补充叶酸和维生素 B_{12}。

(2)培养良好的心里状态：要养成开朗乐观的性格，克服易怒、失落感、焦虑、孤独及悲观等情绪。

(3)多食新鲜蔬菜：纠正偏食习惯，多食绿叶蔬菜，如菠菜、青菜、龙须菜、花椰菜、莴苣、扁豆、蘑菇，水果中的香蕉、柠檬；动物食物中的肝、肾、乳品等，都含有丰富的叶酸。每日可选择 3～4 种新鲜蔬菜，总量 400～500 克，可防止叶酸缺乏。机体不能合成叶酸，必须从食物中吸收。

(4)食物要多样化：纠正素食、忌口习惯。植物类食物不含维生素 B_{12}，如长期素食，食物中缺少动物蛋白，可引起维生素 B_{12}缺乏，因此，老年人每日食用鱼肉 50 克～75 克，精瘦肉(猪瘦肉、牛肉、羊肉、鸡肉)50 克～75 克，鸡蛋或鸭蛋 1 个。有条件者可选一些海产品，如海带、紫菜、海鱼等。

(5)提倡合理烹调及合理饮食：动物性食品的烹调方法以清蒸、清炖为主，鲜瘦肉也可爆炒，但要嫩滑；蔬菜类食物宜急火爆炒，也可大火氽汤；煮牛奶 100℃，5 分钟。不可煮的过久，以防止叶酸、维生素 C、维生素 B_{12}等营养成分被破坏。

(6)积极治疗原发病：如恶性疾病、感染性疾病、慢性病、肠炎、甲状腺功能亢进及绦虫病等,可以防止叶酸及维生素 B_{12} 缺乏;及时补充叶酸和维生素 B_{12};如胃肠手术后、长期血液透析者、尿毒症性呕吐者和应用某些药物等,均需要补充叶酸和维生素 B_{12}。

二、早产儿叶酸缺乏巨幼细胞性贫血

胎龄礶7周之前娩生的婴儿称早产儿或未成熟儿,体重一般在2 500克以下,头围在33cm以下。器发功能与适应能力均比足月儿差。因发育不全,免疫力所差,血液中抗体少,骨髓造血功能弱,早产儿体内铁储存较少,血红蛋白计数低。

1. 病因

(1)先天贮存不足:早产儿出生时体重越轻,其肝脏储存的叶酸含量越低,尤其低体重儿肝脏内贮存叶酸量更低。

(2)后天补充不足:早产儿各系统及器官功能不健全,尤其消化系统功能不成熟,体重越轻,其消化、吸收能力越低,进食亦越少,吸收母乳中的叶酸亦少。若吃煮沸母乳或以蒸发浓缩牛奶喂养的早产儿,更易缺乏叶酸。

(3)叶酸需要增加:早产儿生长迅速,代谢增快,需要叶酸量增加,每日需要25～50微克,是成年人的4～10倍。故出生后3～4周时常出现叶酸缺乏。

(4)叶酸消耗增多:早产儿抵抗力减弱,易发生反复感染和腹泻,使体内叶酸丢失较多。

2. 临床表现

(1)患儿的脸色、口唇、甲床苍白。

(2)出生后不久易发生口腔炎、舌炎、腹泻和低热。

(3)厌食、拒乳,体重不增或增加不明显。

(4)患儿出现呼吸急促,面部青紫,口唇发绀,鼻翼煽动。

(5)重者面部及下肢出现水肿,皮肤黏膜有出血点,四肢发凉。

(6)多于出生后6～8周时,出现巨幼细胞性贫血。

3. 实验室检查

(1)血象:①血红蛋白下降,多在65～77克/升,并呈进行性降低;②贫血呈大细胞性,MCV>100飞升,可呈现全血细胞减少。③血片上可见到椭圆形大红细胞居多,且染色较深。④外周血呈“三少一多”现象:即网织红细胞减少,白细胞计数减少,血小板计数减少,中性粒细胞分叶过多(5叶者占5%以上或有6叶者)。

(2)骨髓象:①骨髓明显增生,红系统有典型巨幼红细胞生成。②巨幼红细胞>

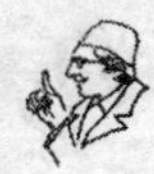

10%。③粒细胞系统和巨核细胞系统有巨幼变。

提示：早产儿骨髓象改变缺乏典型性，且是一种创伤性检查方法，故应慎重。

(3)血液生化：①血清叶酸<6.9纳摩/升；②红细胞叶酸<227纳摩/升。

(4)诊断标准：①患者多为早产儿或人工喂养的低体重儿。②有叶酸缺乏的病因或病史。③于出生后6～8周出现贫血表现。④实验室检查呈现大细胞贫血，MCV>100fL，中性粒细胞分叶过多，血清叶酸<6.9纳摩/升，红细胞叶酸<227纳摩/升；⑤给予叶酸治疗后，贫血很快纠正。

4. 治疗

(1)叶酸：1～5毫克/次，口服，直至贫血纠正。

(2)维生素C：100毫克/次。每日3次，口服。

(3)防治感染：

①伴有上呼吸道感染时，若以病毒感染为主，早期不宜应用抗生素，只有在继发感染或发生并发症时可选用适当抗生素，以阿莫西林口服为首选，剂量为每日50～100毫克/千克体重，分3～4次，口服。

如患有病毒性鼻炎，可用0.5%利巴韦林(病毒唑)液滴鼻，每侧鼻孔滴入1滴，每日4次，连用3～4日。如合并下呼吸道感染时，可用利巴韦林雾化吸入治疗，药物浓度为20毫克/毫升，每次15分钟，每日2次。

②伴发腹泻时，要慎重选用抗生素，一般可选用阿莫西林，每日50～100毫克/千克，分3～4次，口服。病毒性肠炎可不必应用抗菌药物，可给予思密达，剂量为每次0.5克，每日1～2次，口服。真菌性肠炎时，应立即停用抗生素，可给予制霉菌素，每次12.5万～25万单位，每日2～3次，口服；或克霉唑，每次10～20毫克/千克体重，每日2～3次，口服。

5. 调护 积极而正确地调护早产儿，可以减少早产儿体内叶酸的丢失，有利于防止巨幼细胞性贫血的发生。

(1)防治鹅口疮：鹅口疮是指口腔黏膜表面出现的白色乳凝块样物，初为点状或小片状，逐渐融合成大片乳白色膜。

治疗：可用2%碳酸氢钠溶液清洗口腔后，局部涂1%甲紫液，每日2次。病变面积大者，可用新配制的制霉菌素溶液，浓度为10万～20万单位/毫升，涂口腔黏膜，每日3次。可同时服用维生素B族，每日5～10毫克，分2～3次，口服；维生素C，50～100毫克，每日 2～3 次，口服。

(2)防治疱疹性口炎：疱疹性口炎多发生于出生后 3～9 天发病，可伴有高热，体温可达 38℃～40℃，口腔黏膜出现小水疱。这是一种自限性疾病，无特效药治疗，不需用抗生素治疗。口腔保持清洁，涂金霉素甘油或疱疹净，保持水的供给，勤喂水，即可自愈。

(3)防治溃疡性口炎：溃疡性口炎多见于舌、唇内及颊黏膜等处，出现大小不等、界限清楚的糜烂面或小溃疡，表面上有白膜。

6. 治疗 可用 3%过氧化氢溶液或 0.1%～0.3%雷佛努尔溶液清洗口腔，每日 2 次。局部涂以 1%甲紫或 2.5%金霉素鱼肝油。

7. 预防

(1)积极治疗产科疾病，防止早产儿出生。

(2)及时防治早产儿疾病，防止早产儿叶酸缺乏，如上呼吸道感染、口腔感染、腹泻等。

(3)提前喂养母乳，以供给患儿叶酸。

(4)出生体重<1 500 克并发反复感染者，体质差、食奶量少时，出生后 2 周应补充叶酸、每日 5 毫克，分 1～2 次，口服。

(5)妊娠后应多食富含叶酸食物，如绿色新鲜蔬菜、水果、酵母、蕈类、动物肝肾，保证母体内有充足叶酸。

三、婴儿期巨幼细胞性贫血

由于婴儿生长发育较快，叶酸需要量按体重计算较正常成人高 4～10 倍，每日需要 50 微克左右。营养性巨幼细胞性贫血是小儿较常见的巨幼细胞性贫血，主要由于维生素 B_{12} 和(或)叶酸及维生素 C 缺乏所致。

1. 病因

(1)摄入维生素 B_{12} 和(或)叶酸、维生素 C 不足。人工喂养时未加入富含维生素 B_{12} 的奶粉、羊奶。

(2)严重偏食、挑食及少食肉类等，使维生素 B_{12} 和叶酸缺乏。

(3)生长发育迅速，需要量增加。

(4)患严重肺炎时，因维生素 B_{12} 消耗量增加，使体内维生素 B_{12} 缺乏。

(5)严重长期腹泻时，食物中的叶酸不能充分吸收而导致体内叶酸缺乏。

(6)母乳喂养时，由于偏食、长期素食使母体中的叶酸及维生素 B_{12} 不足，也会使婴幼

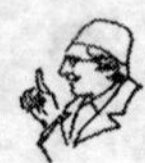

儿叶酸和维生素 B_{12} 缺乏。

2. 临床表现

(1)贫血表现：面色苍白，毛发稀黄，虚胖呈泥膏样，肝脾轻度肿大，重症者心脏扩大及心力衰竭。

(2)消化系统表现：常有厌食、恶心呕吐，腹胀腹泻，口角糜烂，舌尖溃疡。

(3)神经系统表现：智力落后，动作缓慢，常有“倒退现象”，表情呆滞，昏昏嗜睡，或易怒不安，少哭不笑，无泪无汗；常出现头部、肢体或全身颤抖，肌张力增强，腱反射亢进、浅反射消失，并出现踝阵挛。这些表现与贫血程度无相关性。

(4)其他表现：易发生感染和出血，全身水肿，也可见到黄疸。

3. 实验室检查

(1)血象：多为中重度贫血，红细胞比血红蛋白减少更明显，MCV＞110 飞升，MCH＞32 皮克。

红细胞体积大而呈卵圆形，中心淡染区不明显。白细胞减少，血小板减少，网织红细胞减少，中性粒细胞核分叶过多。

(2)骨髓象：有增生型或增生不良型。以红系统增生明显，且粒比红比例倒置。各阶段幼红细胞均出现巨幼变，核浆发育不同步，呈“老浆幼核”现象，可见到巨中幼粒细胞、巨晚幼粒细胞和巨杆状核粒细胞。巨核细胞核分叶过多。

(3)血液生化：血清叶酸浓度＜6.9 纳摩/升，红细胞叶酸浓度＜227 纳摩/升，血清维生素 B_{12} 浓度＜74 皮摩/升，叶酸缺乏者，尿中亚胺甲酰谷氨酸增加，维生素 B_{12} 缺乏者，尿中甲基丙二酸增加。

4. 诊断标准

(1)发病年龄多为 6～18 个月龄儿，2 岁以上少见。

(2)有叶酸或维生素 B_{12} 缺乏的病因证据。

(3)有大细胞性贫血且伴有神经系统表现。

(4)骨髓三系统均有巨幼变。

(5)凡原红细胞＞2％、早幼红细胞＞5％或二者共计＞10％，即应考虑巨幼细胞性贫血；三者分别为 5％、10％及 15％以上时可肯定巨幼细胞性贫血诊断。

(6)经叶酸和(或)维生素 B_{12} 治疗后，血象恢复正常 1 年以上无复发。

5. 治疗

首先去除病因，彻底治愈引起巨幼细胞性贫血的疾病；治疗原则是缺什么补什么。

(1)单纯叶酸缺乏者：第一周，叶酸5毫克，每日3次，口服。第二周，叶酸5毫克，每日2次，口服。第三周以后，叶酸5毫克，每日1次，口服；同时给予维生素C 50～100毫克，每日2～3次，口服。

(2)单纯性维生素B_{12}缺乏者：多见于母乳喂养儿及神经系统症状明显者。①大剂量突击疗法。维生素B_{12} 500微克，1次肌注。适用于不便多次注射的患儿。②小剂量持续疗法。维生素B_{12} 100微克，肌内注射，每周2～3次，重症者可增至每次200微克，直到血象恢复正常为止。

(3)单纯性维生素B_{12}缺乏者：不宜加用叶酸治疗，以免加重神经系统损害而导致严重后果。

(4)维生素B_6：5毫克，每日1次，口服，直至神经系统表现消失。维生素B_6有助于神经系统损害的恢复。

(5)氯化钾0.25克，每日3次，口服。有助于防止低钾血症致患儿突然死亡。

(6)补充铁剂：不论维生素B_{12}缺乏抑或叶酸缺乏，或二者均缺乏，应用维生素B_{12}及叶酸治疗7～10日后，若血红蛋白不再上升，说明患者有缺铁，故一般应于1周后添加铁剂，如2.5%硫酸亚铁合剂，每日1毫克/千克体重，分1～2次口服。

(7)输血：患有严重贫血又伴有心力衰竭或严重感染时，可输入新鲜全血，1次为5～10毫升/千克体重，但一次输血量不可太多，速度不可太快，以防引发或加重心力衰竭、肺水肿。

提示：凡维生素B_{12}与叶酸二者都缺乏时，有神经系统表现，应先给维生素B_{12}治疗而不能单纯用叶酸治疗。单用叶酸治疗时，因为造血而消耗大量维生素B_{12}，结果使神经系统损害加重。

6. 调护

(1)提倡母乳喂养：若无母乳，可喂新鲜牛乳，但尽量少喂羊乳，因为羊乳中叶酸含量极低，因此用羊乳哺育婴儿，如不另外补充其他食品或叶酸，几乎100%发生巨幼细胞性贫血，这种贫血又叫“山羊乳贫血”。

(2)改进烹调方法：含叶酸的乳类或绿色蔬菜，持续加热煮沸可丢失叶酸50%～90%，故应用急火快煮沸方法烹调食物。

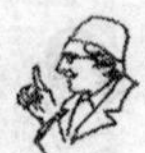

(3)及时添加辅食:婴幼儿正处于生长发育阶段,需要增加叶酸量,故应及时添加绿色蔬菜和水果。

(4)纠正婴儿不良习惯:如不吃蔬菜,不吃鸡蛋,不吃肉的偏食习惯,而且不能以水果代替蔬菜。

(5)加强婴儿保健意识:防止营养不良,以米粉代乳或长期以米面为主者,易缺乏叶酸和维生素 B_{12},应主副食搭配,保证婴儿有足够的蛋白质、糖、维生素、脂肪及无机盐的摄入。

7. 预防

(1)婴幼儿应正确喂养:提倡母乳喂养,喂养最佳期间为 6~9 个月。

(2)婴幼儿不论应用何种乳类喂养,均应及时添加含有叶酸和维生素 B_{12} 的食品,在出生 3~4 个月时,应逐渐给予菜汤、果羹。

(3)凡应用牛乳粉、羊乳喂养的婴幼儿,因其叶酸已破坏或含量极低,均应另外补充叶酸或其他含叶酸食品。

(4)摄取含有叶酸和维生素 B_{12} 的食物时,应避免长时间烹调,以免破坏其营养成分。

(5)积极正确治疗原发疾病,如肺炎、慢性肠炎、慢性肝炎等。

(6)妇女妊娠期应多食含叶酸和维生素 B_{12} 丰富的食品,如新鲜蔬菜和水果、肉类、蛋类、鱼类、肝、肾和乳制品等,以防胎儿出生后发生巨幼细胞性贫血。

(7)生育女性于妊娠前 1 个月开始,每日口服叶酸 5 毫克,既可预防婴幼儿患巨幼细胞性贫血,又可预防胎儿神经管畸形。

四、妊娠期巨幼细胞性贫血

妊娠期巨幼细胞性贫血,多发生于中年经产妇,妊娠晚期比较多见。感染或妊娠高血压综合征为其主要诱因。孕妇患此病后,可使胎儿流产、死产以及新生儿死亡率增高。

1. 病因

(1)妊娠期体内雌激素及孕酮增加,使肠道吸收叶酸能力降低,吸收能力仅为非孕妇的 1/3。

(2)妊娠期妇女叶酸从尿中排出增多。

(3)妊娠期需要叶酸量增加,每日需叶酸 400 微克,妊娠后 3 个月需要量更多,为正常需要量的 5~10 倍。

(4)妊娠初期由于妊娠反应,恶心呕吐,从食物中摄入叶酸减少。

(5)胎盘从母体内吸收和转输叶酸给胎儿,使母体内叶酸水平降低。

(6)孕妇如多胎、偏食、营养不良及慢性疾病,对叶酸需要量进一步增加,使体内叶酸进一步减少。

(7)多产妇或长期哺乳者,体内叶酸贮备更少。

(8)妊娠期食物烹调不当,加热煮沸时间过长,可使叶酸大量破坏,使摄入叶酸减少。

(9)由于叶酸缺乏,核酸合成减少,影响红细胞成熟而引起巨幼细胞性贫血。

2. 临床表现

(1)贫血:皮肤黏膜日益苍白或有轻度黄染,虚弱无力,故易疲劳,头晕头痛,活动时心悸气短。病情重者可发生心力衰竭。

(2)消化系统:食欲缺乏,恶心呕吐,腹胀腹泻。舌乳头萎缩而光滑,呈所谓"镜面舌",并伴舌剧痛,整个舌背呈鲜红色,即呈所谓"牛肉样舌"。

(3)其他:眼睑、下肢及足背水肿;常有低热,体温多在37.5℃~38℃之间;胎儿生长发育落后;少数患者可伴有胃酸缺乏;皮肤干燥、脱屑及色素沉着或呈鱼鳞状改变。

(4)重症者可出现肝、脾轻度肿大;周围神经炎、感染和出血;本病多发生在妊娠晚期,其中一半以上发生在妊娠30周以后。孕妇年龄越大越易发生,经产妇多于初产妇,多胎多于单胎。

3. 实验室检查

(1)血象:①患者均有不同程度贫血,红细胞计数减少明显,可低于1.0×10^{12}/升。②患者呈大细胞正色素性贫血。③平均红细胞体积(MCV)>110飞升,平均血红蛋白含量(MCH)>32皮克,而红细胞平均血红蛋白浓度(MCHC)却正常。④血涂片红细胞多数体积增大,以大细胞为主,中心淡染区不明显,网织红细胞计数减少。严重者可有三系血细胞减少。⑤中性粒细胞多减少,且体积大,核分叶过多,并有巨幼变。⑥血小板减少,体积也增大。

(2)骨髓象:①骨髓幼稚细胞增多,以巨幼红细胞增生为主,粒:红比值倒置,贫血愈严重,巨幼红细胞愈多,正常幼红细胞愈少。②晚幼粒细胞及杆状核粒细胞体积增大,分叶核粒细胞可见过多分叶,可达6个以上。③巨核细胞多减少,形态多增大,核分叶过多。

(3)血液生化:①血清维生素B_{12}<74皮摩/升,可诊断为维生素B_{12}缺乏,血清叶酸<6.9纳摩/升,红细胞叶酸<227纳摩/升可诊断为叶酸缺乏。红细胞叶酸较血清叶酸稳

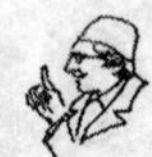

定，能准确反映体内叶酸的贮存量。②叶酸缺乏者，尿中亚胺甲基谷氨酸（FIGLu）排泄量增加。

4. 诊断标准

（1）根据妊娠期有叶酸和（或）维生素 B_{12} 缺乏的病史。

（2）有妊娠期贫血的临床表现。

（3）有特征性的血象改变。

（4）骨髓可见巨幼变粒系、红系造血。

（5）血清维生素 B_{12} 及叶酸水平降低，可作出诊断，未做维生素 B_{12} 及叶酸水平测定者，可给予诊断性治疗。

5. 治疗

（1）叶酸缺乏的治疗：①口服叶酸每次 5～10 毫克，每日 3 次。②注射叶酸 5～10 毫克，每日 1 次肌内注射。适用于有胃肠道反应而影响叶酸吸收者。③治疗反应：开始治疗 2～3 天后，患者感觉精神、体力好转，食欲增加，舌痛减轻，网织红细胞开始上升，5～8 天达最高峰，然后下降，恢复正常。血红蛋白及红细胞逐日增多，白细胞和血小板多在 1 周左右恢复正常；粒细胞分叶过多常于 2 周内消失，骨髓内巨幼红细胞多于用药后 24 小时内即有显著变化，于 3～4 日内便可恢复正常。

（2）维生素 B_{12} 缺乏的治疗：维生素 B_{12} 500～1 000 微克，肌内注射，每周 1 次。连用 6 次，以后 250 微克，每 4 周肌内注射 1 次。

治疗反应：应用维生素 B_{12} 治疗后 48～72 小时，自觉乏力、虚弱好转，网织红细胞开始上升，贫血逐渐减轻；骨髓象于治疗后 6～8 小时巨幼红细胞即明显减少，24～48 小时即可恢复正常。

（3）补充铁剂：经过叶酸和（或）维生素 B_{12} 治疗后，若贫血纠正不够理想，应考虑有无同时缺铁，故应及时补充铁剂，可给硫酸亚铁 0.3 克，每日 3 次，饭后口服，并同时给予维生素 C，每次 100 毫克，每日 3 次，以利铁的吸收。

（4）胃切除者，维生素 B_{12} 1 000 微克，2 个月肌内注射 1 次，须终身预防性治疗。

6. 调护

（1）饮食应以高蛋白、高维生素、高糖类食物为主，如蛋类、瘦肉、肝、肾、豆类、新鲜蔬菜及水果等。

（2）应以易消化、富含营养的软食为主，少食多餐。

(3)保持大便通畅，长期便秘者，可适当增加产气的食物，如洋葱、萝卜、蒜苗等。忌生冷油腻及辛辣的食物。禁忌烟、酒。多食豆制品。

(4)应多食含维生素 B_{12} 丰富的食物，如动物肝、肾、肉类、鱼、水产贝类、软体类及禽蛋和乳类，以补充维生素 B_{12}。

(5)保持口腔清洁卫生，防治感染，以免加重维生素 B_{12} 缺乏。

(6)通便食疗。可采用：①蜂蜜香油汤。蜂蜜 30 毫克，香油 25 毫升。将蜂蜜放入碗内，搅拌起泡沫，边搅边动将香油缓慢地加入蜂蜜中，搅拌均匀后，再取温开水 100 毫升，徐徐加入，搅成液状即可，代茶饮。②猪油蜜膏。猪油蜂蜜各 100 克，将猪油放入搪瓷杯内，加蜂蜜，用文火烧沸，停火晾凉。每次服 1 汤匙，每日 2 次。

7. 预防

(1)妊娠初期由于妊娠反应，恶心呕吐、食欲减少等原因，易致体内叶酸和(或)维生素 B_{12} 缺乏，故应进食含叶酸和维生素 B_{12} 丰富的食物，如新鲜蔬菜、水果、肉类、动物肝、肾等。

(2)妊娠期妇女由于胎儿生长发育较快，叶酸需要量增加，尤其在妊娠后期 3 个月，每日需要量增加至平日的 5～10 倍，每日从食物中摄取很难满足需要，故每日口服叶酸 1 毫克，可预防叶酸缺乏。否则易引起流产、死产、早产及出生后新生儿死亡，应引起高度重视，才能保证胎儿健康生长发育。

(3)妊娠妇女胃酸分泌减少，胃肠蠕动减弱，影响叶酸的吸收，故妊娠妇女也应做些室内外活动，多食蔬果，主副食应粗细搭配，有利促进肠蠕动及叶酸的供应与吸收。

(4)妊娠期应防止感染，特别是泌尿系统感染，可使体内叶酸排泄减少，每日清洗外阴，用淋浴洗澡。

(5)妊娠期进食蔬菜时，不可煮沸时间过长，尤其放在水中煮沸过久，大部分叶酸会被破坏。

(6)妊娠期妇女应多食菠菜、青菜、龙须菜、花椰菜、莴苣、扁豆、蘑菇、香蕉、柠檬、肝、肾及乳制品，以保证叶酸的吸收，不可有偏食、素食、挑食等不良饮食习惯。

(7)1 次注射维生素 B_{12} 超过 1 000 微克时，可能来不及结合吸收，将未结合的维生素 B_{12} 迅速由尿液排出体外。最佳剂量为 500 微克，每周 1 次。

(8)叶酸用量亦不可过大，用量愈大自尿中排出量也愈大，每次用量 1 毫克，大部分被吸收、利用，仅由 6% 自尿中排出，用量 2 毫克、5 毫克、15 毫克时，自尿中排出量分别为

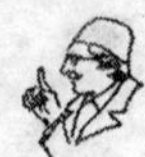

10%、50%及80%,因此叶酸用量不必过大。

(9)预防食疗方

①猪肝菠菜汤:猪肝100克,菠菜50克;将猪肝洗净、切碎;菠菜洗净、切段,将两料加水适量煮汤。每日1~2次,可常食用。

②猪肾(或牛、羊肾)花椰菜汤:猪(牛、羊)肾100克,花椰菜150~200克;将猪(牛、羊)肾及花椰菜洗净、切碎,先将猪肾放入锅中加水适量煮熟,再放入花椰菜煮开后,加入调味品即可食用。每日1次,当菜食用。

③蘑菇炖豆腐:蘑菇50克,豆腐200克;常法炖煮;每日或间日1次,当菜食用。

五、老年人巨幼细胞性贫血

老年期巨幼细胞性贫血,是指年龄在60岁以上的老年患者,是由于叶酸和(或)维生素 B_{12} 缺乏或其他原因引起脱氧核糖核酸合成障碍所致的一类贫血。老年期发病率较年轻人高,发病率为5.7%~6.5%。

1. 叶酸缺乏的病因

(1)叶酸摄入量减少:老年人由于偏食、烹调时间过长,食物中缺乏叶酸;部分老年人因为患高血压、冠心病、糖尿病而盲目控制饮食,亦使叶酸吸收减少。

(2)叶酸吸收不良:患有恶性肿瘤而空肠切除及患有慢性腹泻、长期便秘又经常使用缓泻药者。

(3)叶酸利用障碍:部分老年人由于摄入维生素C不足,叶酸利用障碍,脱氧核糖核酸合成亦障碍;部分老年人因用抗癌药、抗抑郁药,也影响叶酸的利用。

(4)叶酸需要量增加:老年人因患恶性肿瘤、慢性感染、慢性肝病、慢性胃肠病等,体内需叶酸量增加。

(5)叶酸丢失过多:患有大面积皮肤病、慢性肾功能不全及血液透析者,致使体内叶酸丢失。

2. 维生素 B_{12} 缺乏的病因

(1)维生素 B_{12} 摄入不足:长期素食、偏食或忌口,不适当的控制饮食而使维生素 B_{12} 摄入不足。

(2)维生素 B_{12} 吸收不良:因为患恶性肿瘤或消化性胃溃疡、大出血而行胃全切除者,因为内因子缺乏而影响维生素 B_{12} 的吸收。

(3)维生素 B_{12}需要量增加:患有感染、甲状腺功能亢进、恶性肿瘤及溶血性贫血等而对维生素 B_{12}需要量增加。

(4)维生素 B_{12}利用障碍:患有盲袢综合征及绦虫病者,致使维生素 B_{12}利用障碍。

3. 临床表现

(1)有进行性加重的贫血:表现头晕、乏力、心悸、气短、耳鸣等,面色日渐苍白。

(2)有进行性加重的消化系统表现:食欲缺乏、上腹部不适、不明原因的腹泻、继而舌痛、舌质变红,舌乳头减少,舌面光滑,病情重者出现"牛肉样舌"或"镜面舌"。

(3)有进行性加重的神经系统表现:四肢麻木,软弱无力,共济失调,下肢强直,行走困难,继而健忘,激动易怒,精神失常,大小便障碍。

(4)有进行性加重的反射异常:深感觉减退、消失,腱反射减弱、消失或亢进,继而出现病理反射。

4. 实验室检查

(1)血象:①大细胞正色素性贫血。②血涂片可见大红细胞居多,其染色较深。③平均红细胞体积(MCV)>110 飞升,平均红细胞血红蛋白量(MCH)>32 皮克。④中性粒细胞减少伴有核分叶过多现象。⑤血小板减少,可见巨大血小板。

(2)骨髓象:①骨髓增生活跃,红系增生显著,以巨幼红细胞增生为主。②粒系可见各阶段巨幼细胞。③巨核细胞减少伴巨型巨核细胞。

(3)血液生化:①血清叶酸<6.9 纳摩/升;②红细胞叶酸<227 纳摩/升;③血清维生素 B_{12}<74 皮摩/升。

5. 诊断标准

根据叶酸和维生素 B_{12}缺乏病史;根据临床表现;根据细胞形态学特点;根据血清叶酸、红细胞叶酸降低;根据血清维生素 B_{12}降低。

6. 治疗

(1)病因治疗:找出原发病进行有效治疗。

(2)补充叶酸:适用于叶酸缺乏者,5～10 毫克,每日 3 次,口服,直到贫血纠正。胃肠道吸收不良者,可用四氢叶酸 5～10 毫克,每日 1 次,肌内注射,直到贫血纠正。

(3)维生素 B_{12}:适用于维生素 B_{12}缺乏者,50～100 微克,每日或隔日,肌注 1 次。贫血纠正后改为 100 微克,每月 1 次,肌内注射。在大量应用维生素 B_{12}治疗时,大量新生红细胞生成,细胞外钾移至细胞内,血清钾降低,故应预防性口服钾盐。

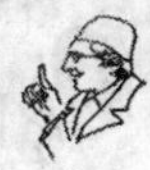

维生素 B_{12} 治疗后，血小板可骤然增加，应注意预防可能发生血栓栓塞。

提示：对叶酸缺乏者，给予维生素 B_{12} 治疗达不到应有的疗效；对单纯维生素 B_{12} 缺乏者，给予大量叶酸治疗可改善血象，但会加剧神经系统损害；抗肿瘤药物所致的巨幼细胞性贫血，给予叶酸治疗不仅无效，还可能促进肿瘤细胞生长，故不宜长期应用。

7. 调护

(1)保证有充足的蛋白质，如富含优质蛋白质的食物，有乳类、蛋类、瘦肉类、鱼、虾等。

(2)多摄入富含叶酸和维生素 B_{12} 的食物，富含叶酸的食物有动物肝脏、内脏类、西红柿、莴苣、菠菜、油菜、小白菜、芦笋、豆类、腐乳、豆豉、深绿色蔬菜、酵母等；含维生素 B_{12} 丰富的食物有动物肝、肾、肉类、蛋类、牛奶等。

(3)补充富含维生素 C 的食物：维生素 C 能促进叶酸的吸收，多吃新鲜蔬菜和水果，可以补充维生素 C 和叶酸。

(4)禁忌饮酒，饮酒者多伴有叶酸缺乏。

(5)避免使用铜器炊具，因为用铜器烹调食物，可使叶酸破坏加速，易致叶酸缺乏。

8. 预防

(1)早期发现原发疾病，老年人应定期体检，每年至少 1 次，可以早期发现、早期治疗胃溃疡和恶性肿瘤。

(2)积极治疗原发病，老年人消化性胃溃疡应正确而积极治疗，可以防止大出血及癌变。

(3)及时控制感染，尤其是肠道感染，如绦虫病。

(4)改变偏食、素食及忌口习惯，多摄入富含叶酸和维生素 B_{12} 食物，因为这两种造血原料人体内都不能合成，必须从动植物食物中摄入。

(5)改变烹调方法，蔬菜类不可久贮、久泡及久煮，以免食物中的叶酸大量破坏。

9. 中医辨证施治

(1)心脾两虚

【症　候】 面色苍白，疲乏无力，食少纳呆，腹胀便溏，心悸怔忡，少眠多梦，口干舌痛，舌质红而干，少苔或无苔，脉细数。

【治　法】 健脾益气，养血安神。

【方　药】 归脾汤加减。

【处　方】 黄芪、炒枣仁、党参各 10 克，白术、桂圆肉各 9 克，白芍 9 克，当归 15 克，五味子、甘草各 6 克。

【加　减】 若阴虚火旺明显者，可加生地黄、黄芪、牡蛎、牡丹皮各10克、白薇5克，以凉血降火。脾虚不运、食少、便溏、腹胀明显者，可加砂仁、焦三仙各10克，以健脾理气。

【服　法】 水煎，每日1剂，分2次服。15日为1个疗程，共2～3个疗程。

(2)气血两虚

【症　候】 疲倦乏力，苍白，头晕，耳鸣，眼花，心悸，肌肤甲错，头发稀疏枯槁，月经失调，经血量过少，舌质淡或舌质无苔，或“镜面舌”，脉细数无力。

【治　法】 补气养血

【方　药】 八珍汤加减。

【处　方】 白术9克，五味子、甘草各6克，当归、党参、熟地黄、黄芪各10克，白芍、茯苓、陈皮各8克，大枣10枚。

【加　减】 若血虚明显而现阴虚证者，加生地黄、黄芪、枸杞子各10克，以滋阴生血；气虚明显者，加黄芪10克；肌肤甲错明显而伴体痒者，加赤芍、浮萍各10克，防风5克，以凉血活血。

【服　法】 水煎，每日1剂，分2次服。15日为1个疗程。共2～3个疗程。

(3)脾肾两虚

【症　候】 头晕耳鸣，心悸气促，腰酸腿软，畏寒肢冷，腹胀便溏，尿频，夜尿多，或下肢麻木不仁，舌质淡，苔薄或无苔，脉沉细。

【治　法】 健脾益肾。

【方　药】 十四位建中汤加减。

【处　方】 党参、肉桂、熟地黄、肉苁蓉、黄芪各10克，茯苓9克、白术、白芍各8克，麦门冬13克，附子5克，制半夏、甘草各6克。

【加　减】 若腰痛、下肢痛不能忍者，可加桂皮、吴茱萸各10克，以补养温中。

【服　法】 水煎，每日1剂，分2次服。15日为1个疗程。共2～3个疗程。

10. 调护

(1)改进饮食结构，不可单用谷类食物，应增加副食。

(2)增加日常饮食中的肉类、蛋类、乳类、新鲜蔬菜、水果等，以保证叶酸和维生素B_{12}的摄入。

(3)改变饮食习惯，禁止长期饮酒、素食、和偏食的不良饮食习惯。

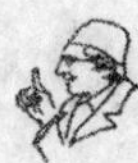

(4)慢性病及长期用药的患者,应多食含叶酸丰富的食物,如动物食物中的肝、肾、乳品;绿叶蔬菜,如菠菜、龙须菜、莴苣、扁豆、蘑菇;瓜果、豆类等。

(5)尽量不用或少用影响叶酸吸收的药物,如磺胺类、苯妥英钠、异烟肼、甲氨蝶呤,以免引起叶酸缺乏而致巨幼红细胞性贫血。

11. 中医辨证施护

(1)心脾两虚:①注意休息,防劳累,以免耗气。②饮食宜益气生血之品,如瘦肉、牛奶、鸡汤、蛋类、大枣、桂圆、赤豆、山药、莲子等。③忌食辛燥之品,忌油腻、生冷、戒烟酒。④居室宜清净,保证充足的睡眠。

(2)气血两虚:①居室内要清净,冷暖适宜。②注意休息,勿劳力劳神。③饮食宜补益气血之品,如上述生血之品。④黄芪泡水代茶饮;当归、大枣煮蛋;西洋参蒸汤。⑤有"镜面舌"者,可食桑葚、银耳、莲子各适量,煮汤饮用。⑥忌食辛、温、燥之品,忌烟、酒。

(3)脾肾两虚:①居室宜温暖,防感冒。②饮食宜温补脾肾为主。可多食血肉有情之品以补精血,如当归羊肉汤、人参炖鸡等。③忌食生冷瓜果及寒凉之品。④适量参加体育运动,以舒筋活血。

12. 预防

(1)积极治疗原发病,如甲状腺功能亢进、慢性炎症、慢性腹泻、慢性萎缩性胃炎、肠道寄生虫病等。

(2)不宜长期应用广谱抗生素、抗惊厥药物及口服避孕药,以免影响叶酸吸收,在服药期间应及时补充叶酸,每次 5 毫克,每日 1 次,口服。

(3)血液透析患者及患有心、肝疾病者,应及时补充叶酸,每次 5 毫克,每日 2～3 次,口服。

(4)尽量进食新鲜蔬菜,以免蔬菜放置时间较长,叶酸易破坏。

(5)食物烹饪时,不要用水煮沸过久,以免叶酸被破坏。

(6)牛奶煮沸不要超过 5 分钟,以免营养物质被破坏。

(7)我国西北地区的青壮年,本病发病率较高,应加强营养,改善饮食结构,多食新鲜绿色蔬菜,可防止发生此病。

六、胃切除后巨幼细胞性贫血

胃切除后巨幼细胞性贫血是指因胃溃疡或胃肿瘤者做全胃切除手术后,引起一种巨幼细胞性贫血。

1. 病因

(1)胃全切除后,产生内因子的部位全部丧失,因而不能吸收食物中的维生素 B_{12},造成体内维生素 B_{12} 缺乏。

(2)胃次全切除后,这部分患者留下小部分胃,但由于胃黏膜也发生了萎缩性或炎症性病变,致使产生内因子的功能丧失,亦会导致不能吸收维生素 B_{12},造成体内维生素 B_{12} 缺乏。

2. 临床表现

(1)本病患者于胃切除手术后 2 年内多正常,一般无贫血表现。贫血发生较缓慢,多发生于胃切除手术后 5~6 年,甚至于手术后 7~8 年。

(2)以贫血症状为首发表现,如面色苍白,巩膜和皮肤轻度黄染,软弱无力。

(3)活动时心悸气短、头痛头晕,眼花耳鸣,脉搏加快。

(4)易发舌炎、口腔炎、咽痛、食欲缺乏,腹部不适,或有腹胀、腹痛、腹泻。

(5)常有手足麻木,四肢刺痛感,下肢为重,或出现下肢震颤,行走困难。

(6)病情重者四肢瘫痪,大小便失禁。

提示:由于人体内维生素 B_{12} 有相当的贮存量,因此贫血很少在手术后 2 年内发生。

3. 实验室检查

(1)血象:①患者红细胞比血红蛋白减少更明显。②患者呈大细胞正色素性贫血:红细胞平均体积(MCV)>110 飞升,平均血红蛋白量(MCH)>32 皮克。③血涂片可见红细胞多数体积较大,中心淡染区不明显。④中性粒细胞多减少,体积大,核分叶过多。⑤血小板多减少,体积亦较大。

(2)骨髓象:①骨髓红细胞增生明显,以原红及早幼红细胞增多为主。②粒细胞与红细胞比值倒置。③各阶段红细胞具有巨幼变。④粒系统中有巨中幼粒、巨晚幼粒、巨杆状核粒细胞。⑤巨核细胞呈现核分叶 10 个以上。

(3)血液生化:①血清叶酸<6.9 纳摩/升(3 纳克/毫升)。红细胞叶酸<227 纳摩/升(100 纳克/毫升)。②血清维生素 B_{12}<74~103 皮摩/升(100~140 纳克/毫升)。③胃酸减少,游离酸降低或消失。

4. 诊断标准

根据有原发胃病(胃溃疡或胃部肿瘤)史;曾做过胃全切除或次全切除手术史;有贫

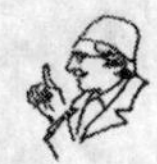

血的临床表现;有典型的血象和骨髓象改变;血清叶酸、红细胞叶酸及血清维生素 B_{12} 低于正常值。

5. 治疗

(1)维生素 B_{12} 1 000 微克,2 个月肌内注射 1 次,须终身预防治疗。

(2)如同时伴有叶酸缺乏时,应同时给予叶酸治疗,每次 5～10 毫克,直至贫血纠正。

(3)经维生素 B_{12} 及叶酸治疗后,由于红细胞和血红蛋白的大量生成,需用大量铁,此时亦应给予补铁,如硫酸亚铁 0.15～0.3 克,每日 3 次,饭后服用至贫血纠正。

(4)同时给予维生素 C 100 毫克,每日 3 次,口服,以利于铁的吸收。

(5)上述治疗后如疗效欠佳,亦应补充维生素 B_1、维生素 B_6。

6. 调护

(1)注意膳食纤维不要过量,因为过高的纤维食品妨碍微量元素(包括铁)的吸收而加重贫血。

(2)不提倡纯素食模式,因为植物性食品中维生素 B_{12} 含量极低,使贫血不易纠正。

(3)不要过多地喝浓茶及咖啡,因为两者都会妨碍铁、维生素 B_{12} 及叶酸的吸收。

(4)积极防治慢性腹泻、慢性感染,可减少维生素 B_{12} 的消耗。

7. 预防

(1)积极防治消化性溃疡是预防胃出血的关键,可以避免胃切除手术。

(2)要保持平衡膳食,少吃或不吃油炸、烧烤、烟熏食品,不吸烟、不饮酒,可以预防胃溃疡复发,又可预防胃癌的发生。

(3)严格限制或尽量不用非甾体药物,如吲哚美辛痛、炎痛喜康等,以免引起胃溃疡及胃大出血。

(4)胃次全切除后,约有近半数患者血清维生素 B_{12} 水平降低,而出现巨幼细胞性贫血者,多发生于手术 5 年后,一旦发生,必须终身预防治疗。

(5)胃部手术时,应尽量多保留健康胃组织,以保证维生素 B_{12} 的吸收功能。

七、恶性贫血

恶性贫血系原因不明的胃黏膜萎缩而导致的胃内因子分泌缺失,使维生素 B_{12} 吸收障碍致体内维生素 B_{12} 缺乏。恶性贫血多发生于北欧的斯堪的纳维亚人、英格兰和北爱尔兰人。多数病例发生在 40 岁以上的中年成年人,而且发病率随年龄而增高。但也有少数幼年型恶性贫血，这可能与先天性胃内因子缺失有关。

1. 病因

(1)本病与自身免疫有关：部分患者血清中可检出壁细胞抗体、内因子抗体、甲状腺抗体。

(2)本病也可见于甲状腺功能亢进、慢性淋巴细胞性甲状腺炎、类风湿关节炎等患者。

(3)本病与遗传有关：患者家族中患病率比一般人群高 20 倍。

2. 临床表现

恶性贫血贫血临床表现见图 45。

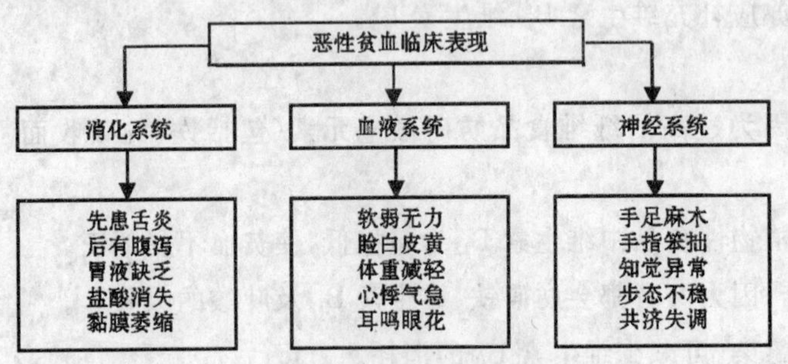

图 45 恶性贫血临床表现

3. 实验室检查

(1)血象表现："三高、三低、三不"的特点，属显著大细胞正色素性贫血。

①"三高"：平均红细胞体积(MCV)＞110 飞升；平均血红蛋白浓度(MCHC)＞0.32 皮克；平均血红蛋白含量(MCH)＞32 皮克。

②三低。网织红细胞减低；白细胞减低；血小板减低。

③三不。红细胞大小不一，以大红细胞居多；红细胞形态不一，以大圆形细胞居多；红细胞内容物不一，以嗜多色性和嗜碱性点彩细胞居多。

(2)骨髓象：有"三活跃、三巨幼变、一降低"的特点。

①"三活跃"：骨髓有核细胞增生活跃；红细胞系统增生活跃；粒细胞系统增生活跃。

②"三巨幼变"：红细胞系统出现巨幼变，且出现原红巨幼变；粒细胞系统出现巨幼变，且中性粒细胞分叶过多；巨核细胞系统出现巨幼变，且血小板巨大或形状不规则。

③"一降低"：粒比红比值降低至 1∶1。

(3)血液生化：有"四高、三低、一不定"的特点。

①"四高"：血清间接胆红素增高；血清铁浓度增高；血清转铁蛋白饱和度增高；血清乳酸脱氢酶增高。

②"三低"：血清维生素 B_{12} 降低；血清结合珠蛋白浓度降低；红细胞叶酸浓度降低。

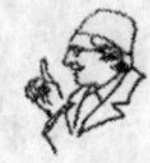

③"一不定":血清叶酸浓度可以正常,可以增高,也可以减低。

(4)尿检查:有"二增多"的特点:尿胆原排泄量增多;尿甲基丙二酸排泄量增多。

(5)胃液分析:有"一无二减少"特点:胃游离盐酸消失(无),即使注射组胺后亦无游离盐酸;胃液分泌量减少;胃内酶含量减少。

(6)粪便检查:粪中粪胆原排泄量增多。

4. 诊断标准

(1)临床表现:①贫血表现。②消化系统表现,如舌痛,红如牛肉,舌乳头消失光滑如镜面。③神经系统表现,如感觉异常,下肢震颤,大小便失禁,烦躁不安等。

(2)实验室检查:①大细胞性贫血有"三高三低"现象。②骨髓有三个系统巨幼改变。③血清维生素 B_{12} 浓度<29 皮摩/升。④血清内因子阻断抗体阳性。⑤维生素 B_{12} 吸收试验 24 小时尿排出量<10%。

凡具备上述临床表现及实验室检查结果,可以确定诊断恶性贫血。

5. 治疗

(1)开始阶段:维生素 B_{12} 1 000 微克,每日 1 次,肌内注射,连用 1 周。

(2)维持治疗:维生素 B_{12} 1 000 微克,每 2 个月 1 次,肌内注射。

(3)终身坚持治疗,不可间断以防复发。

(4)伴有缺铁性贫血者,应同时补铁治疗,如硫酸亚铁 0.3~0.6 克,每日 2~3 次,饭后服。维生素 C 100 毫克,每日 3 次,口服,有利于铁的吸收。

(5)恶性贫血常同时缺乏叶酸和维生素 B_{12},故治疗时应联合用叶酸和维生素 B_{12},如叶酸 5~10 毫克,每日 3 次,口服,直至贫血纠正。

提示:如用药 4~5 天后网织红细胞上升,2 周后血象逐渐恢复正常,有助于本病。而其他大细胞性贫血给予叶酸或维生素 B_{12} 治疗则无效。

6. 调护

(1)本病可有染色体异常,由于先天性内因子缺乏所致,口服任何富含维生素 B_{12} 的食品也不会被吸收,只有终身坚持维生素 B_{12} 肌内注射。

(2)应坚持多摄入含铁及叶酸丰富的食物,以免发生缺铁和叶酸而加重贫血。

(3)应加强营养,增加抵抗力,以免发生感染,加重维生素 B_{12} 缺乏。

(4)在治疗过程中要预防低钾血症的发生,故应预防性补钾或多摄入含钾食物,如豆制品含钾较高。

八、药物所致巨幼细胞性贫血

药物所致的巨幼细胞性贫血，是由于应用某些药物引起的巨幼细胞性贫血，可引起本病的药物通过脱氧核糖核酸合成过程中不同环节的作用延缓或减少其合成速度，使细胞出现巨幼样变，重者可发生巨幼细胞性贫血。

1. 药物性巨幼细胞贫血病因和防治 见图46。

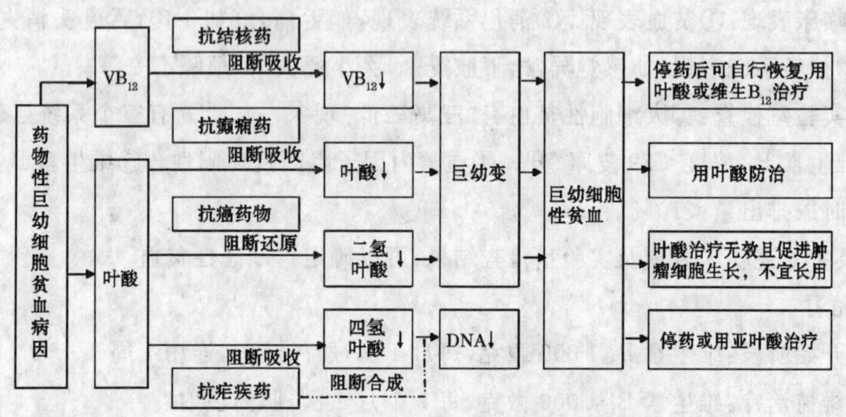

图46 药物所致的巨幼细胞性贫血病因及防治

2. 临床表现 药物所致巨幼细胞性贫血表现见图47。

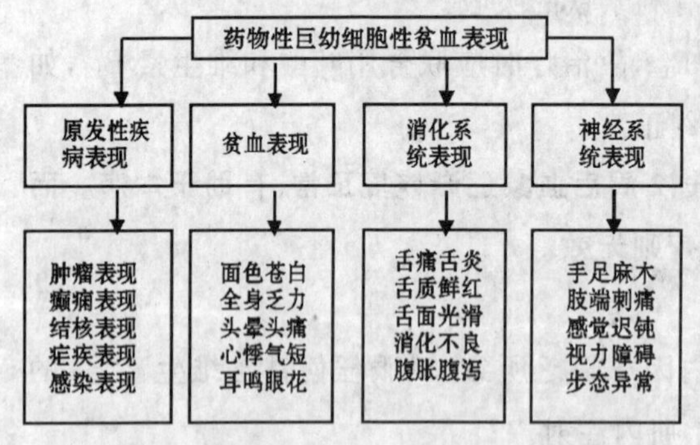

图47 药物所致的巨幼细胞性贫血表现

3. 实验室检查 在应用上述药物过程中，首先出现巨幼细胞增生，然后引起骨髓抑制和全血细胞减少。抑制嘌呤合成药物尤为明显。阿糖胞苷在用药后6小时，羟基脲在用药后24～48小时，即出现骨髓巨幼细胞显著增生。

(1)血象：属大细胞性贫血，MCV>110飞升，白细胞减少，血小板减少。

(2)骨髓象：红细胞系统有巨幼变，粒细胞系统有巨幼变，巨核细胞系统亦有巨幼变。

(3)血液生化：①血清叶酸<6.9纳摩/升；②红细胞叶酸<227纳摩/升；③血清维生素B_{12}<74皮摩/升。

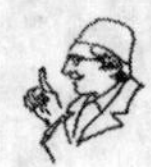

4. 诊断标准

(1)有原发性疾病病史:有应用上述药物病史。

(2)有临床表现:贫血表现;消化系统表现;神经系统表现。

(3)实验室检查:大细胞性贫血;三系血细胞减少;骨髓细胞中有红系或粒系或巨核细胞系出现巨幼变;血清和红细胞叶酸浓度低于正常,血清维生素 B_{12} 浓度低于正常。停药后骨髓巨幼细胞即消失。

凡具备上述结果者,可确立诊断为药物所致巨幼细胞性贫血。

5. 防治

(1)应用抗白血病药物如大剂量甲氨蝶呤时,为预防叶酸缺乏,在给药后 2～6 小时应给予甲酰四氢叶酸钙 6～12 毫克,每 6 小时 1 次,肌内注射,共 3 日。

(2)长期应用抗癫痫药物时,应同时给予叶酸 5～10 毫克,每日 3 次,口服,可预防巨幼细胞性贫血的发生。

(3)应用抗结核药物时,可给予叶酸和维生素 B_{12} 作为预防之用。

(4)应用抗疟疾药物时,可给予亚叶酸作为预防之用。

九、先天性巨幼细胞性贫血

先天性巨幼细胞性贫血是患儿先天性体内缺乏维生素 B_{12} 或叶酸所致。患儿往往因遗传病或母体因以下原因引起维生素 B_{12} 或叶酸缺乏。

1. 母体维生素 B_{12} 缺乏 因摄入不足;吸收不良;需要量增加;排泄增加;代谢障碍所致。

2. 母体叶酸缺乏 也是因摄入不足;吸收不良;需要量增加;叶酸拮抗剂的应用;抗癫痫药物长期服用亦能抑制叶酸的吸收利用。

本症特点是呈大红细胞性贫血,骨髓内出现巨幼红细胞系列,并且细胞形态的巨型改变也见于粒细胞、巨核细胞系列,甚至某些增殖性体细胞。

巨幼红细胞易在骨髓内破坏,出现无效性红细胞生成。

约 95％的病例系因叶酸或(和)维生素 B_{12} 缺乏引起,其早期阶段,单纯表现为叶酸或维生素 B_{12} 缺乏者临床上并不少见。

先天性巨幼细胞性贫血各类型特征及鉴别。见图 48。

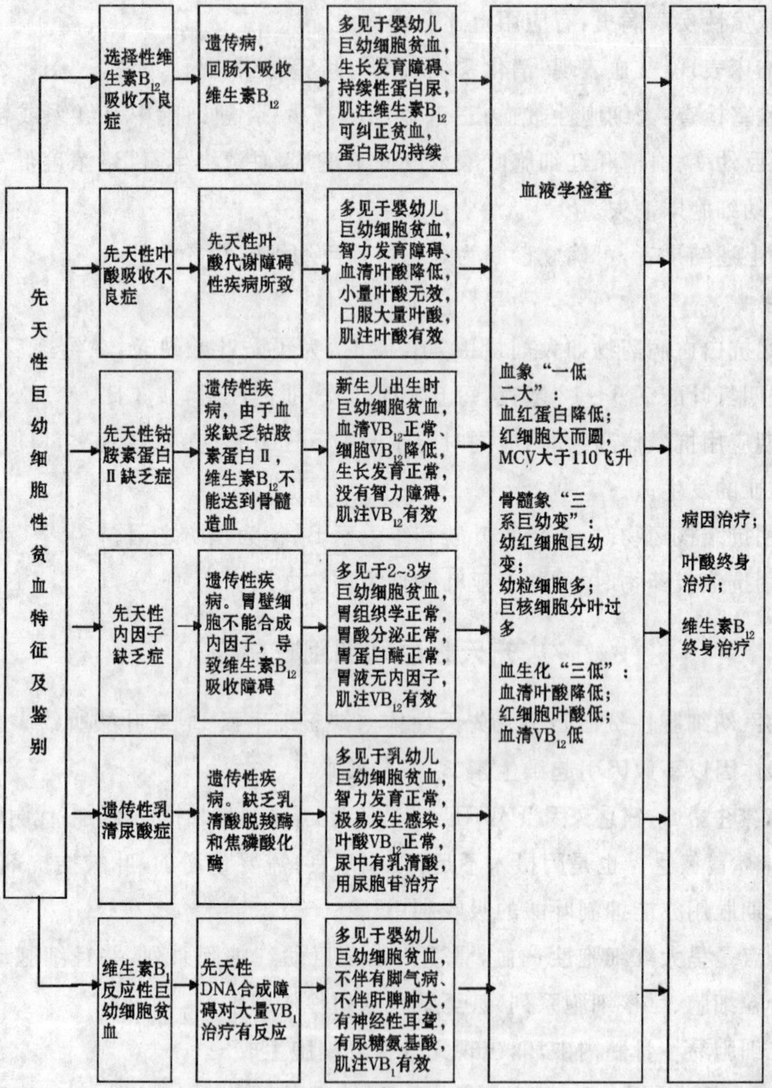

先天性巨幼细胞性贫血特征及鉴别

类型	病因	特征
选择性维生素B_{12}吸收不良症	遗传病，回肠不吸收维生素B_{12}	多见于婴幼儿巨幼细胞贫血，生长发育障碍、持续性蛋白尿，肌注维生素B_{12}可纠正贫血，蛋白尿仍持续
先天性叶酸吸收不良症	先天性叶酸代谢障碍性疾病所致	多见于婴幼儿巨幼细胞贫血，智力发育障碍、血清叶酸降低，小量叶酸无效，口服大量叶酸，肌注叶酸有效
先天性钴胺素蛋白Ⅱ缺乏症	遗传性疾病，由于血浆缺乏钴胺素蛋白Ⅱ，维生素B_{12}不能送到骨髓造血	新生儿出生时巨幼细胞贫血，血清VB_{12}正常、细胞VB_{12}降低，生长发育正常，没有智力障碍，肌注VB_{12}有效
先天性内因子缺乏症	遗传性疾病。胃壁细胞不能合成内因子，导致维生素B_{12}吸收障碍	多见于2~3岁巨幼细胞贫血，胃组织学正常，胃酸分泌正常，胃蛋白酶正常，胃液无内因子，肌注VB_{12}有效
遗传性乳清尿酸症	遗传性疾病。缺乏乳清酸脱羧酶和焦磷酸化酶	多见于乳幼儿巨幼细胞贫血，智力发育正常，极易发生感染，叶酸VB_{12}正常，尿中有乳清酸，用尿胞苷治疗
维生素B_1反应性巨幼细胞贫血	先天性DNA合成障碍对大量VB_1治疗有反应	多见于婴幼儿巨幼细胞贫血，不伴有脚气病、不伴肝脾肿大，有神经性耳聋，有尿糖氨基酸，肌注VB_1有效

血液学检查

血象“一低二大”：血红蛋白降低；红细胞大而圆，MCV大于110飞升

骨髓象“三系巨幼变”：幼红细胞巨幼变；幼粒细胞多；巨核细胞分叶过多

血生化“三低”：血清叶酸降低；红细胞叶酸低；血清VB_{12}低

病因治疗；叶酸终身治疗；维生素B_{12}终身治疗

图 48　先天性巨幼细胞性贫血各类型特征及鉴别

十、不同类型巨幼细胞性贫血

不同类型巨幼细胞性贫血表现、诊治、预防、疗效见图 49。

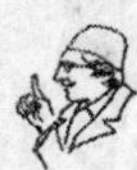

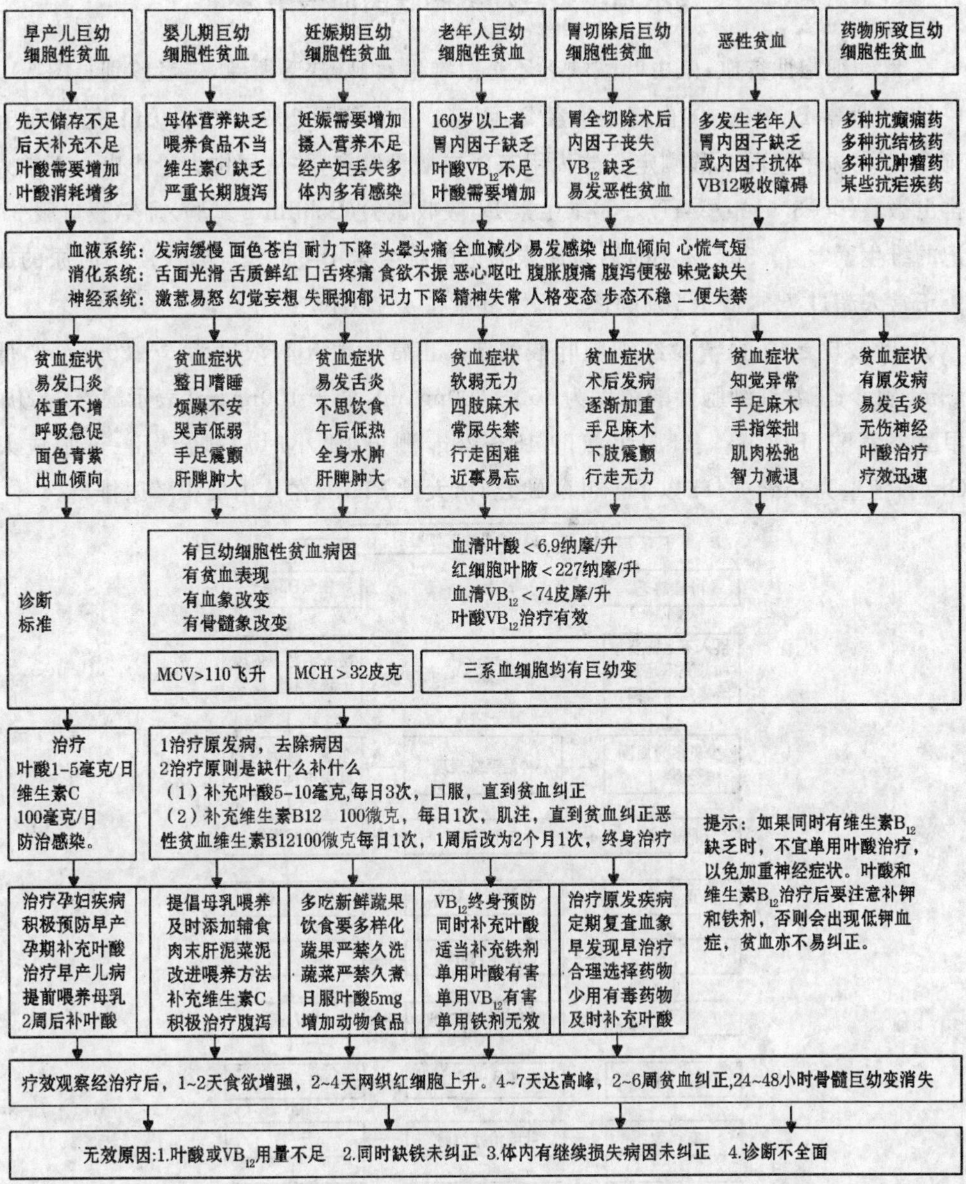

早产儿巨幼细胞性贫血	婴儿期巨幼细胞性贫血	妊娠期巨幼细胞性贫血	老年人巨幼细胞性贫血	胃切除后巨幼细胞性贫血	恶性贫血	药物所致巨幼细胞性贫血
先天储存不足 后天补充不足 叶酸需要增加 叶酸消耗增多	母体营养缺乏 喂养食品不当 维生素C缺乏 严重长期腹泻	妊娠需要增加 摄入营养不足 经产妇丢失多 体内多有感染	160岁以上者 胃内因子缺乏 叶酸VB_{12}不足 叶酸需要增加	胃全切除术后 内因子丧失 VB_{12}缺乏 易发恶性贫血	多发生老年人 胃内因子缺乏 或内因子抗体 VB12吸收障碍	多种抗癫痫药 多种抗结核药 多种抗肿瘤药 某些抗疟疾药

血液系统：发病缓慢 面色苍白 耐力下降 头晕头痛 全血减少 易发感染 出血倾向 心慌气短
消化系统：舌面光滑 舌质鲜红 口舌疼痛 食欲不振 恶心呕吐 腹胀腹痛 腹泻便秘 味觉缺失
神经系统：激惹易怒 幻觉妄想 失眠抑郁 记力下降 精神失常 人格变态 步态不稳 二便失禁

贫血症状 易发口炎 体重不增 呼吸急促 面色青紫 出血倾向	贫血症状 整日嗜睡 烦躁不安 哭声低弱 手足震颤 肝脾肿大	贫血症状 易发舌炎 不思饮食 午后低热 全身水肿 肝脾肿大	贫血症状 软弱无力 四肢麻木 常尿失禁 行走困难 近事易忘	贫血症状 术后发病 逐渐加重 手足麻木 下肢震颤 行走无力	贫血症状 知觉异常 手足麻木 手指笨拙 肌肉松弛 智力减退	贫血症状 有原发病 易发舌炎 无伤神经 叶酸治疗 疗效迅速

诊断标准

有巨幼细胞性贫血病因
有贫血表现
有血象改变
有骨髓象改变

血清叶酸 < 6.9纳摩/升
红细胞叶腋 < 227纳摩/升
血清VB_{12} < 74皮摩/升
叶酸VB_{12}治疗有效

MCV>110飞升　MCH > 32皮克　三系血细胞均有巨幼变

治疗
叶酸1-5毫克/日
维生素C
100毫克/日
防治感染。

1治疗原发病，去除病因
2治疗原则是缺什么补什么
（1）补充叶酸5-10毫克,每日3次，口服，直到贫血纠正
（2）补充维生素B12　100微克，每日1次，肌注，直到贫血纠正恶性贫血维生素B12100微克每日1次，1周后改为2个月1次，终身治疗

治疗孕妇疾病 积极预防早产 孕期补充叶酸 治疗早产儿病 提前喂养母乳 2周后补叶酸	提倡母乳喂养 及时添加辅食 肉末肝泥菜泥 改进喂养方法 补充维生素C 积极治疗腹泻	多吃新鲜蔬果 饮食要多样化 蔬果严禁久洗 蔬菜严禁久煮 日服叶酸5mg 增加动物食品	VB_{12}终身预防 同时补充叶酸 适当补充铁剂 单用叶酸有害 单用VB_{12}有害 单用铁剂无效	治疗原发疾病 定期复查血象 早发现早治疗 合理选择药物 少用有毒药物 及时补充叶酸

提示：如果同时有维生素B_{12}缺乏时，不宜单用叶酸治疗，以免加重神经症状。叶酸和维生素B_{12}治疗后要注意补钾和铁剂，否则会出现低钾血症，贫血亦不易纠正。

疗效观察经治疗后，1~2天食欲增强，2~4天网织红细胞上升。4~7天达高峰，2~6周贫血纠正,24~48小时骨髓巨幼变消失

无效原因:1.叶酸或VB_{12}用量不足　2.同时缺铁未纠正　3.体内有继续损失病因未纠正　4.诊断不全面

图 49　不同类型巨幼细胞贫血表现、诊治及预防

十一、不同类型巨幼细胞性贫血鉴别诊断

1. 巨幼细胞性贫血，是由叶酸缺乏还是由维生素 B_{12} 缺乏所致，二者鉴别见图 50。

(1)维生素 B_{12} 缺乏：①血清维生素 B_{12} 测定。正常值为 200～900pg/ml，低于 100pg/ml 确诊。②尿甲基丙二酸测定。体内甲基丙二酸量增多，并从尿中大量排出。正常人尿仅排出微量(0～3.5Mg/24H)。③维生素 B_{12} 吸收试验(Schilling 试验)。空腹口服 57 钴标记的维生素 B_{12} 0.5μg，2 小时后肌注未标记的维生素 B_{12} 1Mg，测定 24 小时尿的放射性。正常人超过 7%，低于 7%确诊。恶性贫血在 4%以下。

(2)叶酸缺乏：①血清及红细胞叶酸测定。正常血清叶酸浓度为 6～20ng/ml，低于 4ng/ml 确诊；正常红细胞叶酸浓度为 150～600ng/ml，低于 100ng/ml 表示缺乏。②尿亚胺甲酰谷氨酸(FIGlu)。口服组氨酸 15～20g，测定 24 小时尿排出量。正常成人尿 FIGlu 排泄量为 9mg/24H 以下。叶酸缺乏时，大量 FIGlu 在体内堆积随尿排出。

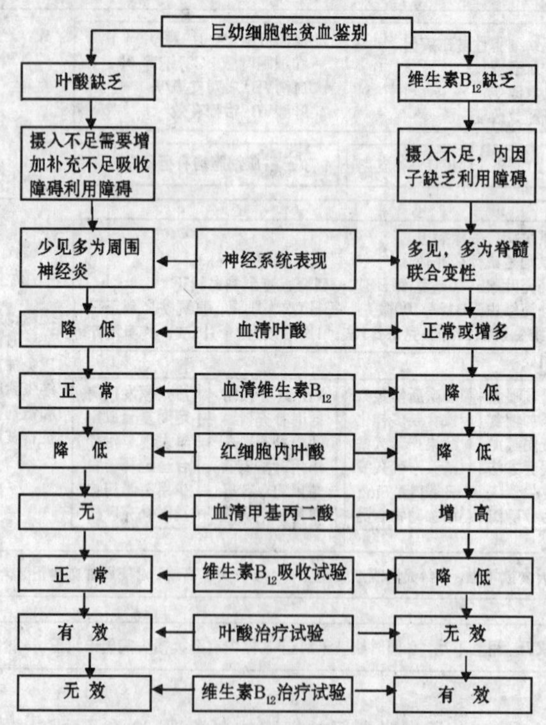

图 50 叶酸缺乏与维生素 B_{12} 缺乏的鉴别

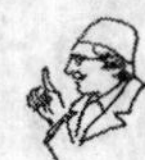

2. 巨幼细胞性贫血与恶性贫血的鉴别见图 51。

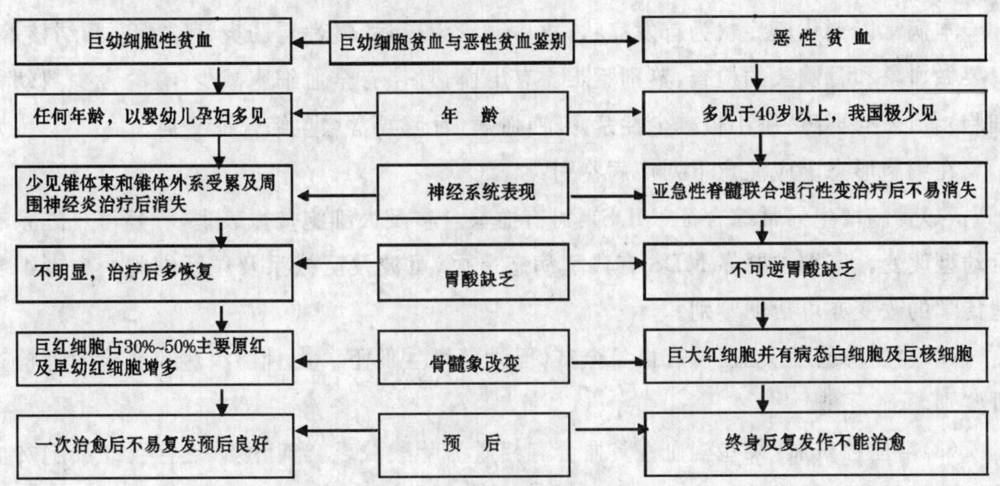

图 51 巨幼细胞贫血与恶性贫血的鉴别

3. 巨幼细胞性贫血与其他贫血鉴别见图 52。

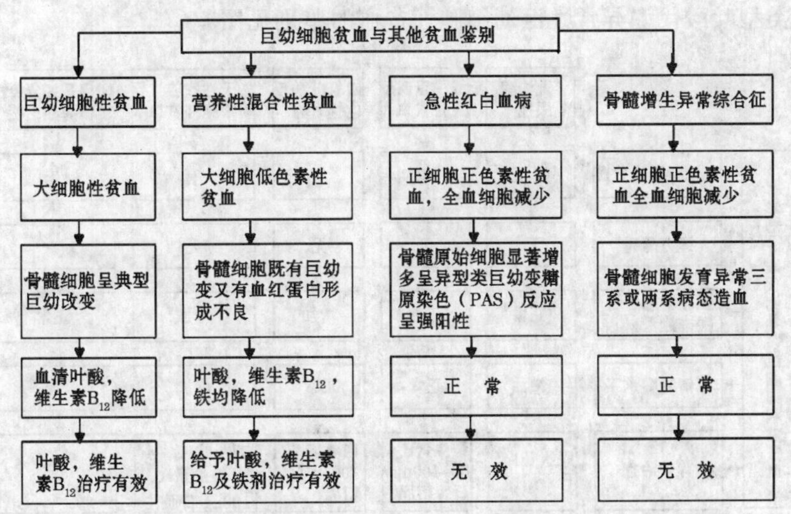

图 52 巨幼细胞性贫血与其他贫血鉴别诊断

根据病史、临床表现及各种实验检查，诊断本病并不困难，VitB12 缺乏和叶酸缺乏在临床上有许多共同之处，但治疗用药不同，血清叶酸和 VitB12 的测定有助于两者的鉴别。

本病常以消化道症状为首发症状，故易误诊为胃病、慢性胃肠炎、肠梗阻、肠结核等。只要做血象和骨髓象的检查，鉴别不难。有出血，且伴有全血细胞减少(有的含少数幼稚细胞)者，需与再障、血小板减少性紫癜、白血病、骨髓异常增生综合征鉴别。

在细胞形态上应注意下列疾病鉴别：

(1)骨髓增生异常综合征(MDS)：可有血象全贫及大细胞贫血表现，骨髓可见红系有巨幼型改变。鉴别主要靠 MDS 有典型病态造血，可波及巨核系及粒系细胞。患者细胞遗传学的改变亦可帮助鉴别。

(2)再生障碍性贫血：可有血象全贫，但骨髓增生低下。由骨髓涂片和活检病理检查可鉴别。

(3)溶血性贫血：某些溶血性贫血会有相对的叶酸缺乏，当叶酸缺乏性巨幼细胞贫血临床上出现黄疸及网织红细胞增高时，两者需加以鉴别。溶血性贫血的骨髓中不会出现典型的巨幼改变，黄疸及网织红细胞增高的程度较显著。此外，溶血性贫血的特殊试验常可帮助证实。

4. 各类型叶酸代谢异常性巨幼细胞性贫血的鉴别见图 53。

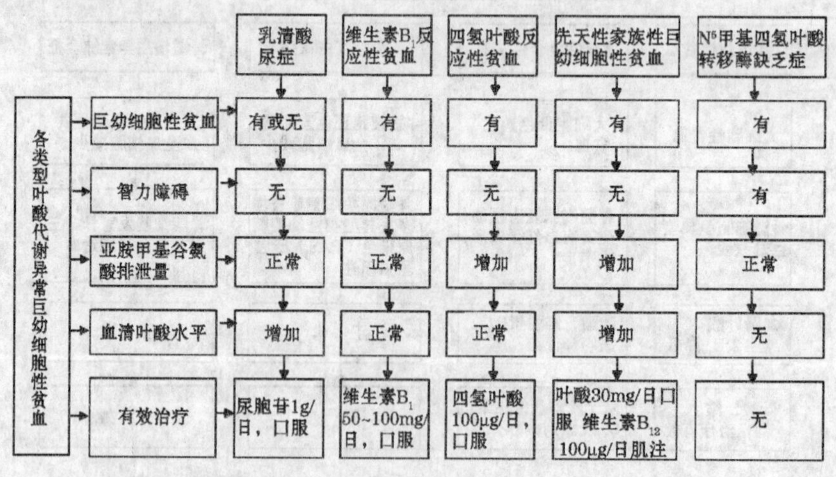

各类型叶酸代谢异常巨幼细胞性贫血	乳清酸尿症	维生素B_1反应性贫血	四氢叶酸反应性贫血	先天性家族性巨幼细胞性贫血	N^5甲基四氢叶酸转移酶缺乏症
巨幼细胞性贫血	有或无	有	有	有	有
智力障碍	无	无	无	无	有
亚胺甲基谷氨酸排泄量	正常	正常	增加	增加	正常
血清叶酸水平	增加	正常	正常	增加	无
有效治疗	尿胞苷1g/日，口服	维生素B_1 50~100mg/日，口服	四氢叶酸100μg/日，口服	叶酸30mg/日口服 维生素B_{12} 100μg/日肌注	无

图 53 各类型叶酸代谢异常性巨幼细胞性贫血的鉴别

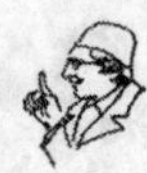

5. 各类型恶性贫血特征及鉴别见图 54。

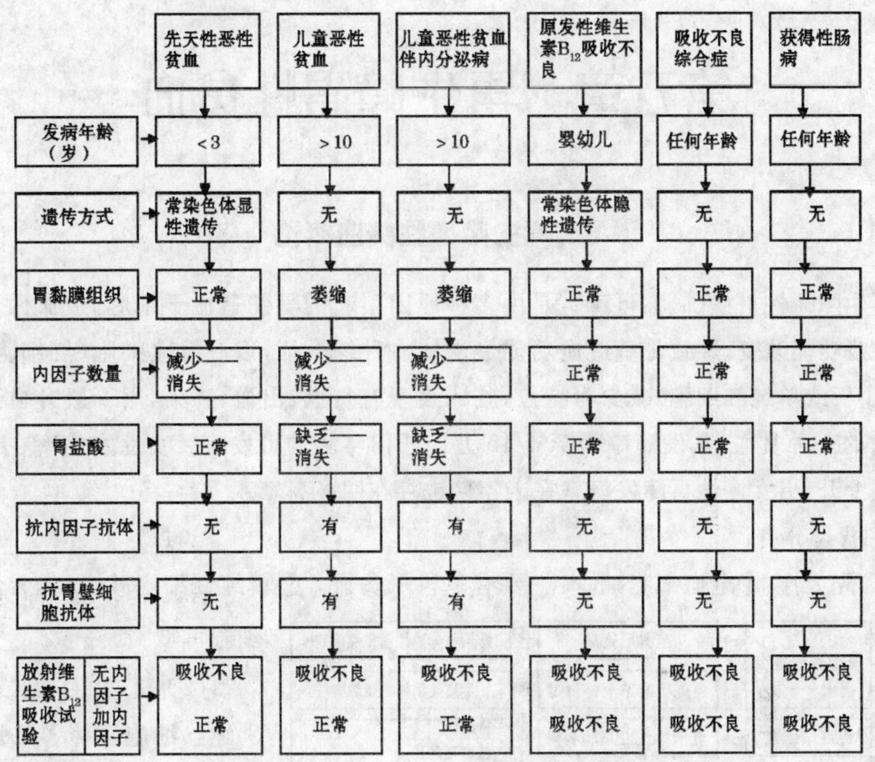

	先天性恶性贫血	儿童恶性贫血	儿童恶性贫血伴内分泌病	原发性维生素B_{12}吸收不良	吸收不良综合症	获得性肠病
发病年龄（岁）	<3	>10	>10	婴幼儿	任何年龄	任何年龄
遗传方式	常染色体显性遗传	无	无	常染色体隐性遗传	无	无
胃黏膜组织	正常	萎缩	萎缩	正常	正常	正常
内因子数量	减少——消失	减少——消失	减少——消失	正常	正常	正常
胃盐酸	正常	缺乏——消失	缺乏——消失	正常	正常	正常
抗内因子抗体	无	有	有	无	无	无
抗胃壁细胞抗体	无	有	有	无	无	无
放射维生素B_{12}吸收试验 无内因子	吸收不良	吸收不良	吸收不良	吸收不良	吸收不良	吸收不良
放射维生素B_{12}吸收试验 加内因子	正常	正常	正常	吸收不良	吸收不良	吸收不良

图 54 各类型恶性贫血表现特征及鉴别

恶性贫血属于核成熟障碍型贫血三组中的一组，国内少见，本病的基本缺陷在于胃内因子分泌障碍。胃内因子产生于胃体和胃底，这是一种胃粘蛋白，有加速维生素 B_{12} 在小肠粘膜吸收的作用。因此本病患者存在维生素 B_{12} 吸收障碍，产生维生素 B_{12} 的相关临床表现。胃内因子缺乏的发病机制尚待阐明，可能与遗传或自身免疫因素有关。

典型病例有下列三组特征：①巨幼细胞性贫血；②舌炎与胃酸缺乏；③周围神经变性与脊髓联合变性。神经系统症状主要有：周围神经变性引起肢体麻木感或感觉异常；脊髓后索变性引起腱反射消失，肌张力减弱，位置觉紊乱；反射亢进与肌张力增强等。神经系统症状可为本病的突出表现，甚至病人被疑为周围神经炎或多发性硬化而首先就诊于神经科。

第五章　再生障碍性贫血

一、再生障碍性贫血概论

再生障碍性贫血(简称再障),是由多种原因引起的骨髓造血干细胞、造血微环境损害及免疫功能改变,导致骨髓造血功能衰竭的一种综合征,以三系血细胞(红细胞、白细胞、血小板或单纯红细胞)减少为特点,临床表现有贫血、出血、感染,用一般升血药物治疗无效的一种贫血,其发病率为 7.4/10 万。任何年龄均可发病。女性发病率在青春期有明显上升,男女慢性再障发病率在老年期也存在明显高峰。

1. 病因分类

(1)先天性:①全血细胞减少:主要有范科尼贫血。②单纯红细胞减少:先天性纯红细胞再障。

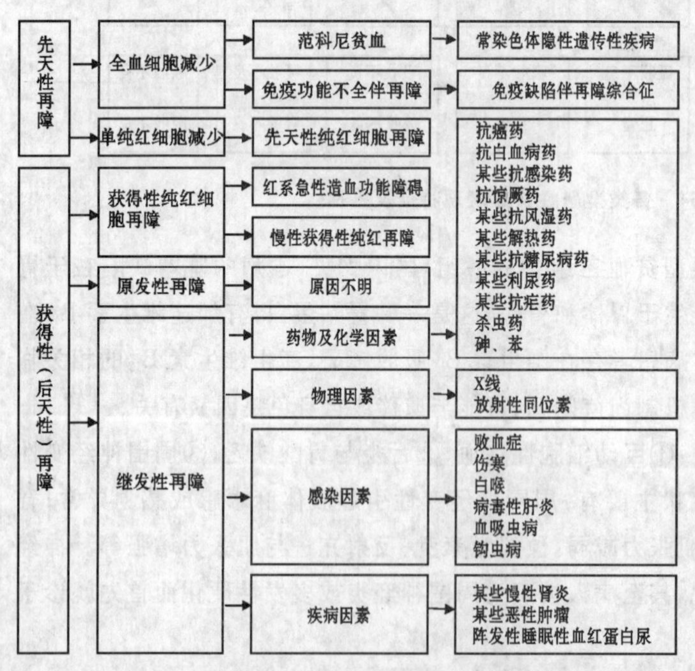

图 55　再生障碍性贫血的分类、病因及危险因素

(2)获得性(后天性):①纯红细胞再障。②原发性再障。③继发性再障。

2. 再障的分类病因及危险因素　见图 55。

二、范科尼贫血

范科尼贫血即先天性再障贫血,是一种有多种先天畸形伴骨髓造血功能衰竭的常染色体隐性遗传性疾病。10%～30%有近亲婚配史。多见于 4～12 岁的儿童,男∶女为 1～2∶1。

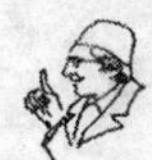

1. 发病机制　根据患者血液和骨髓红系祖细胞的有无和减少程度分为六型(图56)。

2. 临床表现　本病患者临床表现呈高度异质性和同胞间显著差异性。男性患者多有先天畸形,且血液系统改变也比女性更早出现。

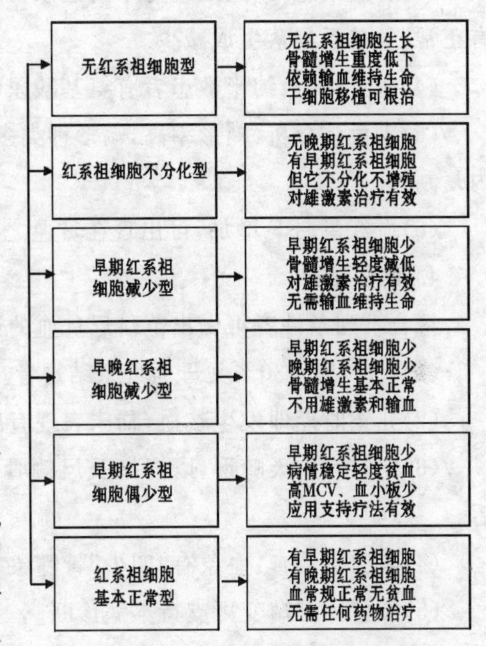

图56　范科尼贫血发病机制分型及治疗原则

(1)贫血:本病贫血为正细胞性或稍大细胞性(高MCV)。

(2)出血:通常有血小板减少,临床表现有出血,多见于皮肤和黏膜出血。

(3)感染:病情进一步发展为全血细胞减少,中性粒细胞减少可引发感染。但本病患者不伴有肝脾、淋巴结肿大。

(4)先天畸形:①典型表现是前臂及手的桡侧骨骼畸形,即拇指缺如、多指、并指、桡骨缺如,第一掌骨发育不全。②尺骨畸形、脚趾畸形、下肢畸形。③外貌畸形呈现"六小"畸形:即小头畸形、小眼畸形、小嘴畸形、小耳畸形、小身材畸形、小生殖器畸形。④内脏畸形可有心、肺、肾、胃肠道畸形。

(5)约5%以上患者皮肤色素沉着,表现为斑片状或全身色素沉着,呈棕色或古铜色。

(6)伴发多种恶性肿瘤可发生急性粒细胞白血病,肝癌等。

(7)约50%以上伴有智力发育落后。

(8)男女皆可有性功能障碍。女性初潮来迟,月经不规则,绝经早;男性精子成熟障碍。

3. 实验室检查

(1)血象:有"四少"特点:即初期多为血小板减少,进一步发展出现"二少",即血小板和白细胞都减少,也有少数患者只有红细胞减少;最后发展为全血细胞减少,即血小板、红细胞、白细胞三系血细胞均减少,网织红细胞也减少,血象与再生障碍性贫血相同。

(2)骨髓象:呈"一低五多"特点,即骨髓增生减低,淋巴细胞增多,浆细胞增多,组织

细胞增多,组织嗜碱细胞增多及脂肪细胞增多。骨髓象与再生障碍性贫血相同。

(3)骨髓细胞培养:表现为早期红系祖细胞、晚期红系祖细胞集落不生长,或减少,偶有正常,粒单系集落生成减少。

(4)尿液检查:约半数患者有氨基酸尿(多为脯氨酸)。

(5)染色体分析:畸形率高,畸形种类多,有断裂、易位、单体交换、多着丝点、环核、核内复制等。

(6)血红蛋白 F 增加,可出现在贫血之前。

4. 诊断标准

符合下列条件者可做出范科尼贫血的诊断。

(1)有 10%~30%父母为近亲结婚者。

(2)儿童时期即发生贫血,临床表现有出血和感染,符合再生障碍性贫血。

(3)同时有先天畸形,以拇指及尺侧骨骼畸形最多见,皮肤有色素沉着,智力发育落后。

(4)实验室检查:血象有“四少”骨髓象有“一低五多”特点。

(5)染色体有畸变可支持本病诊断。

值得注意的是,即使染色体分析正常者也不能否定本病的诊断。

5. 治疗

提示:对雄激素与糖皮质激素治疗反应佳者预后较好。

(3)糖皮质激素治疗:可与雄激素联合应用。①泼尼松 5~10 毫克/日,隔日口服。②或地塞米松 2~5 毫克/日,隔日口服。4 周后逐渐减量,以小剂量维持 6~8 个月。

(4)造血干细胞移植,是惟一能彻底治愈本病的方法。

(5)造血细胞生长因子及基因治疗。

范科尼贫血治疗步骤见图 57。

6. 调护

(1)本病预后较差,又无有效治疗,因此做好护理具有重要意义。

(2)积极预防感染:患儿常见感冒,体温升高,呼吸困难时,不宜用含有影响骨髓造血的解热镇痛药,如保泰松,阿司匹林及其制品、对乙酰氨基酚。应根据感染部位及性质,及早应用高效抗生素尽快控制感染。

(3)患儿伴有血小板减少时,容易发生出血,常见有鼻出血,牙龈出血以及皮肤出血,

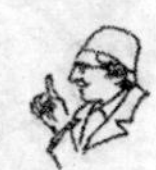

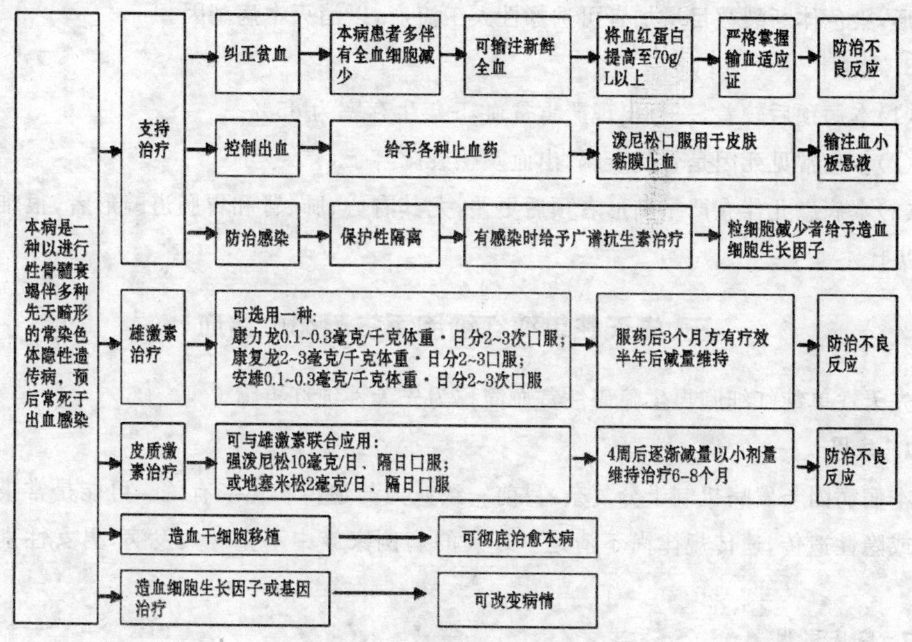

图 57　范科尼贫血治疗步骤

出血会加重贫血和感染，必须尽快有效止血，可用止血敏、止血芳酸、维生素 K、维生素 C 等，必要时可输注血小板或新鲜全血。

(4)加强护理：患儿应进行隔离，限制探视可以减少交叉感染机会。

(5)保证患儿的营养，可给予高蛋白，高维生素、高热能饮食，以增加机体抵抗力和供给充足的造血原料，如乳类、瘦肉、蛋类及豆类制品等。

(6)供给患儿新鲜蔬菜及水果，可提供大量维生素，还可保持大便通畅，增强食欲，以减少肠道毒素的吸收。

(7)雄激素或糖皮质激素治疗均有一定的不良反应，应做好预防，家长不应因为不良反应而放弃治疗，要配合医生积极治疗，才能取得较好的疗效。

(8)本病患儿可能伴有先天畸形，家长和医护人员治疗本病的同时，也应积极做好畸形的诊治和护理工作。

7. 预防

(1)严禁近亲结婚。

(2)对有可疑本病的胎儿，可取羊水细胞与脱氧核糖核酸交联剂混合培养观察染色体畸形，染色体断裂数目增加者可选择性人工流产，以消灭本病基因。

8. 预后

(1)本病预后较差，一旦出现严重贫血，5 年生存率为 65%。

(2)本病常见死因是骨髓衰竭，出血及感染。

(3)本病患儿伴有严重畸形者预后更差，尤其有心、肺、肾和胃肠道畸形者，很难生存 5 年以上。

三、先天性单纯红细胞再生障碍性贫血

先天性单纯红细胞再生障碍性贫血简称为先天性纯红再障。

1. 病因

本病病因与发病机制十分复杂，目前一致认为与遗传和免疫有关。可能是常染色体显性或隐性遗传，遗传规律尚不清楚。10%的病例家族中不止一人发病，男女性别无差异。

2. 临床表现

(1)发病缓慢，9%的病例于出生时发病，65%的病例于出生 6 个月内发病。

(2)贫血：发病时主要临床表现是贫血，并呈进行性加重。皮肤黏膜苍白，精神萎靡，食欲缺乏，甚至出现心力衰竭。

(3)婴幼儿患者：病初外周血并无白细胞和血小板减少，但随着年龄增长，病情加重，可出现不同程度的白细胞和血小板减少。

(4)本病患者多无肝、脾肿大，无淋巴结肿大，无皮肤、巩膜黄疸，无皮肤、黏膜出血倾向的“四无体征”。

(5)有显著的先天畸形：1/3～1/4 患儿伴有低出生体重、特殊面容(上唇厚、眼眶宽)和智力低下、肾及输尿管畸形、骨骼异常、先天性心脏病，眼睛畸形、腭裂、颈蹼。畸形指、趾(拇指出现第三节畸形)。

3. 实验室检查

(1)血象：①中、重度贫血，患儿出生时血红蛋白平均为 80 克/升，至出生后 2 个月时血红蛋白平均下降至 40 克/升。②患儿贫血呈正细胞正色素性，约有 1/3 患儿呈大细胞性，平均红细胞体积(MCV)＞90 飞升。③网织红细胞降低(出生时＜2%)或消失。④白细胞计数正常或降低，血小板计数正常或稍增高。

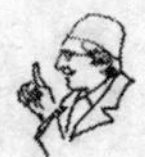

(2)骨髓象:①骨髓增生活跃。②红系增生明显减少或极度低下。③粒/红系比例达10∶1～200∶1。④有核红细胞极少或缺如,占5%以下可确诊本病。

(3)血液生化:①血清铁增高。②总铁结合力下降。

(4)骨髓细胞体外培养:多数患儿早期红系祖细胞和晚期红系祖细胞集落均减少,少数患儿正常,但也停滞于原始红细胞水平,粒单系集落生成正常。

(5)染色体检查:可见非特异性断裂和易位。

4. 诊断标准

出生1岁内即出现不明原因的中重度、大细胞性或正细胞性正色素贫血;网织红细胞数减少;白细胞数正常;血小板数正常;骨髓有核红细胞减少(为2%～3%左右)或缺如,而血小板和粒细胞系增生正常。

5. 鉴别诊断

先天性纯红再障与范科尼贫血近似,但有较之更轻的先天性体格发育畸形(图58)。

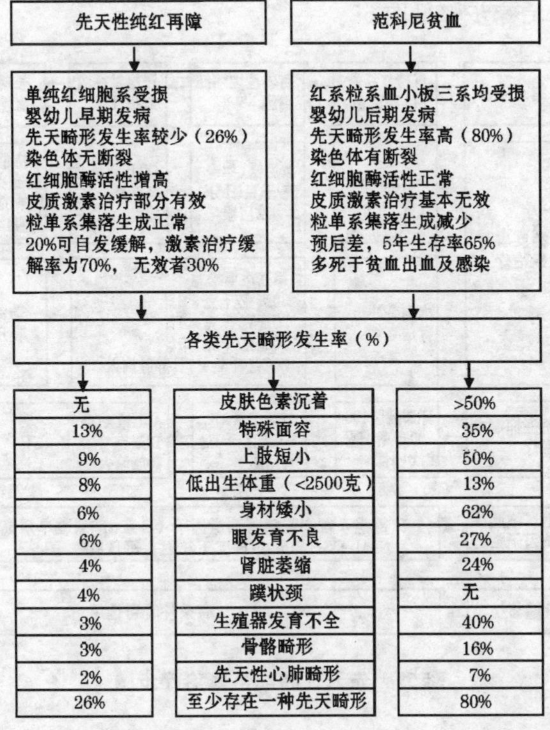

先天性纯红再障	畸形	范科尼贫血
无	皮肤色素沉着	>50%
13%	特殊面容	35%
9%	上肢短小	50%
8%	低出生体重（<2500克）	13%
6%	身材矮小	62%
6%	眼发育不良	27%
4%	肾脏萎缩	24%
4%	蹼状颈	无
3%	生殖器发育不全	40%
3%	骨骼畸形	16%
2%	先天性心肺畸形	7%
26%	至少存在一种先天畸形	80%

图58 先天性纯红再障与范科尼贫血鉴别诊断及先天畸形比较

6. 治疗

(1)糖皮质激素治疗:①泼尼松 1～4 毫克/千克体重・日,分 3～4 次,口服,4～6 周后血红蛋白可达正常。以后逐渐减量至最小有效量,维持量为 2.5 毫克隔日服或每次 5 毫克,每周服 1～2 次,维持半年～1 年。②对糖皮质激素治疗耐药者,可应用大剂量静脉用甲基强的松龙冲击疗法:30 毫克/千克体重连用 3 日;20 毫克/千克体重连用 4 天;10 毫克/千克体重连用 5 天;2 毫克/千克体重连用 7 天。

(2)免疫抑制剂治疗:对糖皮质激素治疗无效者,可选用环磷酰胺、环孢素或抗淋巴细胞球蛋白。

(3)造血细胞生长因子治疗。

(4)骨髓移植:有条件者可选用。

(5)脾切除:上述药物治疗无效又需频繁输血者,可行脾切除以减少输血。

(6)输入浓缩红细胞维持血红蛋白>70 克/升。

先天性纯红再障治疗步骤见图 59。

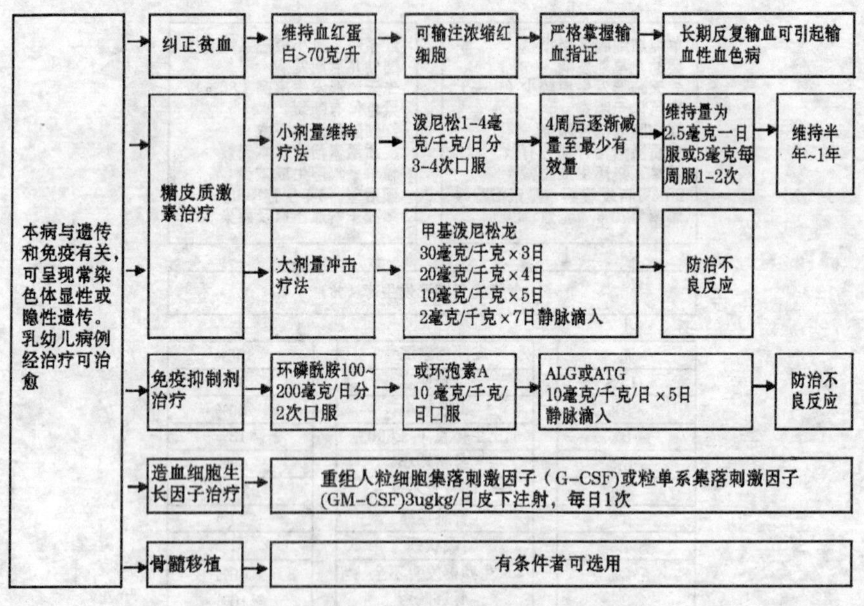

图 59 先天性纯红再障治疗步骤

提示:反复输血可导致含铁血黄素沉着。

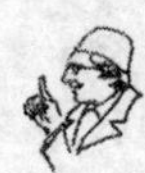

7. 调护

(1)本病是严重危害儿童健康及生命的疾病,病死率较高,而感染是重要死亡原因之一,必须有效防治感染。

(2)儿童病例要进行保护性隔离,防止交叉感染,拒绝探视,尽量减少接触外人,家属也要做好保护措施,如接触病儿前要戴口罩,洗手等。

(3)加强口腔及皮肤护理,每日用洗必泰或朵贝尔氏液漱口,每天清洗皮肤,大便后用消毒液洗涤肛门。

(4)应用糖皮质激素或免疫抑制剂的患儿,极易引发感染,如出现反复高热,咽喉炎、口腔黏膜溃疡、肺炎等,要及时选用广谱抗生素,如青霉素、头孢菌素类药物。

(5)高热患儿在应用解热药时,应慎用阿司匹林类药物,以免加重出血。

(6)要加强支持疗法,加强营养品,补充多种维生素和蛋白质,进食易消化的食品。

(7)小儿高热者可选用中药犀角地黄汤加减。可在医生指导下应用。

(8)本病患儿多有先天畸形和智力低下,更应加强护理,伴有先天性腭裂者,进食进水时易发生误入气管,诱发肺炎和呛咳,要少量多次喂养食品。

(9)伴发先天性心脏病的患儿,缺氧时应给予吸氧。

(10)伴发肾及输尿管畸形的患儿,易发生尿潴留及肾衰竭,要细心观察尿量,尽早处理。

8. 预防

(1)做好遗传咨询:有遗传基因缺陷者应去专科医院进行遗传咨询,可决定婚姻,生育等问题。

(2)产前诊断:可使携带致病基因父母得到一个正常的亲生后代。

(3)X线片可诊断出骨骼发育不良胎儿。

(4)B超检查可诊断脑、肾、脊柱、肢体畸形。

(5)发现畸形者可中止妊娠。消灭本病基因。

9. 预后

(1)本病约有20%可自发缓解,自发缓解时间平均为7年。

(2)对糖皮质激素治疗有效者,其缓解率为60%~70%,但需少量糖皮质激素维持,有5%~10%缓解后需要大量糖皮质激素维持,乳幼儿患者多可治愈。

(3)本病对糖皮质激素治疗无效者为30%。

(4)多次输血者可发生含铁血黄素沉着症,多于10~20岁死于慢性充血性心力衰竭。

(5)少数病例可并发急性白血病和肝癌。

(6)伴有多种畸形的患儿,预后不良。

四、急性单纯红细胞再生障碍性贫血

成人急性单纯红细胞再生障碍性贫血,简称急性纯红再障,在儿童又称小儿暂时性幼红细胞减少症、急性再障危象、急性红系造血功能停滞等,是指多种病因所引起的暂时性骨髓红细胞系统增生明显受抑制,而粒细胞系和巨核细胞系增生正常或轻度受累的自限性疾病。

1. 病因

本病的发病机制尚未阐明,可能与以下因素有关:①微小病毒 B_{19}感染。②感染一些疾病诱发本病。③应用一些药物引发本病。④儿童病例发病机制未明。

急性纯红再障发病机制见图 60。

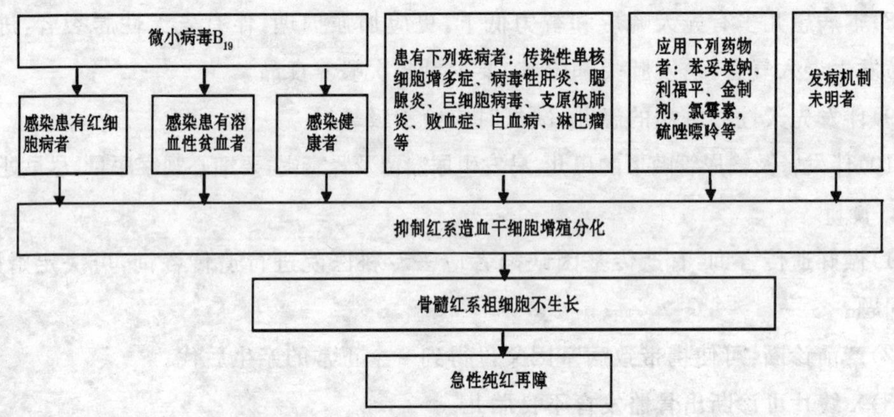

图 60　急性单纯红细胞再障发病机制示意图

2. 临床表现

(1)有明确的原发疾病,如患有各种溶血性贫血;或有明确的诱发因素,如应用于某些药物氯霉素、青霉素、硫唑嘌呤、止痛退热药等。

(2)任何年龄均可发病,多为 40 岁以上成年人和儿童,男女发病均等;也可以发生在正常人。

(3)多数表现为突发高热,体温在 39℃以上,或突发低热,体温在 37.5℃～38℃之间;多数表现为突发严重贫血,皮肤黏膜苍白,疲乏无力、心悸气短,头痛头晕,萎靡不振等。

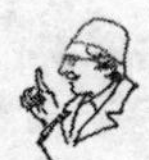

(4)少数患者发病缓慢，于1～4周内贫血进行性加重；少数病例可有皮肤黏膜出血倾向。

(5)可有轻度肝脾肿大及淋巴结肿大。

(6)婴幼儿病例无先天性畸形。

3. 实验室检查

(1)血象有“二低二正常”特点：①血红蛋白可出现重度或极重度降低，血红蛋白可在15～90克/升。为正细胞正色素性贫血。②网织红细胞减低甚至为0。③白细胞数正常，血小板数正常。④少数病例可有全血细胞减少(红细胞、白细胞及血小板均减少)。

(2)骨髓象出现“两快和四无”特点：①红细胞系统明显受抑制快，恢复也快。②骨髓无有核红细胞，无原始红细胞，无早幼红细胞，无中幼红细胞，只有晚幼红细胞。③1～2周后骨髓各阶段红细胞比例即恢复正常，而网织红细胞及血红蛋白开始上升。④粒细胞和巨核细胞系增生正常，嗜酸性粒细胞和小淋巴细胞比例增多。

(3)骨髓细胞体外培养：早期红系细胞集落数明显减少。

(4)免疫学检查：部分病例可检出特异性抗体。

(5)影像学检查：可以发现胸腺瘤。

4. 诊断标准

(1)有明确的原发疾病或诱发因素。

(2)有突发的重度或极重度贫血。

(3)有突发的发热(高热或低热)。

(4)血红蛋白迅速减少，网织红细胞减少或消失，而白细胞计数和血小板计数正常，白细胞分类计数正常。

(5)骨髓红细胞系统早期阶段细胞迅速减少或缺如，而粒细胞系和巨核细胞系增生却正常。

(6)病程呈自限性，治疗反应良好。

(7)本病无家族史，儿童病例不伴先天畸形。

(8)骨髓细胞体外培养红细胞系集落(CFU-E)不生长。

5. 鉴别诊断

本病需与先天性纯红再障鉴别见图61。

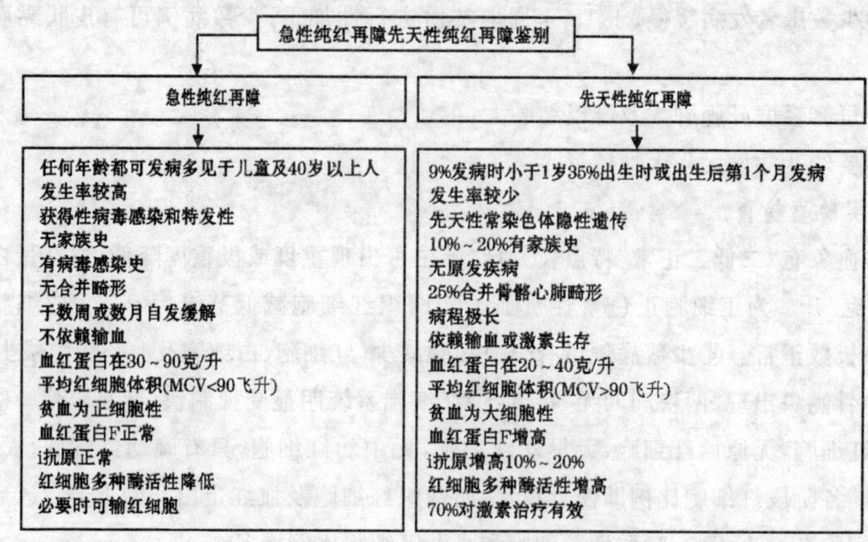

图61　急性纯红再障与先天性纯红再障的鉴别

6. 治疗

急性纯红再障治疗步骤见图62。

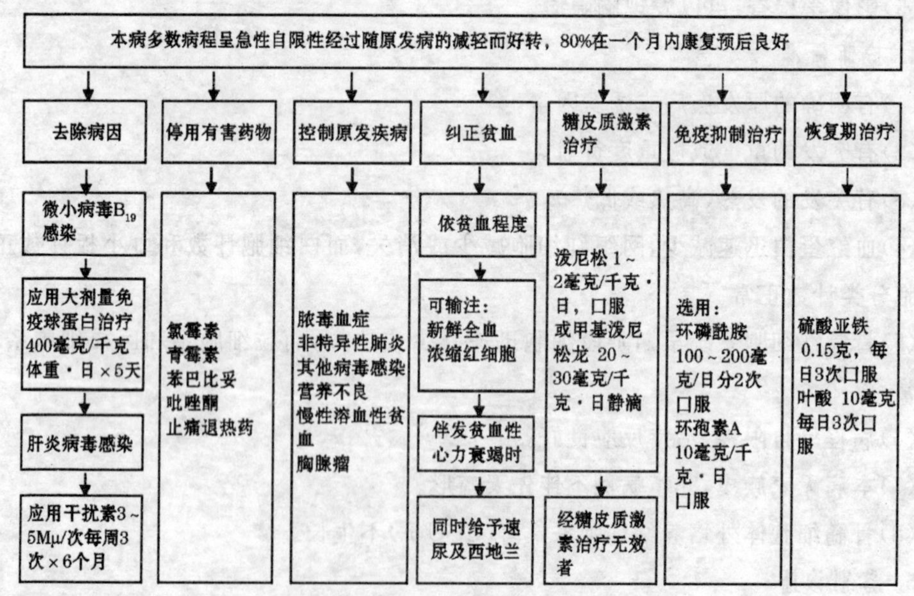

图62　急性纯红再障治疗步骤

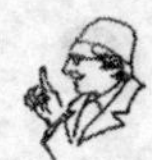

提示:恢复期时应给予铁剂,如硫酸亚铁 0.15~0.3 克,每日 3 次,口服,给予叶酸 10 毫克,每日 3 次,口服。有利于贫血的恢复。

7. 调护

(1)要树立战胜疾病的信念:因为本病易发生在原有溶血性贫血患者和其他贫血患者身上,这是一种来得快,去也快的自限性疾病,并非原有贫血的恶化或加重,要下定决心积极配合医生治疗,坚持治疗要有恒心,长期治疗要有耐心,战胜疾病要有信心。

(2)要进食高蛋白饮食:红细胞的生成、分化都需要依赖蛋白质作为基础,所以本病患者必须进食高蛋白饮食,如瘦肉、蛋类、鱼类、乳类、豆制品及动物肝、肾。另外,要多吃鳖、鱼、动物骨或骨髓熬汤等。

(3)要进食新鲜蔬菜和水果:贫血患者体内叶酸和多种维生素常常缺乏。因此,本病患者要多食新鲜蔬菜和水果,可以补充叶酸和多种维生素,有利于贫血恢复。

(4)积极预防感染:尽量少参加集体活动,远离感冒患者,保持室内清洁,每天通风换气。

(5)加强口腔及肛门卫生:坚持饭后、睡前刷牙漱口,防止口腔咽部溃疡。

(6)严禁滥用药物:切忌使用氯霉素、退热止痛药、保泰松等,用药者必须定期检查血象,可以早期发现、早期治疗本病。

(7)其他:必须戒烟、戒酒、忌食辛辣食物,忌食生冷油腻,以避免血管扩张引起出血。

8. 预防

(1)患有溶血性贫血和其他贫血者,要积极治疗贫血,增强机体抗病能力,防止病毒感染,不参与集体会议或去公共场所。

(2)患有病毒感染者,如病毒性肝炎、腮腺炎、巨细胞病毒等是本病高发人群,要加强自卫能力,减少外出,远离感冒人群,定期复查血象,及时就医诊治。

(3)儿童要积极参与体育活动,增强体质,尽量不带儿童参与成人的集体活动,以防病毒感染。

五、慢性获得性纯红再生障碍性贫血

慢性获得性纯红再生障碍性贫血,简称为慢性纯红再障。是以骨髓单纯红细胞系统衰竭为特征的一组贫血,是再生障碍性贫血的特殊类型,女性多于男性,发病中位年龄为55 岁。

1. 病因

本病是由多种因素引起的红系细胞增殖分化障碍而导致红系各阶段细胞数量减少。

(1)病毒感染:最常见的是微小病毒 B_{19}感染。

(2)胸腺瘤:50%的患者合并胸腺瘤,大多为良性。

(3)自身免疫性疾病:如系统性红斑狼疮、类风湿关节炎等。

(4)肿瘤性疾病:如恶性淋巴瘤、慢性白血病,血管免疫原始细胞性淋巴结病,胆管癌、甲状腺癌,乳腺癌和肺癌等。

(5)多种药物:如异烟肼、氯霉素及 a-甲基多巴等药物所致。

(6)少数患者病因不明。

发病机制见图 63。

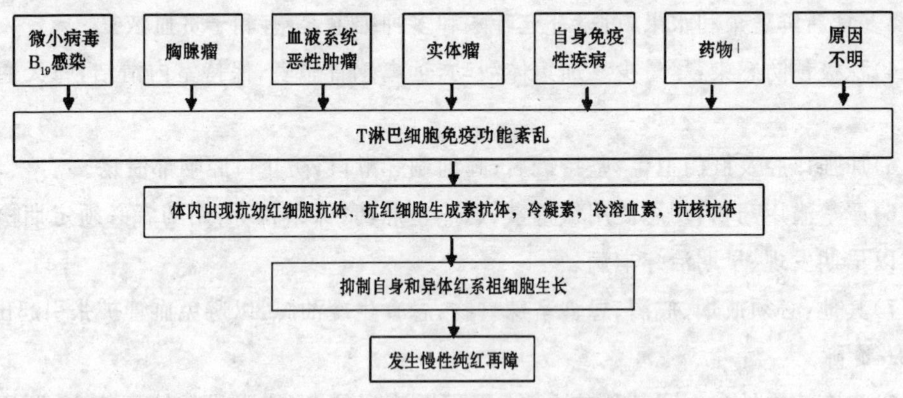

图 63 慢性获得性纯红再障发病机制示意图

2. 临床表现

(1)临床以贫血表现为主,有皮肤黏膜苍白、心悸气虚,头晕头痛,疲乏无力,注意力不集中等。

(2)体征有“四无”表现:无出血、无发热、无肝脾肿大,无淋巴结肿大。

(3)有胸腺瘤者可出现咳嗽、胸痛、声音嘶哑、呼吸困难、吞咽障碍、颈部肿块,上腔静脉阻塞综合征、重症肌无力,易发感染等。

(4)可有其他原发病表现。

3. 实验室检查

(1)血象:①贫血为正细胞正色素性,血红蛋白减低,网织红细胞减少或消失。②白

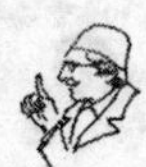

细胞数和血小板数均正常。

(2)骨髓象:①有核细胞增生良好,但红系统明显减少或缺如。②粒细胞系统和巨核细胞系统大致正常。

(3)骨髓造血干细胞培养,早晚期红系祖细胞集落数减少。

(4)免疫学检查:部分病例可检出特异性抗体。

(5)影像学检查:胸部正、侧位X线检查可发现胸腺瘤。

4. 诊断标准

(1)病后贫血:在自身免疫性疾病、用药后、病毒感染后,患胸腺瘤前出现严重贫血者。

(2)血象:血红蛋白低于正常值,男性<120克/升,女性<110克/升,网织红细胞百分比和绝对值减少,白细胞和血小板计数均正常,白细胞分类正常,红细胞和血小板形态正常,为正细胞性贫血。

(3)骨髓象:骨髓红细胞系统各阶段显著低于正常值,甚至为0。幼红细胞少于3%～5%。粒细胞系和巨核细胞系的各阶段在正常范围。三系血细胞无病态造血,无髓外造血。

(4)骨髓细胞体外培养:红系祖细胞集落减少有助于本病诊断。

(5)其他:应注意有无微小病毒 B_{19} 感染史及用药史。

5. 鉴别诊断

慢性纯红再障应注意与急性纯红再障、骨髓增生异常综合征、阵发性睡眠性血红蛋白尿相鉴别见图64。

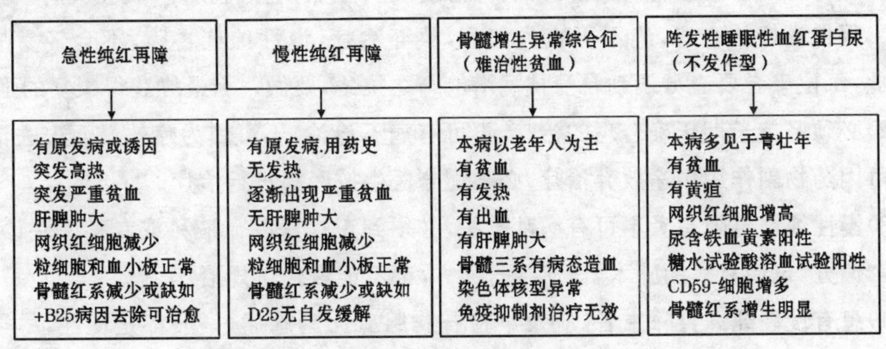

图64 慢性获得性纯红再障鉴别诊断

6. 治疗

慢性获得性纯红再障治疗步骤见图 65。

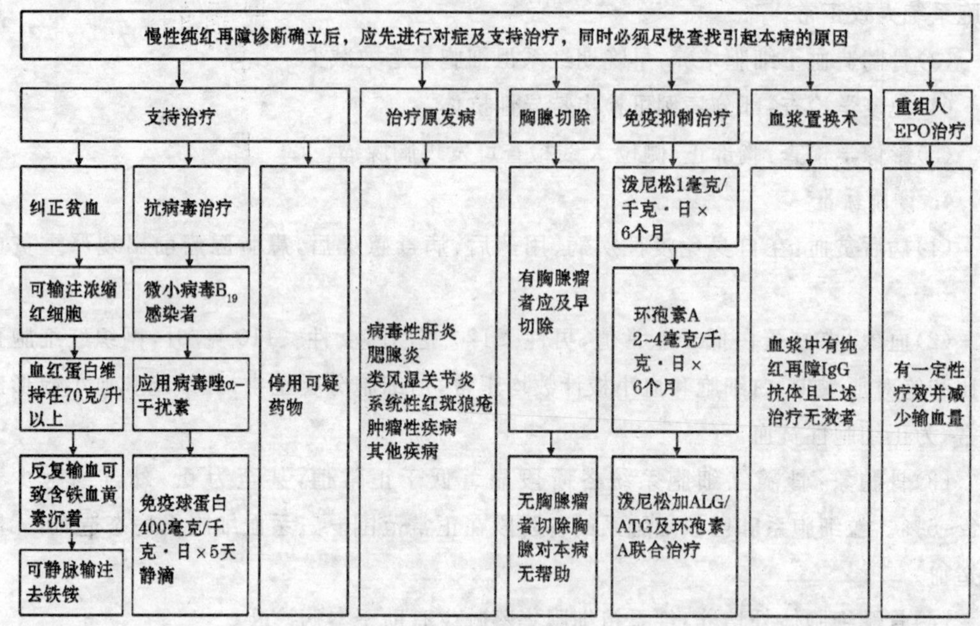

图 65　慢性获得性纯红再障治疗步骤

提示：血浆置换术，仅对血浆中确有 IgG，抗体者，而且一线治疗无效者应用。

7. 调护

(1)要树立信心和毅力，慢性纯红再障患者要树立长期坚持治疗，战胜疾病获得痊愈的信心，保持良好的心态，绝不可丧失信心，放弃治疗，慢性纯红再障，不会轻易战而胜之，因此，每位患者要充分调动自身抗病潜能与之抗争，要做一名最终获得康复的强者。

(2)必须坚持长期正确合理的治疗，不可有病不诊治，不可因为疗效慢而失去治疗信心，不可因药物副作用中途放弃治疗，必须配合医生按医嘱进行治疗。

(3)慢性纯红再障患者不可有病乱投医，必须到正规医院血液科或专科医院诊治，不要轻信“偏方”包治百病的骗术，任何神丹秘方，都不能取代正规治疗。

(4)患有慢性纯红再障患者，应及早检查胸腺有无胸腺瘤，一般都是良性，尽早切除胸腺瘤，本病可获痊愈。

(5)加强自我调护，适当进行体育锻炼，打太极拳，练养生功，增强体质，增强抗病能

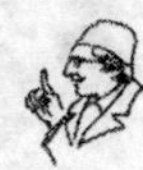

力，可减轻药物不良反应。

（6）积极参加户外活动，接受充足阳光，呼吸新鲜空气，可预防感冒。

（7）必须戒烟戒酒，可预防各种感染。

（8）避免应用对骨髓有抑制药物。

8. 预防

（1）尽量少去公共场所长时间活动，可预防病毒感染。

（2）中老年人若出现长期咳嗽，胸痛，声音改变时，应及早到正规医院或专科医院进行影像学检查，如X线胸透，断层摄影，CT检查可早期发现胸腺瘤，早期治疗，预防本病发生。

（3）患有肿瘤患者，应定期复查血象，可早期发现，早期治疗本病，预后较好。

（4）严格掌握用药，不可自行应用氯霉素，止痛退热药，尤其影响骨髓造血系统的药物，必须在医生指导下应用，应注意剂量及疗程。用药期间应定期检查血象，发现异常应立即停药。

六、再生障碍性贫血

再生障碍性贫血，简称再障。

1. 病因及危险因素

（1）药物及化学因素：能引起再障的药物见表9。此外，某些化学因素，如长期接触苯、磷、农药及杀虫药，如氯丹、林丹、DDT等亦可引起再障。

表9 能引起再障的药物种类及品种

药物种类	药物品种
超量引起骨髓抑制的药物偶可引起再障药物	抗癌药物及抗白血病药物等
抗感染药物	氯霉素、青霉素、链霉素、四环素、磺胺异噁唑、长效磺胺、两性霉素B、卡那霉素、土霉素、有机砷类、合霉素
抗惊厥药物	美散痛、三甲双酮、苯妥英钠、扑痫酮
解热镇痛及抗风湿药物	乙酰水杨酸、非那西丁、保泰松、羟基保泰松、安乃近、对乙酰氨基酚
抗糖尿病药物	甲磺丁脲（D860）、氯磺丙脲
利尿药物	乙酰唑胺、氢氯噻嗪

续表 9

药物种类	药物品种
抗组胺药物	氯苯那酸、派力苯沙明
抗疟疾药物	阿的平、氯喹、乙胺嘧啶
抗甲状腺功能亢进药物	他巴唑、甲亢平、丙硫氧嘧啶
镇静药物	氯丙嗪、眠尔通、利眠宁
杀虫药物	二二二、六六六、有机磷农药

(2)物理因素:各种电离辐射,如X线,可引起造血干细胞或祖细胞损伤,致使骨髓抑制。

(3)感染因素:如肝炎病毒、EB病毒、巨细胞病毒、微小病毒B_{19}感染;败血症、伤寒、白喉、寄生虫病等都可引起再障。

(4)疾病因素:如慢性肾炎、系统性红斑狼疮、类风湿关节炎、阵发性睡眠性血红蛋白尿、胸腺瘤等也可引起本病。

2. 发病机制

再障的发病机制较为复杂,主要与高危险因素作用于以下三方面有关:①造血干细胞受损。②造血微环境受损。③自身免疫功能受损。

再障的发病机制见图66。

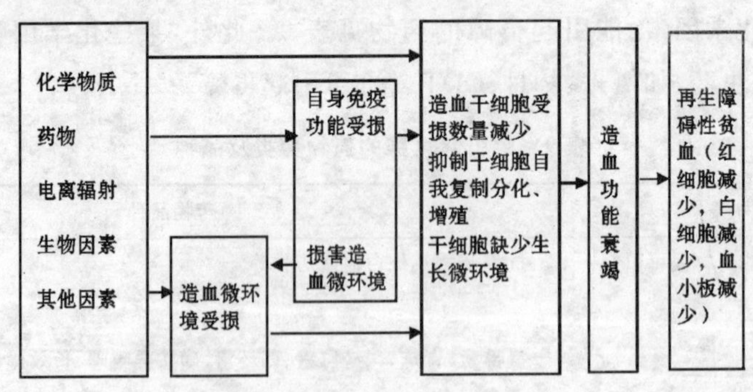

图66 再障性贫血发病机制

3. 临床表现

(1)急性型再障:①多见于儿童及青壮年、男性多于女性。②发病急、病程(1～7)个月。③常以贫血、出血、发热为首发表现,病情迅速恶化。④贫血进行性加重,口唇、结膜

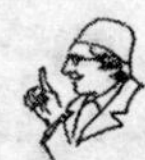

及甲床苍白。⑤出血严重，可表现皮肤、黏膜出血，呕血、便血、尿血，子宫出血、眼底出血及颅内出血。⑥严重感染，体温多在39℃以上，易患呼吸道感染、口腔感染、肺炎、皮肤化脓性感染及败血症。⑦一般无肝、脾及淋巴结肿大。

(2)慢性型再障：①多见于成年人，男性多于女性。②发病慢，病程长(1～4年)。③常以面色苍白、乏力、心悸、气短、头晕等贫血症状为首发表现。④贫血较轻，进展较慢。⑤发热较少，体温很少超过39℃。⑥出血范围小，多以皮肤、黏膜出血及牙龈出血，少有内脏大出血。⑦感染少而轻。⑧肝、脾可有轻度肿大。

4. 实验室检查

(1)急性型再障：

①血象。血红蛋白及红细胞：为正色素性正细胞贫血，患者经大量输血后血红蛋白可上升，但维持时间较短，很快便可下降，且较输血前还低；网织红细胞：网织红细胞的数值是反映骨髓红细胞系统的生成程度。对再障的诊断和观察治疗效果具有重要意义。急性型再障网织红细胞数值减少甚至为0，多数病例在0.5%以下；白细胞及分类：大多白细胞$<2\times10^9$/升；中性粒细胞$\leqslant0.05\times10^9$/升，淋巴细胞比例明显增高；血小板：多数病例在15×10^9/升以下。

②骨髓象。多部位增生减低或重度减低，粒细胞和红细胞系明显减少，淋巴细胞相对增多；粒细胞系减少，且多以成熟的晚幼粒细胞为主；红细胞系减少，比例下降，且多以晚幼红细胞为主，成熟红细胞形态多无明显变化；浆细胞、组织嗜碱细胞、组织细胞等增多；多数患者骨髓涂片见不到巨核细胞。

(2)慢性型再障：

①血象。血红蛋白和红细胞：为正色素性正细胞性贫血，血红蛋白多在50克/升左右；网织红细胞$<1\%$；白细胞及分类：白细胞多数在$(2\sim3)\times10^9$/升，中性粒细胞多在10×10^9/升左右，分类计数淋巴细胞比例增高；血小板：多数在30×10^9/升左右。

②骨髓象。多数病例骨髓增生不良(骨髓涂片上油滴很多，且不易干燥)；增生不良部位骨髓非造血细胞增多，淋巴细胞、网状细胞、浆细胞增多；巨核细胞减少或缺如；粒细胞系减少，红细胞以晚幼红细胞比例也减少。

5. 诊断标准

全血(三系)细胞减少；网织红细胞绝对值减少；一般无脾肿大；骨髓至少一个部位增生减低或重度减低(如增生活跃，需有巨核细胞明显减少，骨髓小粒非造血细胞增多)，有条件者应做骨髓活检可明确诊断;能除外引起全血细胞减少的其他疾病;一般抗贫血药物治疗无效。

6. 分型诊断标准

(1)急性再障(亦称重型再障Ⅰ型)

①临床。发病急,贫血进行性加剧,常伴有严重感染,内脏出血。

②血象。除血红蛋白下降较快外,须具备下列三项中之两项。

网织红细胞<0.01,绝对值<15×10^9/升;白细胞明显减少,中性粒细胞绝对值<0.5×10^9/升;血小板<20×10^9/升。

③骨髓象。多部位增生减少,三系血细胞明显减少,非造血细胞多,如增生活跃须有淋巴细胞增多;骨髓小粒中非造血细胞及脂肪细胞增多。

(2)慢性再障

①临床。发病慢,贫血、感染、出血较轻。

②血象。血红蛋白下降速度较慢,网织红细胞、白细胞、中性粒细胞及血小板值较急性再障为高,但多低于正常值。

③骨髓象。三系或二系减少,至少一个部位增生不良,如增生良好,红系中常有晚幼红(碳核)比例增多,巨核细胞明显减少;骨髓小粒中非造血细胞及脂肪细胞增多;病程中如病情恶化,临床表现、血象及骨髓象与急性再障相同,称为重症再障Ⅱ型。

7. 诊断步骤

(1)确立再生障碍性贫血的诊断:主要借助于临床表现,血象及骨髓象检查结果。①临床表现以贫血为主。②纯红再障时,血红蛋白减少,网织红细胞减少或消失,而白细胞及血小板计数正常,白细胞分类计数正常。③骨髓红细胞系统明显减少,甚至缺如,粒细胞系及巨核细胞系增生正常。

(2)获得性再障:①临床表现有贫血,出血及感染。②血象中全血细胞减少,又能除外其他引起全血细胞减少的疾病。③骨髓检查造血组织减少,而脂肪组织增多。最好应当重复几次骨髓检查,而且是不同部位的骨髓检查。不典型病例还应做骨髓活检为依据。

(3)确立再生障碍性贫血的分型诊断:婴幼儿及儿童时期再障必须注意区别先天性再障或获得性再障。而染色体检查,尤其是加入脱氧核糖核酸交联剂后观察染色体断裂现象,染色体断裂数目增加者可诊断先天性再障,如系先天性再障又必须注意区别范科尼贫血或先天性纯红再障。获得性再障也需要区分急性型或慢性型,严重型或轻型。急

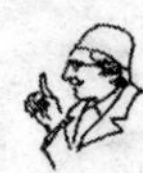

性型和慢性型的主要区别见图 67。

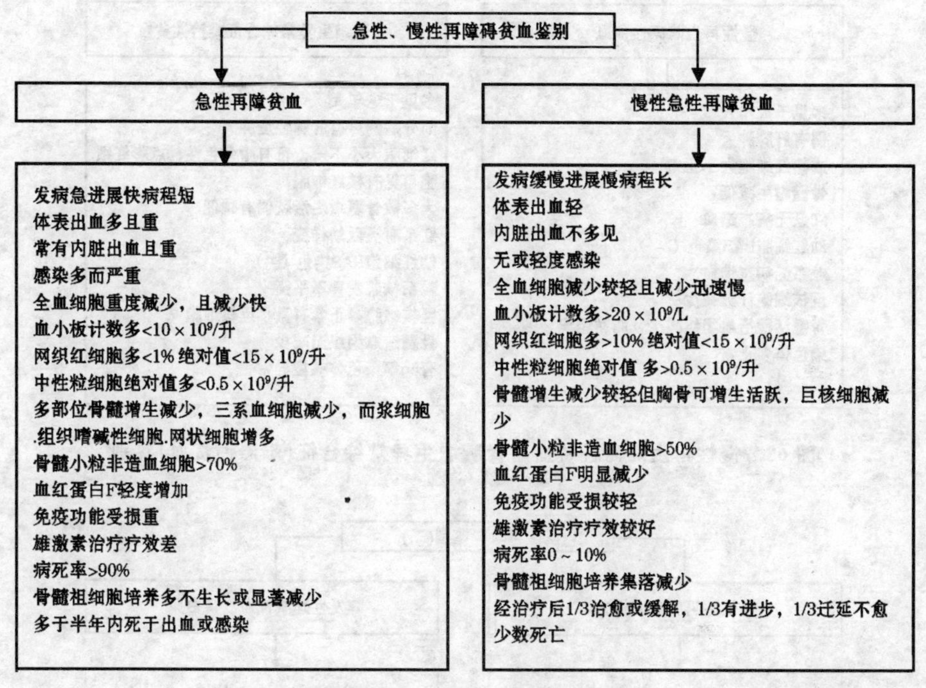

图 67　急性型与慢性型再生障碍性贫血鉴别

(4)确立再生障碍性贫血的病因诊断：主要通过详细询问病史，全面体格检查，重点的实验室检查以及临床表现进行综合分析。如曾应用氯霉素为药物性再障；涂料工人患再障为慢性苯中毒性再障，曾患有乙型肝炎者为病毒性肝炎后再障；父母为近亲结婚者，其子女可能为范科尼贫血；曾感染过微小病毒 B_{19} 者为急性纯红再障；找不到病因者，则为原发性再障。

8. 鉴别诊断

(1)急性型与慢性型再生障碍性贫血鉴别(图 67)。

(2)慢性再生障碍性贫血与骨髓增生异常综合征(难治性贫血)鉴别见图 68。

(3)慢性再生障碍性贫血与阵发性睡眠性血红蛋白尿鉴别见图 69。

(4)再生障碍性贫血与全血细胞减少疾病鉴别见图 70。

9. 慢性再障的治疗

治疗原则：早期诊断，早期治疗，分型对待，联合用药，维持治疗，并发症治疗，坚持治疗。

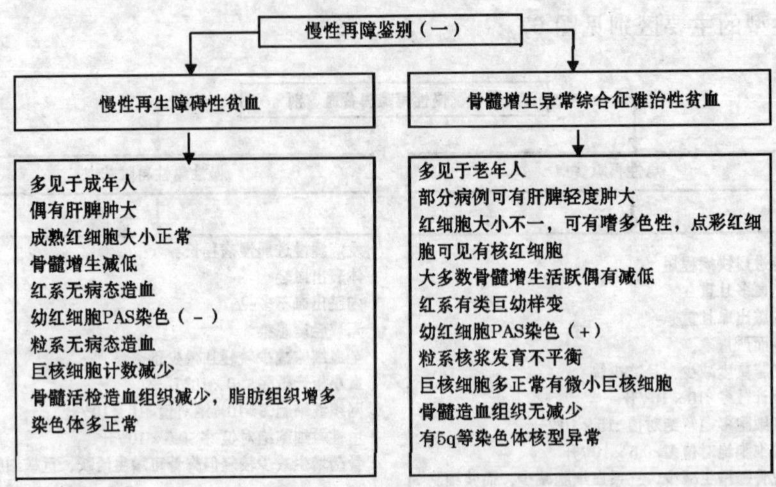

图 68　慢性再生障碍性贫血与骨髓增生异常综合征(难治性贫血)鉴别

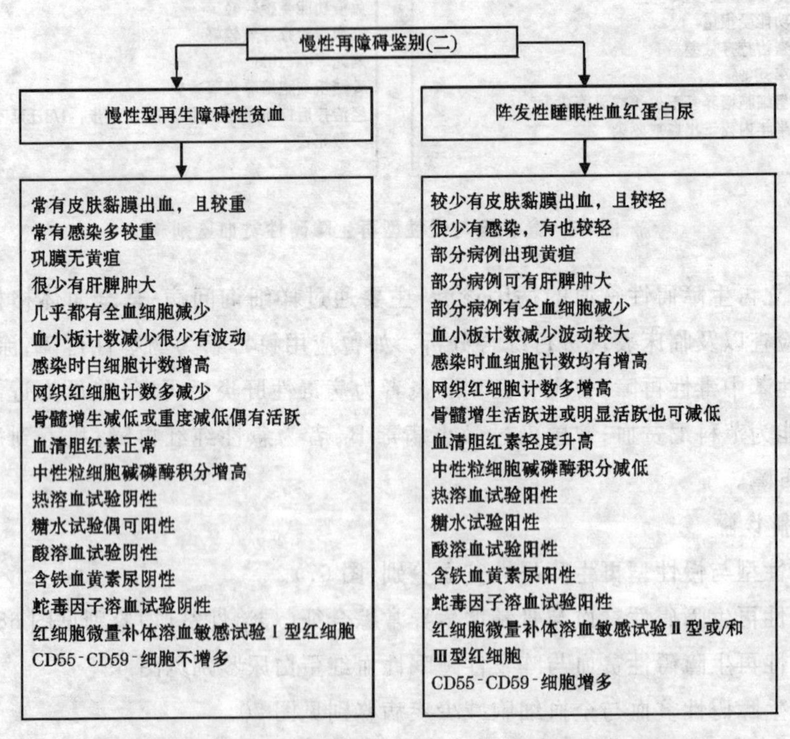

图 69　慢性再生障碍性贫血与阵发性睡眠性血红蛋白尿鉴别

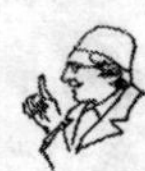

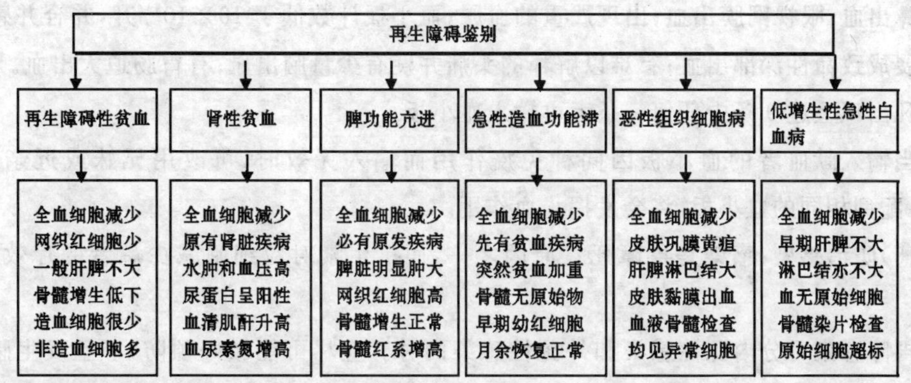

图 70　再生障碍性贫血与全血细胞减少疾病鉴别

(1)病因治疗:①立即停止服用对骨髓造血不利的有害药物。②立即远离放射线环境。③立即停止接触有害的化工原材料及产品。

(2)支持治疗:①要加强个人卫生。②要严防感冒和各种感染。③要防止各种外伤,以免出血。④要摄取足够蛋白质和多种维生素。

(3)纠正贫血:血红蛋白低于 60 克/升,且患者对贫血耐受性差时,可考虑输血。为单纯纠正贫血症状,可输入浓缩红细胞,可避免血溶量剧增以致加重心血管负荷并引起意外。为减少输血反应可输入浓缩红细胞或洗涤红细胞。

值得注意的是:长期大量输血可导致输血性血色病。输血量超过 10 升,可影响心、肝、胰、睾丸等脏器功能及皮肤色素沉着。因此,患者和医生在考虑本病输血治疗时,应权衡利弊。不可随意或滥用输血治疗。

(4)控制出血:①女性患者阴道大出血者,丙酸睾丸酮 100 毫克,肌内注射,每日 1 次连用。②女性月经量过多,月经周期大致正常者;可于每次月经来潮前 7～10 天开始应用丙酸睾丸酮 100 毫克,每日 1 次,肌内注射,直至月经来潮。③女性月经量过多,阴道出血不止,经上述治疗无效者,可给予三合激素 1 支,每日 1 次,肌内注射,必要时可增至每 8 小时 1 次。至阴道出血停止后改用妇康片,每日 3 次,口服,然后逐渐减量维持,以防突发性大出血。④对一般性小量出血者,可应用各种止血药,如止血定(酚磺乙胺),氨已酸(6-氨基已酸)但泌尿生殖系统出血者禁用,氨甲苯酸(止血芳酸),维生素 K,维生素 C 等;在非胃肠道大出血者,还可给予短期地塞米松或氢化可的松于 5%葡萄糖溶液中,静脉滴注;⑤输入血小板的临床指征:有迅速进展的皮肤紫癜;严重的口腔黏膜出血;有严重的鼻出血；眼视网膜出血；出现严重的血尿；血小板计数低于 10×10^9/升，并合并感染；有发展成致命性深部出血；有难以解释的头痛并疑有少量脑出血；有胃肠道大出血。

凡出现上述 9 条中任何一条者可输入血小板。

当输入献血者的血小板因同种免疫作用而输入无效时，可改用兄妹或近亲家属 HLA 配型相同的血小板，将会发挥止血作用。

(5)防治感染：感染是再障死亡原因之一，而抗生素对粒细胞减少患者的疗效比较差。

再障感染可分内源性感染和外源性感染两种。应尽可能做好预防，一旦发生感染，要尽早进行治疗。

预防感染的主要措施：①进行保护性隔离，减少外出和探视。②预防内源性细菌感染，可口服肠道不吸收的广谱抗生素，如新霉素，制霉菌素，做胃肠道消毒。③患者应吃无菌饮食。④补充多种维生素，如叶酸、维生素 C、维生素 B_2、维生素 B_6 等。⑤每次餐后应用消毒液漱口，便后用 0.1%高锰酸钾液洗手及坐浴。⑥加强皮肤清洁，皮肤有外伤或疖肿时应及时治疗。⑦患者出现持续发热，体温超过 38℃时，应取感染部位的分泌物或尿，血液，粪便及痰做细菌培养和药物敏感试验，并立即应用广谱抗生素治疗。待细菌培养和药敏试验有结果后再换用敏感的抗生素继续治疗。⑧长期大量应用广谱抗生素治疗易引起继发性真菌感染，故应每天必须观察口腔、痰液、呕吐物的性质，必要时应做涂片或培养检查，确立有真菌感染后应用氟康唑治疗。

(6)雄激素治疗：雄激素是慢性再障的首选治疗。

①雄激素种类及用法。丙酸睾丸酮，每次 100 毫克，肌内注射，每日 1 次；康力龙，每次 2 毫克，每日 3 次，口服；大力补，每次 10 毫克，每日 3 次，口服；巧理宝，每次 250 毫克，每周 1～2 次肌内注射；司坦唑，每次 2～4 毫克，每日 3 次，口服；达那唑，每次 200 毫克每日 2～3 次，口服；十一酸睾酮(安特尔、安雄)，每次 40～80 毫克，口服，每日 3 次。肌内注射：每次 250 毫克，每月 1 次，4～6 个月为 1 个疗程。

②雄激素治疗疗效。1 个月左右网织红细胞开始上升，2 周后血红蛋白开始上升，2～3 个月后白细胞开始上升，血小板难以上升，需时较长。

雄激素治疗慢性再障有效率为 34.5%～81%，缓解率为 19%～54%。5 年生存率为 25%～50%。雄激素治疗与治疗疗程有明显相关性，持续用药时间至少要 6 个月以上，治疗缓解后仍需维持治疗 2 年，切忌突然停药，减量过快也会导致治疗失效，对贫血复发

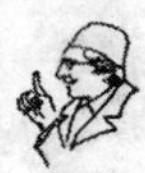

患者再用雄激素仍然有效。

提示：由于雄激素作用特点，本药必须在有一定数量造血干细胞基础上才能发挥其治疗作用而出现疗效，因此，因急性再障和重型再障造血干细胞数量极少常显无效。

在雄激素治疗过程中，若某一种雄激素治疗无效，换用另一种或再加一种雄激素治疗可获得良效。

(3)雄激素不良反应。出现痤疮，喉结肿大，声音嘶哑，毛发增多等女性男性化；妇女出现闭经，阴蒂增大，乳房变小，性欲亢进等；老年男性出现前列腺肥大，排尿困难；儿童期用药可加快骨骼成熟，使骨龄比实际年龄增长快，但 9 岁以上儿童将不受影响；口服雄激素特别是康力龙等可损害肝脏，也可导致肝癌的可能；可出现钠水潴留而发生水肿，多见于老年患者；还可引起下肢肌肉痉挛，肌肉疼痛，秃发，体重增加，偶有肺水肿，心力衰竭，注射局部感染化脓等。

在应用雄激素治疗期间，应定期检查肝脏 B 超和肝功能，如出现肝功能异常时，应加用保肝药，雄激素减量，必要时停药。

(4)雄激素治疗疗效预测因素。再障患者治疗前病程小于 2 年；外周血中性粒细胞大于 1.0×10^9/升；骨髓增生较为活跃且造血细胞接近 40%；血清睾酮水平无明显降低；造血细胞雄激素受体阳性率大于 4%。

上述 5 条全具备者，治疗效果较好。

(7)慢性再障碍性贫血治疗步骤见图 71。

10. 急性型或重型再障的治疗

(1)骨髓移植：40 岁以下患者，有同胞供髓者应考虑骨髓移植，准备进行骨髓移植者应避免输血。

(2)免疫抑制剂治疗：①抗淋巴细胞球蛋白(ALG)或抗胸腺细胞球蛋白(ATG)。ALG40 毫克/千克体重/日，持续静滴 12 小时，连用 4 日，或 ATG(马)10 毫克/千克体重/日，持续静滴 12 小时连用 5 日，加入生理盐水，250～500 毫升中，静脉滴注，同时给予泼尼松 40 毫克/体表面积/日及解热脱敏药。②疗效。通常于治疗后 1～3 个月，首先自觉症状好转，血红蛋白上升。有效率为 31%～81%，复发率为 10%。③治疗反应的预测因素。网织红细胞绝对值＞10×10^9/升，中性粒细胞绝对值＞0.2×10^9/升者，生存率较高；血小板计数＜10×10^9/L 者，生存率低；病程＜2 个月者，有效率及生存率均增高。④不良反应。发热、寒战、肌痛、多形红斑、低血压或高血压等变感反应。在治疗中可引

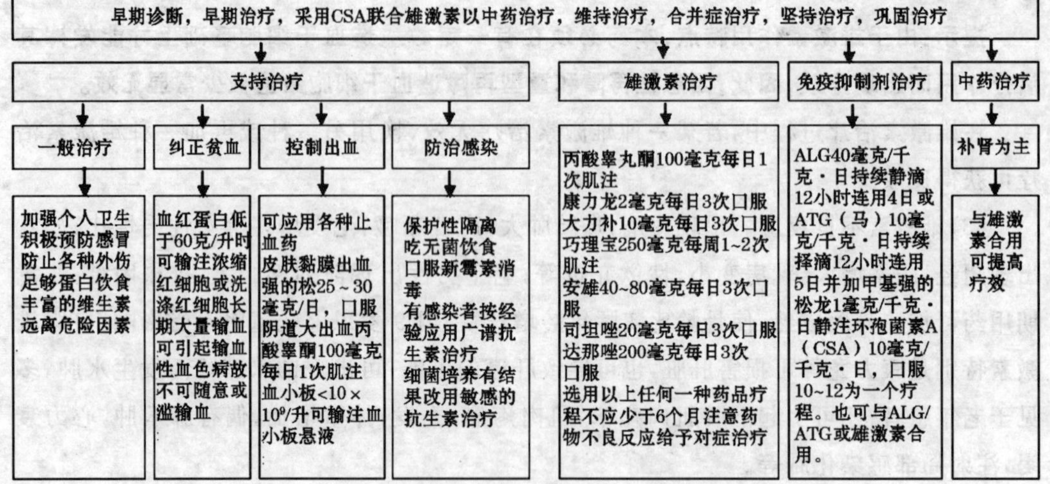

图 71　慢性再生障碍性贫血治疗步骤图

起血小板及中性粒细胞减少，治疗后可发生血清病，严重者可危及生命。

(3)环孢素 A：10 毫克/千克体重·日，口服，10～12 日为 1 个疗程，6 个疗程后逐渐减量，小剂量长期服用以维持疗效，对减少复发有利。环孢素 A(C_sA)环孢素 A 可与 ATG/ALG 或雄激素联合应用，可以起到增效作用，提高生存率。

(4)糖皮质激素治疗：大剂量甲基泼尼松龙短疗程冲击疗法 20～50 毫克/千克体重/日，静滴，连用 3 日，然后减量，一般每周减一半，直至 1 毫克/千克体重·日后停药，不良反应明显。

(5)造血细胞因子：患者有严重粒细胞缺乏，发热、感染时可应用重组人类粒细胞集落刺激因子(G-CSF)或粒单细胞集落刺激因子(GM-CSF)。用量：3 微克/千克体重·日，皮下注射，每日 1 次，用药后白细胞上升需 2～4 日。

(6)大剂量免疫球蛋白：用法：0.4 毫克/千克体重·日，连用 5 日或 1.0 毫克/千克体重·日，连用 2 天，静脉输注，1 个月后可重复给药。

(7)强化免疫抑制剂联合治疗：用法：ATG15 毫克/千克体重·日，连用 5 日，C_sA5 毫克/千克体重·日，连用 6 个月，甲基泼尼松龙 2 毫克/千克体重·日，连用 5 日后递减，30 日后停药，G-CSF5 微克/千克体重/日，连用 3 个月。国外研究报道：使用该四联疗法，48%完全反应，5 年生存率 87%，但感染率增加应注意防治。重型再生障碍性贫血治疗

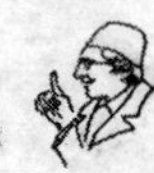

步骤见图 72。

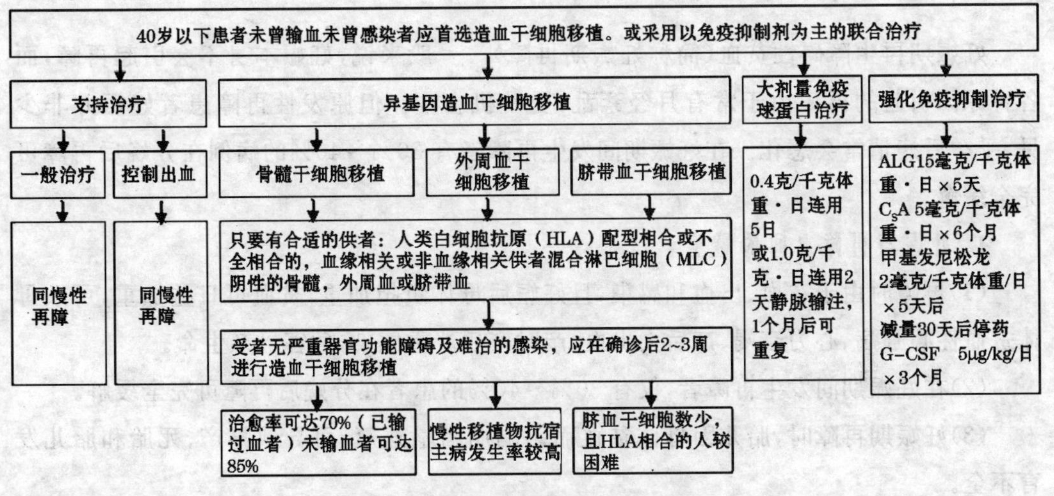

图 72 重型再生障碍性贫血治疗步骤

11. 预后

(1)一般年幼者，无出血，无感染，中性粒细胞$>0.5\times10^9$/升，血小板$>20\times10^9$/升，骨髓增生型预后佳。

(2)急性型肝炎后再障预后差。

(3)急性再障多于发病 1 年内死亡，颅内出血和严重感染是最常见的死因。

(4)慢性型再障经积极治疗后有 30%～50%可长期缓解或治愈，少数死亡。

(5)有 2.2%～10.7%的慢性再障可自发缓解。

12. 再障疗效标准

(1)基本治愈：贫血、出血症状消失，血红蛋白男性 120 克/升，女性 100 克/升，白细胞 4×10^9/升，血小板 80×10^9/升，随后 2 年以上无复发者。

(2)缓解：贫血和出血症消失，血红蛋白男性 120 克/升，女性 100 克/升，白细胞 3.5×10^9/升，血小板也有一定程度增长，随后 3 个月病情稳定或继续进步者。

(3)明显进步：贫血和出血症状明显好转，不输血，血红蛋白较治疗前一个月常见值增长 30 克/升以上，并能维持 3 个月以上者。3 个月内不输血者。

(4)无效：经充分治疗后症状及血象未见明显改善者。

七、妊娠期再生障碍性贫血

妊娠期再生障碍性贫血(简称妊娠期再障)。一般来说,妊娠本身不会引起再障,而各种原因引起的再障由于常有月经紊乱,受孕机会少。但原发性再障患者妊娠并非少见,受孕后病情常会恶化。在妊娠期间发生再障者有30%~40%的病例在分娩后再障可完全缓解。

1. 妊娠与再障之间的影响

(1)再障时由于贫血、出血和感染,且妊娠后母体负担加重,贫血可日益加重,可致母体贫血性心脏病、心力衰竭、产后大出血、产时产后严重感染,危害母亲生命。

(2)在妊娠期间发生再障者,仅有30%~40%的患者在分娩后再障可完全缓解。

(3)妊娠期再障时,胎儿因母体贫血而影响胎盘输送氧,可导致早产、死胎和胎儿发育不全。

(4)少数再障患者妊娠后,并未造成严重后果,直至自然分娩,正常新生儿。因此,有人得出以下结论:①妊娠本身不会引起再障。②再障合并妊娠时,病情既未见缓解,也不会使其病情恶化。③再障合并妊娠后一律立即终止妊娠并非必要。

2. 临床表现

(1)妊娠期再障多为慢性型。

(2)发病多缓慢,病程较长。

(3)多以贫血为首发表现。

(4)出血较轻,常见的出血为皮肤出血或轻度齿龈出血。

(5)感染较轻,以呼吸系统感染多见,且易控制。

(6)一般无肝脾及淋巴结肿大。

3. 实验室检查

(1)血象:①全血细胞减少程度较轻。②血红蛋白多在50克/升左右。③白细胞多在2×10^9/升左右。④中性粒细胞多在0.25×10^9/升左右。⑤血小板多在$10\sim20\times10^9$/升左右。⑥网织红细胞多高于0.01(1%)。

(2)骨髓象:①髂骨骨髓增生多减低,有核细胞减少,而非造血细胞增多。②胸骨和脊椎骨骨髓增生多活跃。

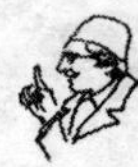

4. 诊断标准

(1)妊娠期出现贫血、出血及感染表现。

(2)一般无肝脾肿大。

(3)外周血检查,全血细胞减少。

(4)网织红细胞绝对值减少。

(5)骨髓增生减低,骨髓小粒非造血细胞增多,而红细胞系、白细胞系、巨核细胞系均减少。

(6)能除外其他疾病引起的上述表现。

5. 治疗

再障合并妊娠或妊娠期又患再障后都将给母亲和胎儿带来严重后果。因此,都主张中止妊娠。但现有的任何中止妊娠的方法都会增加出血和感染的机会。目前,治疗再障的措施较多,疗效较好,治疗环境较先进(层流病房),可以使大多数孕妇顺利度过妊娠期。

提示:孕妇应用皮质激素不良反应大,易促发妊娠高血压综合征和胎儿畸形,可少量应用或尽量不用;雄激素治疗可引起母亲和胎儿男性化,不宜应用。

妊娠期再生障碍性贫血治疗步骤见图 73。

6. 调护

(1)妊娠期再障者应进食高蛋白饮食,如瘦肉(猪、牛、羊、鸡、鸭、鱼肉),蛋类、奶类及豆制品等,优质蛋白质是合成血红蛋白的主要原料,又能保证胎儿的正常生长发育。

(2)妊娠再障者应进食富含维生素的新鲜蔬菜和水果。

(3)严防各种外伤,以免引起出血和感染。

(4)尽量少去人多的地方,以免引起交叉感染而导致流产或早产。

(5)应以易消化、富营养的饮食为主,可少食多餐。

(6)保持大便通畅,长期便秘者,可适当增加产气食物,如洋葱、萝卜、蒜苗等。

(7)忌生冷油腻及辛辣食品,禁忌烟、酒。

(8)保持口腔清洁卫生,饭前、饭后、睡前应用 2%～4%硼酸溶液含嗽。及时治疗口腔溃疡。

(9)居室内要保持清洁,每日应通风换气,阳光充足,还应定期消毒。

(10)加强个人卫生,勤洗澡,勤剪指甲,防止毛囊炎。

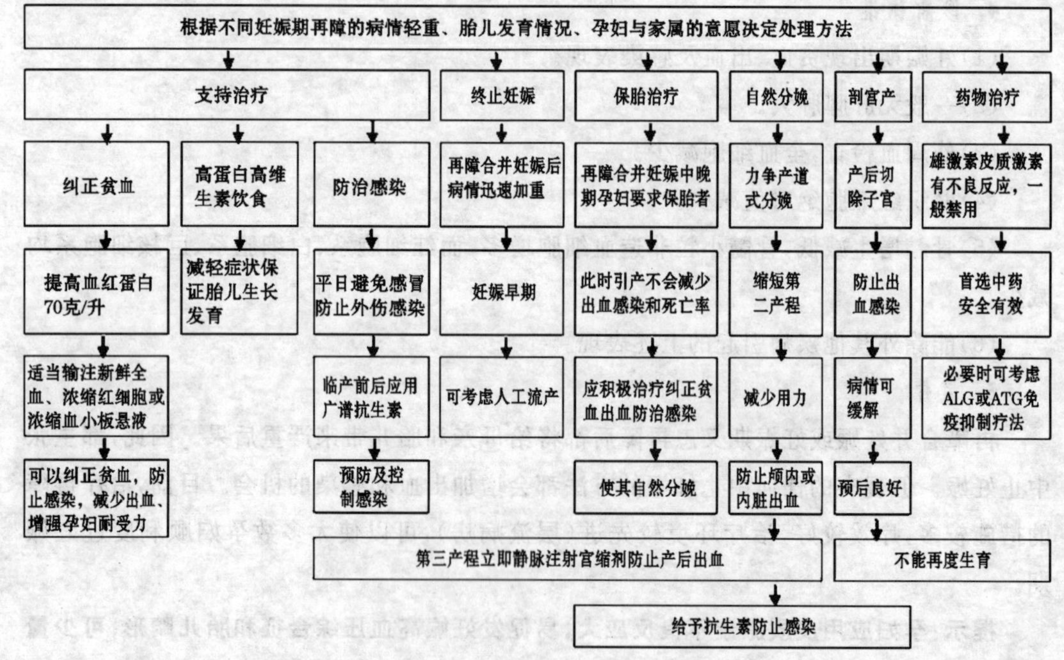

图 73　妊娠期再生障碍性贫血治疗步骤图

7. 预防

(1)再障患者应尽量不怀孕，以免给母亲和胎儿造成伤害。

(2)妊娠期女性加强保护自己，远离有害因素，如有毒化学品、电离辐射、染发剂、杀虫剂、农药等。

(3)严格掌握用药指征，不可随意滥用药品，杜绝应用氯霉素、保泰松，速效感冒胶囊等含有对乙酰氨基酚药物。

(4)妊娠期女性定期检查身体，检查血象，发现异常，及早就医，做到早诊断、早治疗。

八、老年性再生障碍性贫血

老年性再生障碍性贫血(简称老年性再障)是指年龄在60岁的老年人，由多种原因引起的骨髓造血功能衰竭的一种综合征。我国老年人再障发病率有增高趋势。

1. 再障按病因分类

可分为两种：病因不清楚者，称为原发性老年性再障；可查明病因者，称为继发性老

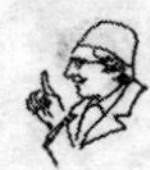

年性再障。已知的病因有:

(1)药物及化学因素:以氯霉素为最常见,约占45%。其次为其他抗菌药、化学药物、抗风湿及抗癫痫药物。

(2)物理因素:各种电离辐射,如X线、放射性同位素、核武器爆炸的核辐射等均可引起老年性再障。

(3)感染因素:各种急、慢性感染,如伤寒、病毒性肝炎、传染性单核细胞增多症、血吸虫病、重症钩虫病等均可引发老年性再障。

(4)其他因素:如慢性肾炎、某些恶性肿瘤等,亦可引发老年性再障。

2. 临床表现

再障主要有进行性贫血,皮肤、黏膜及内脏出血。多器官反复感染为其特点,而多无肝、脾及淋巴结肿大。根据病情轻重、进展快慢、实验室检查及骨髓改变可分为急性和慢性两型及肝炎后再障。

(1)急性再障(又称重症再障Ⅰ型):①发病急、进展快。②多以出血、感染为首发表现。③短期内出现严重贫血,皮肤、黏膜苍白。④出血重而多。⑤感染多而重。⑥全血细胞减少显著。无肝、脾及淋巴结肿大。⑦病程短,死亡率高,多在1年内死亡。

(2)慢性再障(如病情突然加重又称重症再障Ⅱ):①本型多见。②发病缓慢,进展缓慢。③多以慢性贫血为首发表现。④出血较轻,且多限于皮肤和黏膜。⑤感染较少而轻,且易控制。⑥全血细胞减少较轻。⑦病程较长,如治疗及时正确,可长期缓解以至痊愈。

(3)肝炎后再障:多在急性肝炎病情好转时出现贫血、出血、感染、全血细胞减少、骨髓细胞增生不良。

①Ⅰ型。急性肝炎后至发生再障,时间在1年以内;既往无慢性肝炎病史;肝炎的临床表现较轻,而再障的临床表现较重;治疗困难,预后多不良,平均生存期为10周至16个月。

②Ⅱ型。再障的发生多在肝炎后1年以上;多在慢性肝炎或肝硬化的病程中发生;平均生存期较长。

3. 实验室检查

(1)血象:全血细胞减少是本病的特点。急性型减少明显,慢性型减少较轻。①贫血呈正细胞正色素性。红细胞无明显的大小不等或畸形。血红蛋白多在60克/升以下。

②网织红细胞减少,多小于0.01。③白细胞减少,多在3.0×10^9/升以下,有时小于1.0×10^9/升,淋巴细胞相对增高。④血小板减少,多在20×10^9/升以下。

(2)骨髓象:①骨髓有核细胞增生低下或重度低下。②红细胞系统中、晚幼以下各阶段细胞显著减少。③粒细胞系统中的中、晚粒以下各阶段细胞亦显著减少。④巨核细胞显著减少。⑤淋巴细胞、网状细胞、浆细胞等非造血细胞相对增多。

4. 老年性再障特点

(1)老年性再障发病前多有明显的致病因素。其中有服氯霉素、安乃近、磺胺类药、灰黄霉素等,也有长期与油漆及农药接触史和肝炎后再障。

(2)老年性再障临床表现不典型,早期多被误诊、误治。如即使贫血很重,却很少出现心悸、气促、头晕、耳鸣等,皮肤及黏膜苍白又被皮肤色素沉着、结膜充血所掩盖。

(3)老年性再障者常与其他老年病并存,如慢性感染,慢性肝炎,恶性肿瘤,慢性肾病等,因此临床症状复杂,极易误诊、漏诊。

(4)老年性再障易出现严重贫血,重度感染及广泛而明显出血,易导致心力衰竭、感染性休克及内脏出血而死亡。

(5)老年性再障并发症多,症状重,治疗效果差,病死率高。

5. 诊断标准

(1)全血细胞减少,网织红细胞绝对值减少。

(2)一般无肝、脾肿大。

(3)骨髓检查至少一个部位增生降低或重度减少。如骨髓增生活跃,须有巨核细胞减少,骨髓小粒中非造血细胞增多。

(4)能除外引起全血细胞减少的其他疾病。

6. 治疗

老年再障临床表现不典型,早期易误诊。老年再障常与其他疾病并存,早期易误治。老年慢性再障治疗原则是联合用药,长疗程治疗,不易复发。配合中药治疗可提高疗效。老年人再障治疗步骤见图74。

注:老年再障输血指征:血红蛋白低于50克/升时;血红蛋白不低于50克/升,但贫血呈进行性加重,患者不能耐时;中性粒细胞减少,合并严重感染时;血小板减少,并有严重出血时;免疫功能不全时。

老年再障患者每次输血量不宜过多,速度不宜过快,以免加重心力衰竭、肺水肿。

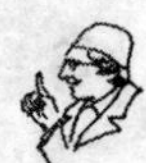

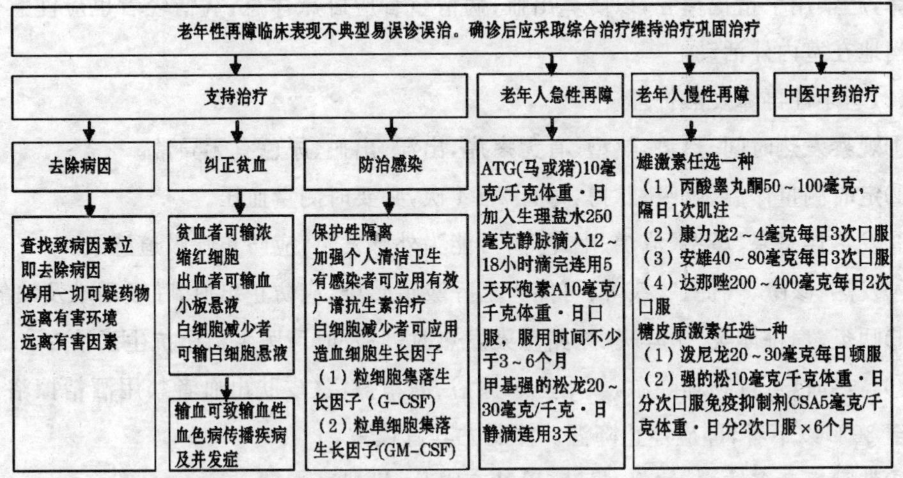

图 74　老年性再障治疗步骤

老年性再障输血反应和并发症。发热反应：最常见；变态反应：输血后出现荨麻疹、血管神经性水肿为常见的输血反应；溶血反应：血型不合引起，此反应预后严重，应给予充分重视；急性肺水肿：由于输入血量过多，输入速度过快；输血传染疾病：如肝炎、梅毒、疟疾、艾滋病等；输入细菌污染血引起的严重反应；过量输血可引起枸橼酸盐中毒，出血倾向，高钾血症；输血时未排空输血管道内空气时，可导致空气栓塞；长期输血者可出现含铁血黄素沉着症和继发性血色病；老年性再障患者输血以多次少量为原则，每日输入200～300毫升为宜，每分钟不得超过20～30滴；老年性再障输血时，要严密观察反应、心率、呼吸、肺啰音等变化；防治感染：有感染征象时及时给予有效抗生素治疗。

7. 调护

(1)老年性再障一般护理

①加强营养。应进食高热能、高蛋白、含多种维生素饮食及易消化吸收之食品。少食辛辣食物，禁烟、酒；食欲下降者，可少食多餐；有胃肠反应者，可调整用药时间或给予对症治疗，以保证进食；进食困难者，可给予静脉输注高营养。

②日常生活护理。严防感冒，有条件者，可预防接种流感疫苗。不去人多的公共场所；做好皮肤清洁护理，减少注射次数，严防皮肤损伤和出血；保持口腔清洁，每次进餐前后及睡前用生理盐水或朵贝尔液漱口；用软毛牙刷刷牙，防止损伤牙龈，引起出血；洗澡时擦洗皮肤不宜过重，以免引起皮下出血，导致感染；秋、冬季气候干燥，可用甘油等润滑

剂涂鼻，严禁用手指挖鼻腔，以防鼻出血；病情重者应卧床休息，病情轻者也应注意休息，可适当地在室内外活动。

(2)老年性再障发热护理

①观察发热时间、热势、热型、有无疼痛，出汗、出血、尿色有无异常。

②定时测量体温、呼吸、脉搏，每日 2～4 次，必要时测量血压。

③发热伴恶寒、鼻塞、流涕、咽痒等，可能为外感发热，应防止呼吸道感染。

④发热、咳嗽、气促、咳痰等，可能为上呼吸道感染，应防止出血，呼吸困难及缺氧。

⑤咽炎、扁桃体炎、中耳炎、尿路感染发热时，应及时请医生给予抗生素治疗。

⑥高热时，可行物理降温，如用温水擦浴、酒精擦浴(皮肤出血者禁用酒精擦浴)。体温降至 39℃以下者，即应停止降温。体弱尤其宜慎重。

⑦鼓励患者多饮水、饮料、果汁、以补充水分，排泄毒素。

⑧发热出汗较多时，要保持清洁，防止感染。

(3)老年性再障鼻出血护理

①出血量少时，可用消毒棉球或纱布压迫止血，亦可用云南白药、三七粉或明胶海绵压迫止血。但禁止应用肾上腺素止血，因可引起局部组织坏死。

②患者仰头，冷敷鼻根及前额止血。

③大量出血或出血不止，请五官科医生处理。可用油纱条填塞，压迫止血 24 小时后应将纱条取出；若仍出血，则重新填塞油纱条。长期压迫止血可导致局部组织坏死或细菌感染。

④应用上述方法止血后，前鼻孔可无出血，但血液可经后鼻腔流至咽部，或被吞咽入胃，或从口中吐出，故应询问患者或观察。如继续出血者，应重新止血。

⑤注意室内温度、湿度，防止干燥，切忌用手指挖鼻孔，以免损伤黏膜出血和感染。

⑥鼻痒或有鼻痂时，可用棉棒擦鼻或涂薄荷油。

(4)老年性再障皮肤出血的护理

①细心观察全身皮肤、黏膜有无出血；如有出血先兆，应及时采取止血措施。

②已有出血者，应观察出血部位、范围、出血量、颜色、出血急缓。

③出血量较多者，应注意血压、脉搏、呼吸以及神志改变。

④再障者多表现皮肤出血点、紫癜、淤斑、重者可出现血肿。

⑤患者的衣服、床单应保持平整、柔软、干燥、应勤换洗，以防刺激皮肤导致出血。

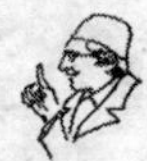

⑥护理操作时，动作要轻巧，避免应用针刺，直接热疗，尽量减少肌内注射和静脉注射次数。注射后在针眼处用棉球压迫片刻，防止出血。

⑦患者活动时，动作要轻、缓、少，切记鲁莽撞碰，以防发生意外损伤。

⑧饮食应勿过烫、过硬、过于粗糙，且易消化和吸收，以防口腔黏膜、胃肠黏膜损伤。

(5)老年性再障口腔黏膜出血的护理

①老年性再障口腔黏膜出血，多表现口腔黏膜血斑、血疱和牙龈出血。

②牙龈出血可用消毒棉球压迫止血。

③可用白茅根、板蓝根、五倍子煎液含漱，或用消炎药水漱口，或用0.1%双氧水清洁口腔，祛除血腥臭味。

④饮食应偏温凉，不可过热。食物宜软、宜烂、易消化，忌食硬固、粗糙、辛辣食品，以免损伤口腔黏膜，加重出血。

⑤口腔黏膜有溃疡、糜烂、出血时，不用牙刷刷牙，而用消毒棉签擦拭，不用牙签剔牙，以免加重出血。

(6)老年性再障呕血、便血的护理

①呕吐物为咖啡色，或柏油样便，应将标本送到医院化验，确定是否呕血或便血。

②密切观察血压、脉搏、面色、肢体温度，根据变化请医生治疗和护理。

③正视疾病，情绪乐观，解除恐惧，必要时按医嘱口服镇静剂。

④小量慢性便血时，可适当在室内活动，大量呕血或便血应绝对卧床休息。

⑤急性期应暂时禁食，出血停止后按医嘱进食冷全流质饮食，再逐步改为少渣半流质饮食。

⑥呕吐导致呕血者，除积极止血外，应给予止吐药，否则会加重呕血。

⑦呕血或便血较多时，除积极止血、输血外，还应保证水及电解质平衡。

⑧药物止血常用三七粉、云南白药、西药有维生素K、止血敏等。

(7)老年性再障压疮的预防与护理

①床铺软硬适宜，清洁平整，木板床要垫厚棉褥，以防长期卧床发生压疮。

②褥子要经常洗晒，保持松软。用塑料海绵垫，垫在整个后背部，以保护肩胛、尾骶部等骨骼突出处的皮肤。

③床单要保持清洁平整，潮湿后应及时更换。

④每日用温水擦背、泡脚，有条件应经常洗澡，保持皮肤清洁、干爽。

⑤勤翻身，勤按摩，以促进皮肤血液循环。翻身时不要蹭破皮服，否则易发展为压疮；翻身后，膝、肘、踝、足跟及枕骨处应垫塑料海绵垫或小棉垫。

⑥保证供应充足营养，增强机体抗病能力。进食易消化，含高蛋白、高维生素食品，如牛奶、蛋类、鸡肉、豆腐、豆浆、鲜蘑菇、蔬菜及水果等。

⑦已发生压疮者，应积极处理。局部红肿发硬者，用酒精按摩以促进血运。有水疱者，不可挑破，用酒精消毒后盖上消毒纱布，让其自然吸收。

(8)老年性再障大小便的护理

①老年性再生障由于长期卧床，易出现便秘，应养成按时排便习惯，并多饮水。

②多食用含纤维素丰富的蔬菜及水果，也可应用开塞露、甘油栓通便，便后要用软纸擦净肛门。

③老年性再障出现腹泻时，便后应用温水洗净肛门及会阴部，再涂以紫草油，以免感染导致肛门周围脓肿。

④老年性再障出现尿失禁时，臀部经常受到尿液刺激，易发生压疮，因此床单上垫上塑料单，其上再铺上床单，臀下垫的尿布要勤洗勤换，保持臀部皮肤清洁干爽。

⑤尿潴留者，可用手轻轻按摩下腹部或用热敷下腹部，以利排尿。

⑥伴有前列腺肥大者，可按医嘱服用药物，仍不能排尿者，应进行保留导尿。

(9)老年性再障心理调护

①老年性再障，病情较重，病情复杂，疗效不佳，多年迁延不愈，极易出现心理负担，也易产生厌世悲观情绪，这对疾病的治疗是不利的。要帮助患者保持乐观精神，树立信心，战胜病魔，要正视现实，振作精神。

②患者对疾病应采取“既来之，则安之”的态度，积极配合医生治疗。

③患者的日常生活，应丰富多彩，散步、练太极拳、下棋、听音乐、练书法、看书、看画报、有利于消除消极情绪。

④家属和医生应体贴患者，关心患者，对患者进行心理疏导；应以最大的努力满足患者的要求，为患者创造优美的生活、疗养及治疗环境。

(10)老年性再障饮食调理

①有低热、盗汗、五心烦热者，可选用枸杞子蒸蛋：鸡蛋1个，去壳加糖适量，枸杞子10克，蒸煮15分钟，每日1次。

②有面色苍白、肢寒怕冷，腰酸腿软者，可选用山羊肉党芪当归汤：山羊肉500克切

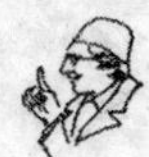

成小块，黄芪、党参、当归各25克(布袋装)，同放沙锅内，加水1 000毫升，文火煮，至羊肉煮烂时加入生姜25克，食盐适量，吃肉喝汤，可常食用。

③贫血重者，可选用牛骨髓瘦肉汤：牛骨髓、干姜、牛瘦肉一同煮熟，喝汤吃肉，每周2～3次。

④有明显出血者，可选用花生仁衣粉：花生仁衣12克，研碎成粉，每日2次，口服。

⑤皮肤有紫癜者，可选用仙鹤草红枣汤：仙鹤草100克，红枣10枚，水煎，每日3次，口服。

8. 老年性再障止血药膳

(1)阿胶黄酒饮：阿胶30克，黄酒、红糖各适量。炖后，加红糖。每日2次，7日为1个疗程。

(2)首乌肝片：何首乌液20毫升，鲜猪肝250克，水发黑木耳25克，青菜叶、料酒、醋、食盐、酱油、葱、姜、蒜、清汤、水豆粉、猪油、菜油各适量。制菜常吃。

9. 预防

(1)严格掌握用药指征：慎用解热镇痛药。

(2)禁止随便给老年人应用氯霉素：老年人骨髓造血组织随年龄增长而逐渐减少，骨髓造血组织对氯霉素很敏感，即使应用1次或小剂量氯霉素也可引起再障。

(3)加强自我防护：老年人要远离有毒化学品、电离辐射场所。曾有接触者应去医院定期检查血象，以早期发现，早期治疗。

(4)防止有害物质污染：周围环境积极搞好环境清洁卫生，清除垃圾，栽草植树，美化环境。

(5)加强饮食卫生：养成饭前便后洗手的习惯，防止病毒性肝炎的传播。

(6)积极接收预防注射：有条件者接受肝炎疫苗注射，预防病毒性肝炎。

(7)积极治疗原发病：如病毒性肝炎、伤寒、血吸虫病、钩虫病等，以免引起再障。

九、各类型再生障碍性贫血表现

各类型再生障碍性贫血临床特点及实验室检查见图75。

十、各类型再障诊断标准治疗原则及预后

各类型再障诊断标准治疗原则及预后见图76。

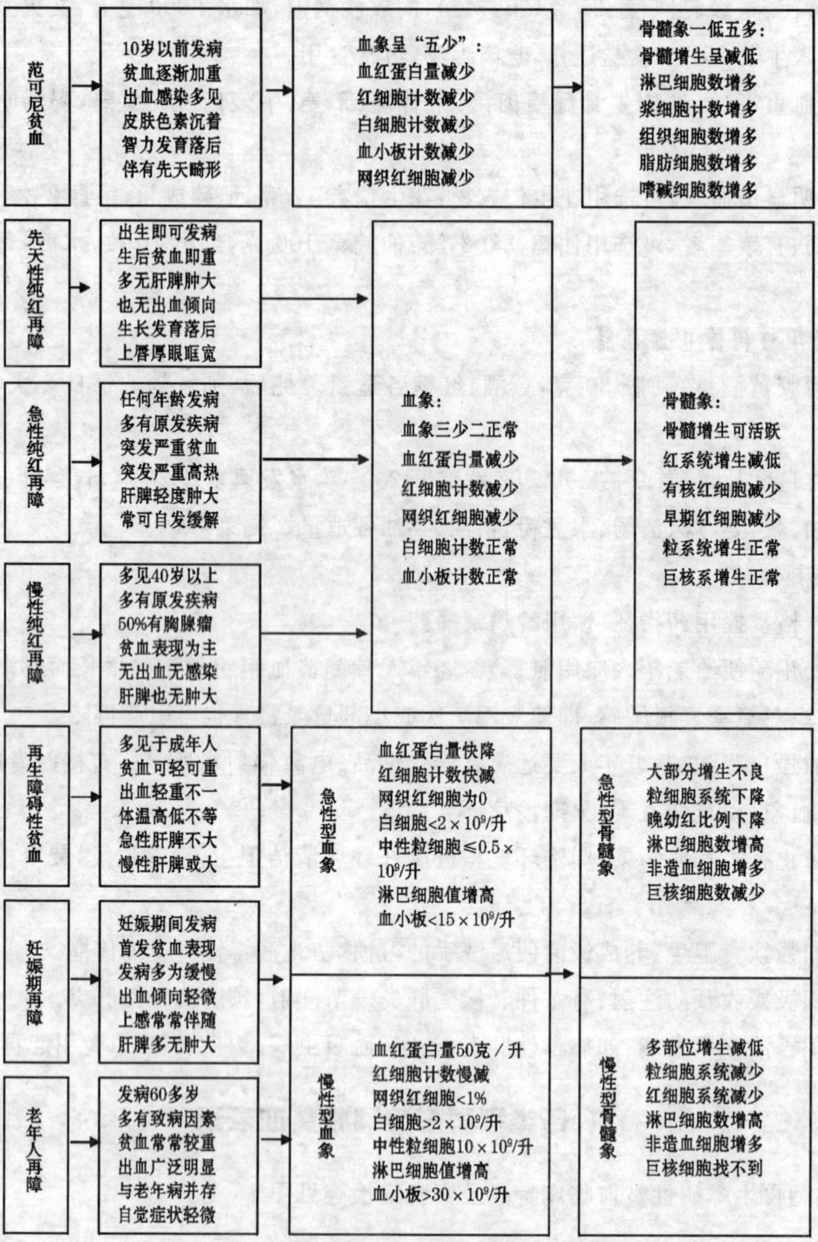

范可尼贫血 → 10岁以前发病 / 贫血逐渐加重 / 出血感染多见 / 皮肤色素沉着 / 智力发育落后 / 伴有先天畸形 → 血象呈“五少”：血红蛋白量减少 / 红细胞计数减少 / 白细胞计数减少 / 血小板计数减少 / 网织红细胞减少 → 骨髓象一低五多：骨髓增生呈减低 / 淋巴细胞数增多 / 浆细胞计数增多 / 组织细胞数增多 / 脂肪细胞数增多 / 嗜碱细胞数增多

先天性纯红再障 → 出生即可发病 / 生后贫血即重 / 多无肝脾肿大 / 也无出血倾向 / 生长发育落后 / 上唇厚眼眶宽 →

急性纯红再障 → 任何年龄发病 / 多有原发疾病 / 突发严重贫血 / 突发严重高热 / 肝脾轻度肿大 / 常可自发缓解 →

慢性纯红再障 → 多见40岁以上 / 多有原发疾病 / 50%有胸腺瘤 / 贫血表现为主 / 无出血无感染 / 肝脾也无肿大 →

（以上三型共同）血象：血象三少二正常 / 血红蛋白量减少 / 红细胞计数减少 / 网织红细胞减少 / 白细胞计数正常 / 血小板计数正常 → 骨髓象：骨髓增生可活跃 / 红系统增生减低 / 有核红细胞减少 / 早期红细胞减少 / 粒系统增生正常 / 巨核系增生正常

再生障碍性贫血 → 多见于成年人 / 贫血可轻可重 / 出血轻重不一 / 体温高低不等 / 急性肝脾不大 / 慢性肝脾或大 →

妊娠期再障 → 妊娠期间发病 / 首发贫血表现 / 发病多为缓慢 / 出血倾向轻微 / 上感常常伴随 / 肝脾多无肿大 →

老年人再障 → 发病60多岁 / 多有致病因素 / 贫血常常较重 / 出血广泛明显 / 与老年病并存 / 自觉症状轻微 →

（以上三型共同）

急性型血象：血红蛋白量快降 / 红细胞计数快减 / 网织红细胞为0 / 白细胞<2×10⁹/升 / 中性粒细胞≤0.5×10⁹/升 / 淋巴细胞值增高 / 血小板<15×10⁹/升

慢性型血象：血红蛋白量50克／升 / 红细胞计数慢减 / 网织红细胞<1% / 白细胞>2×10⁹/升 / 中性粒细胞10×10⁹/升 / 淋巴细胞值增高 / 血小板>30×10⁹/升

→

急性型骨髓象：大部分增生不良 / 粒细胞系统下降 / 晚幼红比例下降 / 淋巴细胞数增高 / 非造血细胞增多 / 巨核细胞数减少

慢性型骨髓象：多部位增生减低 / 粒细胞系统减少 / 红细胞系统减少 / 淋巴细胞数增高 / 非造血细胞增多 / 巨核细胞找不到

图 75　各类型再生障碍性贫血表现

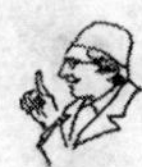

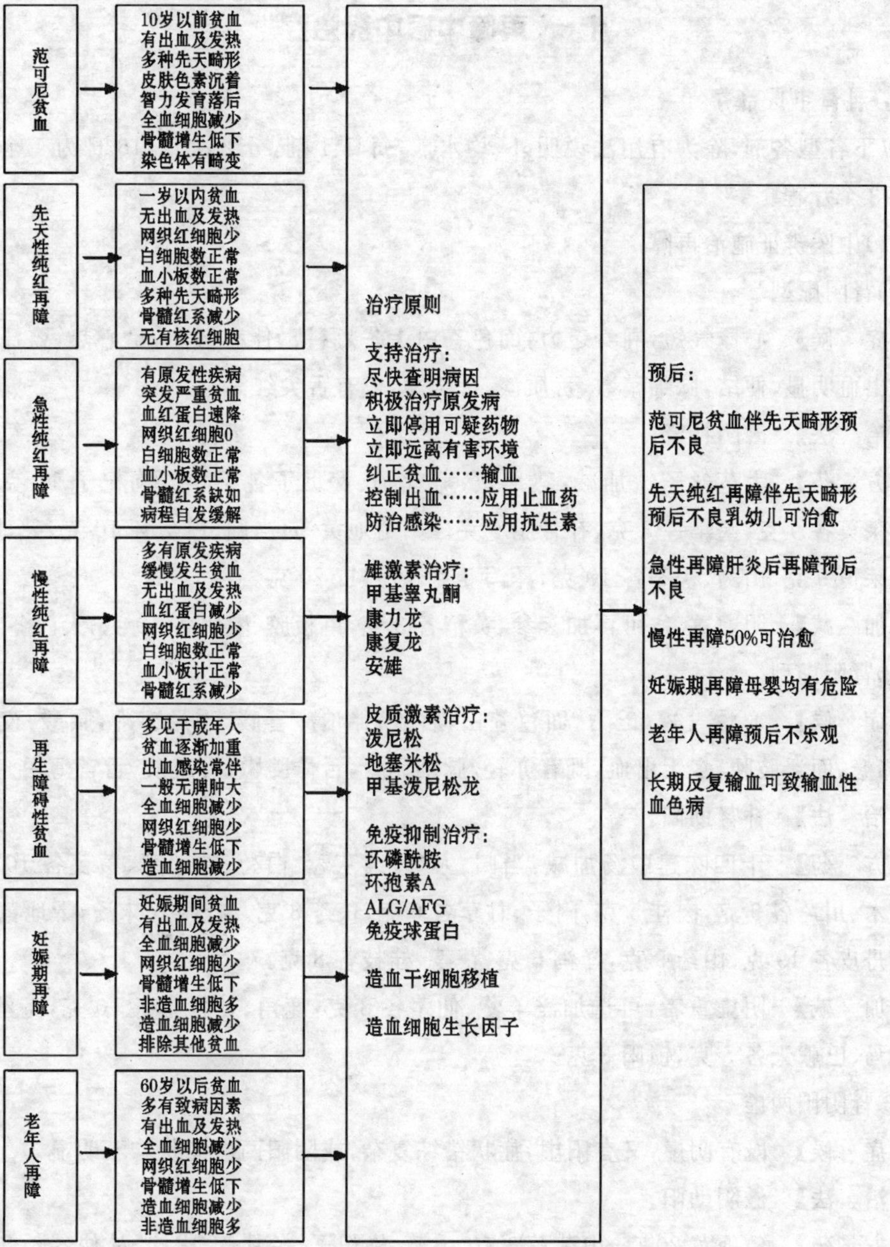

类型	诊断标准
范可尼贫血	10岁以前贫血 有出血及发热 多种先天畸形 皮肤色素沉着 智力发育落后 全血细胞减少 骨髓增生低下 染色体有畸变
先天性纯红再障	一岁以内贫血 无出血及发热 网织红细胞少 白细胞数正常 血小板数正常 多种先天畸形 骨髓红系减少 无有核红细胞
急性纯红再障	有原发性疾病 突发严重贫血 血红蛋白速降 网织红细胞0 白细胞数正常 血小板数正常 骨髓红系缺如 病程自发缓解
慢性纯红再障	多有原发疾病 缓慢发生贫血 无出血及发热 血红蛋白减少 网织红细胞少 白细胞数正常 血小板计正常 骨髓红系减少
再生障碍性贫血	多见于成年人 贫血逐渐加重 出血感染常伴 一般无脾肿大 全血细胞减少 网织红细胞少 骨髓增生低下 造血细胞减少
妊娠期再障	妊娠期间贫血 有出血及发热 全血细胞减少 网织红细胞少 骨髓增生低下 非造血细胞多 造血细胞减少 排除其他贫血
老年人再障	60岁以后贫血 多有致病因素 有出血及发热 全血细胞减少 网织红细胞少 骨髓增生低下 造血细胞减少 非造血细胞多

治疗原则

支持治疗：
尽快查明病因
积极治疗原发病
立即停用可疑药物
立即远离有害环境
纠正贫血……输血
控制出血……应用止血药
防治感染……应用抗生素

雄激素治疗：
甲基睾丸酮
康力龙
康复龙
安雄

皮质激素治疗：
泼尼松
地塞米松
甲基泼尼松龙

免疫抑制治疗：
环磷酰胺
环孢素A
ALG/AFG
免疫球蛋白

造血干细胞移植

造血细胞生长因子

预后：

范可尼贫血伴先天畸形预后不良

先天纯红再障伴先天畸形预后不良乳幼儿可治愈

急性再障肝炎后再障预后不良

慢性再障50%可治愈

妊娠期再障母婴均有危险

老年人再障预后不乐观

长期反复输血可致输血性血色病

图 76 各类型再障诊断标准治疗原则及预后

十一、再障中医中药治疗

1. 再障中医治疗

以下各型各剂，除为有用法说明外，均水煎，每日1剂，分2次服，15日为1个疗程，共2～3个疗程。

(1)中医辨证施治再障

①肾阴虚型

【症　候】 心悸气短，周身乏力，面色苍白无华，唇淡，伴有低热，足心热，盗汗，口渴思饮，出血明显，便结，脉细稍数，舌质淡，舌苔薄，或有舌尖红等。

【治　法】 滋阴补肾。

【方　药】 大菟丝子饮加减：熟地黄、菟丝子、女贞子各15克，枸杞子10克，何首乌、山茱萸各9克，墨旱莲3克，补骨脂6克。归芍地黄汤：当归、白芍各10克，熟地黄15克，山茱萸9克，山药、茯苓各10克，泽泻5克，牡丹皮20克。

【加　减】 阴虚重者，可再加玄参、黄精各3克，龟板胶、鳖甲各10克，天门冬5克。

②肾阳虚型

【症　候】 心悸气短，乏力，面色苍白，唇淡，伴怕冷喜暖，手足凉冷，腰酸，夜尿频，大便稀溏，面浮肢肿，多无出血，既有亦轻，脉细无力，舌体胖嫩，舌质淡，舌苔薄白。

【治　法】 补肾助阳。

【方　药】 十四味建中汤加减：当归、人参、肉苁蓉、白芍、熟地黄、黄芪各10克，半夏、白术、川芎各9克，肉桂5克，附子、甘草各6克，茯苓8克。桂附八味汤：干地黄、山茱萸、牡丹皮各19克，山药9克，泽泻5克，茯苓、桂枝各8克。

【加　减】 阴虚重者，可选加淫羊藿、仙茅各8克，鹿角、补骨脂各10克，菟丝子15克，海马、巴戟天各5克，锁阳8克。

③肾阴阳两虚

【症　候】 既有阴虚，又有阳虚，症状错综复杂，或阴阳两虚症状均不明显。

【治　法】 滋阴助阳。

【方　药】 熟地黄20克，山茱萸3克，山药、枸杞子、炙甘草、肉桂、杜仲各6克，附子9克；仙茅、枸杞子各6克，淫羊藿、女贞子、补骨脂、何首乌、肉苁蓉各8克，巴戟天9克，熟地黄10克，桑椹5克。

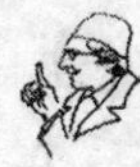

【加　减】 病情重者，可选加龟版胶 10 克，淫羊藿 9 克。

④淤血停滞

【症　候】 贫血明显，胁痛，肌肤甲错，面色晦暗，舌质紫暗，脉细或涩。

【治　法】 活血化瘀合补血法。

【方　药】 桃红四物汤：桃仁 10 克，红花 4 克，白芍、当归、川芎各 9 克，熟地黄 12 克。合当归补血汤：黄芪、三七各 10 克，当归 9 克，丹参 8 克，鸡血藤 6 克。

【加　减】 贫血者，加黄芪、当归、阿胶、紫河车、桂圆肉、鹿茸各 10 克，白芍、人参各 8 克，鹿角胶 9 克；白细胞减少者，加鸡血藤、鹿角胶、紫河车各 10 克，补骨脂、党参、黄芪各 8 克，人参、石苇各 6 克。血小板减少者，加紫草 8 克，卷柏 9 克，土大黄、柿树叶、三七、紫河车、人参各 10 克，党参 8 克，水牛角 30 克，桂圆肉 8 克；轻度出血者，加仙鹤草、白茅草、侧柏叶各 10 克，大、小蓟各 9 克，藕节、茜草各 8 克；容易感冒者，加黄芪、白术、板蓝根各 10 克，防风 6 克。

⑤虚热出血

【症　候】 出血缓慢，量少，色鲜红，常有低热，手足心热，盗汗，舌尖红，脉细数。

【治　法】 宜滋阴退热，凉血止血。

【方　药】 玉女煎：石膏 30 克，熟地黄 15 克，麦门冬、知母、牛膝各 9 克。大补阴丸：黄柏、知母各 120 克，熟地黄、龟板各 180 克。茜根散：茜草根、黄芪、阿胶、侧柏叶、生地黄各 6 克。

【用　法】 水煎，每日 1 剂，分 2 次服；研末，合蒸熟猪骨髓为丸，1 次 9 克，每日 2 次服用；为散，每次 3 克，每日 2 次。

⑥实热出血

【症　候】 出血急骤、量多、鲜红，多发热，舌苔黄，脉数或浮数，常见消化道出血。

【治　法】 宜清热泻火，凉血止血。

【方　药】 犀角地黄汤：犀角 2 克，生地黄 30 克，赤芍 12 克，牡丹皮 9 克。泻心汤：大黄 10 克，黄连、黄芪各 9 克。龙胆泻肝汤：龙胆草 12 克，生地黄 18 克，柴胡、车前子、当归、木通各 6 克，泽泻、栀子、黄芪各 9 克，甘草 3 克。十灰散：大蓟、小蓟、荷叶、侧柏叶、白茅根、茜草根、栀子、大黄、牡丹皮、棕榈皮各 100 克。加味清胃散：生地黄 12 克，牡丹皮 9 克，当归 6 克，黄连 4.5 克，连翘 10 克，犀角 1 克，升麻、生甘草各 3 克。

【用　法】 前三味：水煎，每日 1 剂，分 2 次服。十灰散：各药炒炭，共研细末，用鲜藕汁或萝卜汁、草莓磨汁调服，每次 9～15 克，每日 2 次。最后一味：共研粗末，每次服 6～12 克，每日 2 次。15 日为 1 个疗程，共服 2～3 个疗程。

⑦气虚出血

【症　候】 出血较慢，出血量多少不定，色稍淡，以阴道出血较多，伴有乏力、气短、盗汗、面白唇淡，或有形寒怕冷，舌苔薄白、舌质淡，脉沉细无力。

【治　法】 宜补气摄血。

【方　药】 归脾汤：白术、酸枣仁、人参、当归、远志、茯神各 9 克，黄芪、人参、桂圆肉各 10 克，木香、甘草各 6 克。补中益气汤：黄芪、人参、白术各 9 克，当归身、炙甘草、陈皮各 6 克，升麻、柴胡各 3 克。黄土汤：炒心黄土 30 克，甘草、干地黄、白术、炮附子、黄芩各 9 克。

【加　减】 颅内出血用龙胆泻肝汤；实热出血：用方药黄土汤；颅内出血伴昏迷：加安宫牛黄丸或至宝丹，化水鼻饲；齿龈出血：用 2%明矾水或五倍子、地骨皮各 50 克，煎水含漱；月经过多：于行经前 3 天开始服用防崩汤（白茅根、煅牡蛎、阿胶、侧柏枝各 10 克，煅龙骨、栀子炭各 6 克，生地黄、牡丹皮各 9 克，藕节、花蕊石各 8 克），加黄芪 10 克、党参 8 克，以补气摄血。

(2)再障感染中药治疗

①感冒发热。银翘散：金银花、连翘各 30 克，桔梗、牛蒡子各 18 克，豆豉、甘草、薄荷各 15 克，荆芥穗、竹叶各 12 克，上药杵为散。每次服 18 克，每日 1～2 次。桑菊饮：桑叶、菊花、连翘、杏仁、桔梗各 9 克，甘草 3 克，薄荷 6 克，芦根 15 克。

②口腔感染发热。可选用普济消毒饮：黄芩、陈皮各 10 克，马勃 7 克，黄连、甘草、玄参各 9 克，板蓝根、连翘、牛蒡子、柴胡、薄荷、桔梗各 6 克，僵蚕、升麻各 2.1 克。

③口腔溃疡。锡类散、养阴生肌散，以上两散均外涂，每日 3～5 次；板蓝根、蒲公英各 30 克，煎汤含漱，每日 3～4 次。

④肺部感染。麻杏石甘汤：麻黄、杏仁各 9 克，石膏 30 克。千金苇茎汤：苇茎 90 克，薏苡仁 30 克，冬瓜仁 24 克，桃仁 9 克。以上两汤剂，均水煎，每日 1 剂。

⑤肠道感染。葛根芩连汤：葛根 12 克，黄芩 9 克，黄连 6 克，甘草 3 克；白头翁汤：白头翁 30 克，黄连 6 克，黄柏、秦皮各 12 克。香连丸：黄连 180 克，吴茱萸 30 克。同炒，去吴茱萸，加木香适量，研末，醋糊丸。每日 2 次，每次 3 克，开水送服。

⑥泌尿系统感染。八正散：木通、瞿麦、萹蓄、车前子、滑石、炙甘草、大黄、栀子各 100

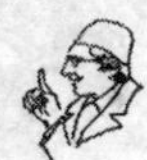

克。共为粗末，每次服 6 克，每日 2 次，加灯芯草煎水服用；分清饮。萆薢、车前子、丹参、茯苓、石菖蒲各 6 克，白术、黄柏、莲子心各 10 克。

⑦软组织感染。黄连解毒汤：黄连、黄柏各 10 克，黄芩、栀子各 9 克；五味消毒饮：金银花、蒲公英各 15 克，野菊花 30 克，紫花地丁、紫背天葵各 10 克。上两剂，均水煎，每日 1 剂，分 2 次服用。如意金黄膏：黄芩、大黄、黄柏各 20 克，甘草，栀子各 10 克，研末，加米醋调成膏，每日 1～2 次，局部外敷。

⑧败血症。清瘟败毒饮：生石膏 30 克，生地黄 20 克，犀角（广角）1 克，黄连、桔梗各 6 克，知母、赤芍药各 9 克，连翘 15 克，甘草 3 克，栀子、牡丹皮、黄芩、玄参、竹叶各 10 克；黄连解毒汤：黄连、黄柏各 10 克，栀子、黄芩各 9 克。

(3)治疗再障单方、验方

①猪肚干粉。全猪肚 1 个。将猪肚用盐水抓洗，去脂，切碎置于瓦上焙干，捣碎，研为细末，放于瓶中。1 次服 15 克，每日 2 次，连服月余。

②羊胫骨粉。羊胫骨（即羊四肢长骨）2 根，大枣 20 枚，糯米 100 克。将羊胫骨敲碎，加洗净的大枣和糯米，加水适量煮粥。

③黑木耳汤。黑木耳 15 克，大枣 15 克，冰糖 10 克。将黑木耳、大枣用温水泡开洗净，放入小碗中，加水适量，再加冰糖，放置锅中蒸 1 小时即可。每日 1 次或分次食用。

④牛骨髓丸。牛骨髓 10 克，加当归、何首乌、紫河车、桂肉、龟板胶、鹿角胶、阿胶各 10 克。配制丸剂，每次 1 丸（10 克），每日 3 次，口服。

⑤羊骨粥。鲜羊骨 1 000 克，大米 100 克，精盐、葱、姜各适量。将鲜羊骨洗净捣碎，加水煮熬取汤。再将大米淘净，放入羊骨汤内，熬煮成粥，再加入精盐、生姜、葱。每日 1 次，宜常吃。

⑥首乌当归鸡。鸡肉 25 克，何首乌、当归、枸杞子各 25 克。一同入锅，加水适量，武火烧沸，后文火炖至肉烂熟，再加作料即成。每日 1 次，2 日服完。

⑦黄豆煮猪肝。黄豆 100 克，猪肝 100 克。将黄豆放入锅内，加水适量，中火煮至八成熟，将猪肝切片放入，继续煮至熟。每日 1～2 次，连续服用。

⑧苁蓉羊肉粥。肉苁蓉 15 克，羊肉、大米各 100 克，精盐、葱白、生姜片各适量。将羊肉洗净，切碎。肉苁蓉切碎入锅，加水适量，煎后取汁去渣，将羊肉下入肉苁蓉汁内，再加入大米，煮沸后，加入食盐、葱白、生姜片，续煮成粥。每日 1 次，每次 1 小碗。

⑨花生衣粉。花生衣适量。将花生衣研末，开水冲服。每次 6 克，每日 2 次。常食。

⑩五香猪肝粥。五香猪肝 50 克，红糯米 100 克，酱油、食盐、味精各适量。将猪肝切末，伴入适量酱油、食盐、味精；再把糯米淘净加水煮粥，粥熟后放入猪肝和少量的猪油，再烧沸。每日 1 次，可作主食常食。

2. 再障药膳疗法及调护

(1)止血药膳：适用于牙龈出血、鼻出血、月经过多的慢性再障。

①二仙饮。鲜藕节、鲜茅根各 120 克。将藕洗净，切薄片，茅根洗净，切碎，同入锅，加水适量，武火烧沸，再用文火煎熬 30 分钟，凉后装入瓶中。不拘时，当茶饮。

②鲜茅根汁。鲜茅根不拘多少，冰糖适量。将白茅根洗净，榨取汁液，加入少许冰糖溶后即成。每次 10～20 毫升，每日 2 次。

③黑木耳红枣汤。黑木耳 30 克，大枣 30 枚，红糖适量。将黑木耳加温水浸泡 30 分钟，洗净，与大枣一同入锅，加水适量，用文火炖熟，加红糖搅匀。每日 1 次，长期服用。

④鸡冠花蛋汤。白鸡冠花 30 克入锅内加水 500 毫升，煎成 300 毫升，去渣留汁；再将鸡蛋打入药汁内，煮成荷包蛋，加白糖。每日 1 次，宜常吃。

⑤黑木耳糖。黑木耳粉 200 克，赤砂糖 250 克，植物油适量。将赤砂糖放入锅内，加水适量，武火上烧沸，再用文火煎至黏稠时，加入黑木耳粉，搅匀，停火。再将糖汁倒入涂有熟植物油的盘中，摊平晾凉，用刀划成小块。每次 50～100 克，每日 2 次，可常食。

(2)再障的调护

①精神安慰。要关心体贴患者，耐心解释，增强其战胜疾病的信心，主动配合医生治疗。

②休息。可在室内外活动，血红蛋白低于 50 克/升时，应卧床休息，在室内活动。

③饮食。高蛋白、高维生素、高热能。消化道出血者、禁食或进流质。

④居室卫生。居室内保持清洁，每日应通风换气，阳光充足，还应定期消毒。

⑤个人卫生。勤洗澡、理发、剃胡须，以防毛囊阻塞感染化脓。

⑥防褥疮。长期卧床受压部位，应经常给予按摩、热敷，以免发生压疮。

⑦口腔护理。饭前、饭后、睡前应用 2%～4%硼酸溶液含漱；有溃疡者外涂锡类散、冰硼散、冰硼油等；疼痛甚者可用 0.5%地卡因液涂局部溃疡面。

(3)肝炎后再障的饮食：原则是食品新鲜，易消化，富含蛋白质、维生素、高热能。

①高蛋白质类。鱼、瘦肉、蛋、乳类等，成人每日应摄取蛋白质 75～100 克。

②高维生素 C 与 B 族维生素尤为重要。应多食广柑、苦瓜、枣、红薯、苋菜、黄瓜、卷心菜、番茄、萝卜及花生仁等。

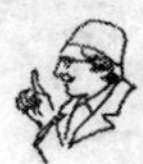

③高糖类。主要从大米、面粉等食物中摄取，成人每日应不少于300～400克。

④低脂肪。肝炎患者进食脂肪过多加重肝脏负担，易形成脂肪肝。

⑤禁忌。禁烟酒，忌辛辣、燥热、油腻之食品。

十二、再障的护理

1. 再障常规护理

(1)再障患者高热护理

①密切观察发热时间、热势、热型及伴随症状。并定期测量体温、呼吸、脉搏，每日2～4次，出血时也应测量血压。

②高热时给予物理降温，头部置冰袋，温水擦浴，不宜用酒精擦浴，以防皮肤出血。

③高热患者不可将体温骤降38℃以下，以防大量出汗而虚脱。

④鼓励患者多饮水、饮料、果汁等，以补充水分，有助于排泄毒素。

⑤给予高热能、高维生素、有营养的流食或半流食。

⑥保持口腔清洁，勤漱口，用软毛牙刷刷牙。

⑦保持皮肤清洁、干燥，严防外伤。

⑧防止患者受凉感冒，尽量减少与外人接触。

(2)再障患者鼻出血护理

①出血量少时，用棉球或纱布蘸止血药(云南白药、三七粉、明胶海绵等)，压迫止血，但禁用肾上腺素类血管收缩药物点鼻，因其可使局部黏膜坏死，加重出血。

②患者向上仰头，冷敷鼻根部及前额部止血。

③出血量大时，请鼻科医生处理，可用油纱条填塞，压迫止血。24小时候更换油纱条，以防长期压迫，造成局部组织坏死或细菌感染。

④如有血液由后鼻腔流至咽部，应设法重新止血，直至出血停止。

⑤患者居室内空气、温湿度要适宜，不可过于干燥。

⑥鼻痒时可用棉棒擦鼻，或涂薄荷油，切忌用手挖鼻孔。

(3)再障患者皮肤出血护理

①要经常细心观察各部位皮肤、黏膜有无出血。

②已有出血者，要记录出血部位、性质、血色、血量；出血多者，应观察血压、脉搏、呼吸及神智改变。

③患者衣服、床单要平整、柔软、干燥，要勤洗、勤换，以防对皮肤形成损伤而出血。

④医疗操作要轻巧，以防给患者皮肤造成损伤。

⑤应尽量避免针刺疗法、直接热疗法，以免诱发出血。

⑥注射后针眼部位应用棉球压迫片刻，以防皮下淤血或出血。

⑦患者活动时动作要轻、慢，切忌鲁莽、粗暴、碰撞，以防出现意外损伤。

⑧食物、汤水勿过烫、过硬、过大或粗糙，细嚼慢咽，免损伤口腔、食管黏膜。

(4)再障患者口腔黏膜出血护理

①口腔黏膜出血多为黏膜血斑、血疱，咽后壁血肿等。

②牙龈出血时，可用止血棉球压迫出血部位止血。

③用止血、消炎药液含漱，如白茅根、板蓝根、五倍子适量煎水含漱；庆大霉素溶液漱口；用0.1%过氧化氢浓液清洗口腔，祛除口臭。

④饮食、服药液均应偏凉；食物宜软、烂、易消化、富营养；忌硬固、粗糙、辛辣。

⑤牙龈出血时，不用牙刷刷牙，可用棉球擦拭；不用牙签剔牙。

2. 再障消化系统护理

(1)再障患者呕血、便血的护理

①患者呕吐物为咖啡色或见有柏油样便时，多为消化道出血，应立即取标本送化验。

②密切观察血压、脉搏、面色、体温的变化。

③稳定情绪，解除心里恐惧。可按医嘱应用镇静药物。

④休息，小量出血者可在床上适当运动；大出血时或急性出血时，立即卧床。

⑤急性出血者应禁食，出血停止后遵医嘱进冷食全流，逐步改为少渣冷半流食。

⑥出血伴呕吐时，应积极止血，制止呕吐，以防出血加重。

⑦出血时要记录出血量，注意水、电解质平衡，并及时纠正酸中毒。

⑧病情严重时，可酌情输血、补液。

(2)再障患者长期便秘的护理

①养成按时排便习惯，并多饮水，每日6～8杯。

②多食粗纤维含量高的食物，如芹菜、韭菜、萝卜、海带、豆角、杂豆、粗粮、带皮水果。

③适当增加高脂肪食物，如花生、芝麻、核桃、花生油、豆油等，每日的脂肪量可达到100克左右。

④中药决明子泡水代茶饮，有通便作用。

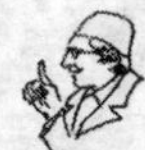

⑤适当增加体力活动和锻炼，增加胃肠肌的弹性，不要依赖泻药，以免使营养素流失，且加重便秘。

⑥多食产气食物，如洋葱、萝卜、蒜苗等。

⑦禁忌烟酒及辛辣食物。

⑧多食含纤维素食物，如粗粮、酵母、大豆及其制品。

⑨多食吸水性强的水果等。

(3)再障患者便秘的食疗验方

①红薯粥。去皮、切块红薯加小米各 50 克，加水适量，烧沸；转文火煮烂。每日 2 次，早、晚餐食用。

②芝麻粥。芝麻 6 克，大米 50 克，蜂蜜少许。将锅烧热，放入芝麻，用文火炒熟取出。大米洗净，放入锅内，加水适量，烧沸转文火煮至米八成熟，放入芝麻、蜂蜜拌匀，继续煮至米烂成粥。每日 2 次，早、晚餐食用，宜常吃。

③核桃鸭子。鸭 1 只，鸡肉泥 100 克，核桃仁 200 克，荸荠 150 克，鸡蛋清 1 个，调料适量。鸭背开膛，除内脏，洗净，放入沸水锅中氽一下取出，加葱、生姜、黄酒、精盐少许，上笼蒸烂，取出晾凉，拆去骨，一切两片，去皮。将鸡肉泥，蛋清、玉米粉、味精、黄酒、食盐调成糊，再将核桃仁、荸荠剁碎，加入蛋清糊内，并将蛋清、核桃、荸荠糊抹在鸭子内膛上。锅烧热，放油适量烧至六成热时，放鸭子炸酥，捞出沥去油，切成长条装盘，洒上香菜末即可。每日食用，不限量，常吃可通便。

3. 再障特殊护理及理疗

(1)再障患者压疮的护理

①床铺应软硬适宜，清洁整齐。木板床上应垫厚棉褥。褥子要常洗晒，保持松软。

②用塑料海绵垫，垫上整个后背部，保持肩胛、尾骶部骨骼突出处皮肤不受压。

③床单保持清洁、平整、干燥，并经常更换。

④经常洗澡，每日用温热水擦背、泡脚。每日清洗臀部、外阴部，保持皮肤清洁。

⑤勤翻身、勤按摩，以促进血液循环。可用中药红花酒精，或 50%酒精，倒在手心上，用手掌和皮肤一起转动。

⑥保证充足营养，增强抵抗力。进食易消化、含高蛋白及丰富的维生素食品，如牛奶、鸡蛋、鱼、鸡、豆腐、豆浆、鲜蘑、青菜及水果等。

⑦局部皮肤红肿硬块时，应立即解除受压，每日用 50%酒精按摩，以加速血液循环。

⑧局部皮肤出现小水疱时，不要挑破，用75%酒精消毒，盖消毒纱布，自然吸收。

⑨皮肤溃破出现溃疡时，可用生理盐水、雷夫奴尔液或抗生素液湿敷。最好不用红药水或甲紫(龙胆紫)，以免妨碍观察局部变化。还可用红外线或紫外线照射，有杀菌和促进血液循环作用。在家里亦可用40瓦灯泡照射局部，但要防止烫伤。

⑩重症患者，应定期做口腔细菌培养，根据菌种给予0.1%红霉素液漱口，有真菌感染者可用制霉菌素甘油外涂。

⑪保持大便通畅，便后用1/5 000高锰酸钾溶液清洗肛门及会阴部，局部保持干燥。如有溃疡或脓肿形成者，给予紫外线照射，再用庆大霉素盐水溶液局部湿敷。

⑫防治静脉炎：静脉注射、输液、输血时，经常更换注射部位，防止出血。

(2)再障患者心理护理

①再障患者的心态。本病患者多有心理负担，焦虑不安，有失落感；对疾病失去信心，常表现出不积极主动配合医护人员治疗；有的病人对生活、工作失去信心，甚至产生厌世悲观思想；易产生责备他人、责备医生的消极情绪；对自身疾病微小变化，非常敏感，情绪不稳定，易动感情。

②心理护理措施。在医院、病房或家庭要创造健康、乐观的氛围；正视疾病，振作精神，树立信心，积极主动配合医生治疗；要把内心压抑，向医生或家人表露，从忧郁中解脱出来；要丰富生活内容，培养兴趣爱好；病情缓解后，适当参加轻松工作或体育锻炼，以增强抵抗力。

(3)再障患者适合做太极拳运动

①作用。增强心血管功能：可增强心肌收缩力，减慢心率，增强心脏的储备功能，具有预防出血的作用；增强呼吸系统功能：提高肺活量，增加气体交换，提高机体对氧的利用；促进血液循环：提高骨骼血液供应，有利于骨髓造血；改善消化系统功能：增强食欲，促进消化酶的分泌，有利于消化、吸收和排泄，防止便秘和出血；提高免疫功能：增强机体的细胞免疫和体液免疫功能，有利于清除体内的自由基。

②要求。身体端正自然，不偏不歪，不挺胸鼓肚；嘴自然闭合，下颌微向里收，舌抵上腭；练拳时，心平气和，做到“松静”排除杂念，专心致志；全身肌肉、关节及筋骨都应放松；颈、肩、腰、髋及四肢亦要放松；宜在“松静”状态中做太极拳动作。

③练法。要使动作呈弧形或球形，协调、均匀、连贯；不要间断，以腰部为运动轴心，带动四肢运动；头颈部随目光自然转动，步法要稳健；出腿时将重心转移到另一腿上，再

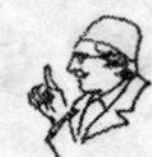

缓缓伸出；在运动中必须始终保持全身平衡；呼吸必须配合拳术，用鼻呼吸，以腹式自然呼吸，使膈肌有规律地升降。

4. 女性再障患者月经过多的食疗验方

(1)月经量多，色淡质薄，清稀如水，面色苍白，心悸气短，气短懒言，小腹空坠，肢软无力，舌质淡，舌苔不润，脉虚弱无力等，可采用以下食疗验方。

①清蒸人参桂圆鸡。鸡 1 只，人参（或黄芪）10～20 克，大枣、桂圆各 10 枚，冰糖 3 克。鸡宰杀后，去毛和内脏，洗净，在空腹内放浸湿人参（或黄芪），另将大枣、桂圆肉、冰糖用纱布包好，放入鸡腹中，再加水半碗，将鸡腹拢夹合装入盆中，蒸 2 小时，取出纱布包。分次食用鸡肉、大枣、桂圆、人参（或黄芪）。每周 1～2 次。

②清蒸人参鸡。人参 15 克，母鸡 1 000 克，火腿 10 克，水发香菇 15 克，葱、姜、精盐、料酒、味精各适量。将鸡宰杀后去毛和内脏，放入开水里烫一下，洗净。将火腿、香菇、少许葱、生姜切片，人参用开水泡开，上笼蒸 30 分钟。在盆内放入鸡、人参、火腿、香菇、葱、姜、精盐、料酒、味精，加鸡汤淹没过鸡，上笼蒸熟即可。分次食用，宜常吃。

③当归羊肉汤。山羊肉 50～100 克，当归 50 克，鲜姜片 50 克。将山羊肉洗净，加水 2～3 升煮沸后捞出，拆骨切碎，再重新放入锅中加当归、鲜姜片煮成糊状。每日早、晚各食 2 汤匙，宜常吃。

(2)月经量少，色深红或紫红，质稠有小血块，腰腹胀痛，心烦口渴，尿黄便结，舌质红，苔黄，脉滑数者，可采用以下食疗验方。

①二鲜饮。鲜藕 120 克，鲜茅根 120 克。先将藕洗净，切薄片，茅根洗净，切碎，同藕入锅，加水适量，将锅置武火上烧沸，再用文火熬 30 分钟。不拒时，代茶饮，宜长饮。

②阿胶黄酒饮。阿胶 30 克，黄酒、红糖各适量。把阿胶、黄酒放入锅中，加水适量，置火上炖融化后，调入红糖。每日 2 次，分服，7 日为 1 个疗程。

③鲜地黄汁。鲜地黄 250 克，生姜汁少许。将地黄洗净，切成碎块，用纱布包好，榨取汁液。服时加少许姜汁，每次 10～20 毫升，每日 2 次，宜常饮。

④黑木耳炖猪肉。黑木耳 15 克，藕节 30 克，冰糖 15 克，猪瘦肉 100 克。以上料洗净后同放入沙锅中，加水炖熟后食用。每日 1 剂，分 2 次食用，连食 7 日。

⑤鲜芥藕菜。鲜芥菜 150 克，鲜藕 200 克。鲜芥切段，鲜藕（连节）切片，共在沸水中焯片刻，加适量调味品。可作菜食用，每日 1～2 次，宜常吃。

第六章　葡萄糖-6-磷酸脱氢酶缺乏症

葡萄糖-6-磷酸脱氢酶(G-6-PD)缺乏症是由于葡萄糖-6-磷酸脱氢酶(G-6-PD)缺乏而导致红细胞在代谢过程中被破坏，所造成的一种溶血病。本病遍布世界各地，估计患者人数在2亿以上。我国的云南、广西、广东的发病率最高，其次为贵州、四川、福建、浙江、江苏等地也有本病发生，淮河以北比较少见。

本病男子为半合子，女性为杂合子或纯合子，按X伴性连锁遗传规律，男性患者可遗传给女性下一代而不会遗传给男性，女性患者可遗传给男性或女性下一代。因此，本病男性发病多，1/3女性杂合子可发生溶血征象。

葡萄糖-6-磷酸脱氢酶(G-6-PD)缺乏症在临床上有六种类型：无溶血征象；新生儿高胆红素血症；蚕豆病；感染诱发的溶血性贫血；先天性非球形红细胞溶血性贫血(CNSHA)；药物诱发的溶血性贫血。

一、新生儿高胆红素血症

新生儿红细胞葡萄糖-6-磷酸脱氢酶(G-6-PD)缺乏，是受外源性或内源性因素激发或自发地发生新生儿溶血病，导致高胆红素血症。

我国新生儿葡萄糖-6-磷酸脱氢酶(G-6-PD)缺乏症发生率为3.0%～8.65%，而严重黄疸发生率为21%～50%，成为高发地区新生儿高胆红素血症的主要病因之一。

1. 诱因

(1)外源性诱因：细菌和病毒感染，如肺炎、脐炎、上呼吸道感染、脓疱病和腹泻等；药物和化学物质，包括乙酰苯胺、呋喃唑酮、甲基美兰、萘啶酮酸、萘、硝咪唑、亚硝酸异戊酯、呋喃吅啶、苯基偶氮、二氨基吡啶、苯肼、伯氨喹啉、乙酰磺胺、对氨基苯磺酰胺、磺胺吡啶、噻唑砜、甲苯胺蓝、三硝基甲苯、尿酸氧化酶等药物或毒物。通过胎盘或母乳进入新生儿体内而诱发本病。

(2)内源性诱因：红细胞内酶活性减低；血清维生素E水平降低、维生素C水平升高、

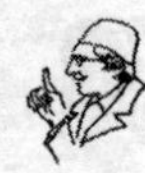

低血糖、酸中毒、缺氧等。

2. 临床表现

(1)出生前发病者:可出现流产、早产、死胎、胎儿水肿等表现。

(2)出生时发病者:因发生严重溶血而出现心力衰竭,表现出全身发绀、呼吸微弱、或心律不齐。

(3)多数新生儿:出生时表现正常,3～4 天后出现黄疸,且进行性加重,4～5 天达高峰,多见中、重度黄疸,7～10 天后黄疸开始消退。

(4)新生儿感染:给新生儿用药或母乳用药引发者,多于出生后 1～2 周出现黄疸,称为晚期"溶血性黄疸"。

(5)胆红素脑病(核黄症):病情迅速恶化,可出现嗜睡、拒乳、尖叫、抽搐,甚至死亡。发生时间可迟到出生后 11～12 天。

(6)贫血和发绀:早期发病者多呈轻、中度贫血或无贫血,外源性因素诱发或晚期发病者多有中、重度贫血,甚至发绀、排出棕色尿液。

(7)肝脾肿大:可有肝、脾肿大,多见于药物诱发者。可合并胆汁郁积综合征,预后多不良。

(8)其他:偶见胎儿水肿。

3. 实验室检查

(1)血象:血红蛋白多$<$130 克/升,重者可$<$50 克/升,但也有 1/3 患儿$>$150 克/升;网织红细胞正常或轻度增高;血涂片可见红细胞大小不等、细胞碎片、多种异形红细胞,有核红细胞增多;白细胞计数正常或增高,或呈类白血病反应;血小板计数多正常。

(2)骨髓象:骨髓增生明显活跃;红系中幼红细胞增多;血清未结合胆红素增高,严重溶血者结合胆红素亦可增高;肝功能损害,谷丙转氨酶升高;海因兹(Heinz)小体生成试验阳性;G-6-PD 活性降低。

4. 诊断标准

(1)在 G-6-PD 缺乏症高发区,原因不明的新生儿高胆红素血症或与感染或与用药有关者。

(2)有阳性家族史(双亲有蚕豆病、药物溶血史或同胞有新生儿期黄疸、胆红素脑病史)。

生后早期(1 周内)出现黄疸,成熟儿的血清未结合胆红素在 205.2 微摩/升以上,未成熟儿的在 256.5 微摩/升以上。血红蛋白降低至 130 克/升以下。网织红细胞增多。尿胆原增加。G-6-PD 活性降低。

5. 鉴别诊断

本病应与新生儿溶血病，新生儿败血症，新生儿肝炎相鉴别。

新生儿高胆红素血症与上述三病鉴别见 77。

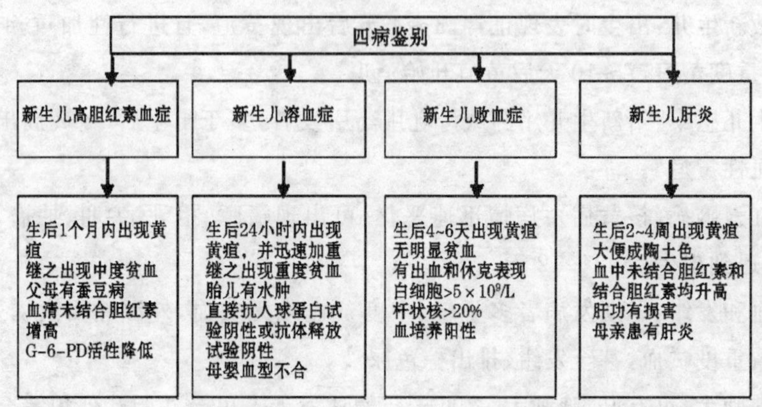

图 77 新生儿高胆红素血症鉴别诊断

6. 治疗

原则：忌用氧化性药物；控制高胆红素血症。

(1)光照疗法(光疗)：用眼罩遮盖双眼，用尿布遮盖外阴部，全身裸露置于阳光之下，可持续照射 48～72 小时；亦可照射 6～12 小时，停 2～4 小时，反复进行。

①注意事项：

每 4 小时测体温 1 次，并记录出入液体量，如体温上升时可适当降温或暂停光疗。

定期测定血清胆红素浓度，以及时调整治疗方案。

定期监测光管强度及使用时间，以便适时更换。

加强护理：注意呼吸、心率、大小便及喂养进食情况，发现问题及时处理。

每日液体入量约为 240 毫升，并及时补充维生素 B_2 5 毫克。每日 3 次，口服。

②光疗不良反应

发热：体温多在 38℃左右，超过 38℃者应暂停光疗。

腹泻：大便稀薄呈绿色，每日 4～5 次，停止光疗后即可消失。

皮疹：多为斑点、淤点，光疗结束后即消失。

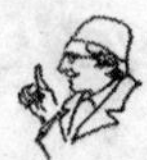

维生素B_2缺乏：及时补充维生素B_2每次5毫克。每日3次，口服。直至光疗结束，改为每日1次，再连服3日。

青铜症：光疗后皮肤呈青铜色，发现后应立即停止光疗。

低钙血症：多无症状，但严重低钙血症时可发生抽搐危及生命，应立即静脉补充钙剂。

(2)血浆或白蛋白疗法：①25%白蛋白，每日1克/千克体重，每日1～2次，静脉滴注；②血浆，每次25毫升，每日1～2次，静脉滴注。

(3)药物治疗：①苯巴比妥，每日5毫克/千克体重，分5～7次口服，连服7日；②尼可刹米，每日100毫克/千克体重，分次口服，连服9日。

(4)纠正酸中毒：①可给予碳酸氢钠，剂量可根据血气分析结果计算：

剩余碱×体重(千克)×0.3=所需碳酸氢钠毫克当量数

②再给10%葡萄糖溶液：每次5～10毫升/千克体重，静脉滴注，可防治酸中毒和低血糖。

(5)控制感染：应根据病原和病情选用有效的抗生素，但不宜用磺胺类药、氯霉素、新生霉素等抗菌药物，以免加重黄疸。

(6)纠正缺氧：呼吸困难或发绀者，应间断吸氧，以防加重酸中毒。

提示：出现溶血性贫血者，应少量多次给予输血。但本病高发地区，要特别注意选用葡萄糖-6-磷酸脱氢酶(G-6-PD)正常的全血或浓缩红细胞输给患者，以免加重溶血或再次发生溶血。

(7)维生素疗法：①维生素E。每日50～100毫克，1次肌内注射，1周后改为每日25毫克，口服；②维生素B_1。每次5～10毫克，每日3次，口服；③维生素B_6：每次5～10毫克，每日3次，口服。

(8)中药治疗

①清开灵注射液。每次10～20毫升，加5%～10%葡萄糖溶液150～300毫升，静脉滴注，每日1次。

②安宫牛黄丸。每日1/2～1/3丸，用开水化解，分次服用。

③醒脑静注射液：每次1～2毫升，每日2～～3次，肌内注射；或每次加5%～10%葡萄糖溶液250毫升，静脉滴注，每日1次。

④茵栀黄注射液。每次4毫升，每次加10%葡萄糖溶液30毫升，静脉滴注，每日1次。连用3～5日。以下⑤至⑨各剂水煎，每日1剂，分次口服，连服3日。

⑤茵陈9克，栀子9克，大黄(后下)黄连各1.5克，黄柏、黄芩各4.5克。

⑥茵陈、金钱草、车前子、阴行草各20～30克。

⑦玉米须30克，田基黄、车前草各15克，钩藤、蝉蜕、茵陈各6克。

⑧茵陈汤剂。茵陈15克，黄芩9克，制大黄3克，甘草15克。

⑨三黄汤。制大黄3克，黄连9克，黄芩4.5克。

以上各药可任选1～2种同时服用。

7. 调护

(1)密切观察患儿全身表现：有无精神萎靡、嗜睡、黄疸、拒乳、惊跳不安、两眼上翻、抽搐等表现，以便早期发现、早期治疗胆红素脑病(核黄症)。

(2)加强保护患儿皮肤、脐部、臀部的清洁卫生，防止破损而自发感染加重病情。

(3)出生半小时左右，可以授乳，以防低血糖发生加重病情。

(4)哺乳前、后要清洗乳头，使其保持干燥、清洁卫生，以防患儿消化系统感染加重病情。

(5)出生后可试喂温开水、蒸馏水或5%葡萄糖水，第一天每次喂奶15～20毫升，以后逐渐增加，每日哺乳量为120～180毫升/千克体重，以保证充足营养和液体，以增强抗病能力。

(6)没有母乳者，可用配方奶粉代替，但一定保证充足营养。

(7)积极防治污染：拒绝探视，保持室内清洁卫生，空气新鲜，阳光充足，室内定期消毒；母亲有感染性疾病，应严防传染给患儿。

8. 预防

(1)产前预防：对孕满28周的孕妇及其丈夫要进行(G-6-PD)缺乏的筛选，凡双方或一方为本病者，孕妇在妊娠28周后开始服用苯巴比妥，每晚0.03～0.06克，直至分娩，但不少于3周。亦可配合或单服中药预防(如玉米须30克，金钱草、车前草、田基黄各20克，茵陈、钩藤、蝉蜕各10克，水煎，每日1剂，分2～3次服用)。

孕妇有贫血者，可加服硫酸亚铁，每次0.15～0.3克，每日3次，口服；维生素E，每次100毫克，每日3次，口服。可防止胎儿贫血。

(2)产时预防：积极预防胎儿宫内窘迫，窒息、分娩时外伤，以防止缺氧和感染，窒息严重者应及时监测血糖，并积极纠正低血糖，可给予10%葡萄糖溶液5～10毫升/千克体重，静脉滴注。并取脐血急检血型，测血清胆红素浓度，及G-6-PD水平，以备采取应急处理。

(3)产后预防：新生儿出生后第一天应检查外周血红蛋白、红细胞、有核红细胞、网织

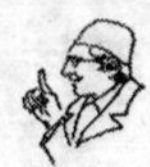

红细胞计数，以观察病情进展变化情况。给予新生儿苯巴比妥每次 5 毫克，每日 3 次，口服，共 5 日。

(4)消除诱因：新生儿要避免各种感染、缺氧、酸中毒，并给予及时治疗。禁用可诱发本病药物，孕妇产前禁用樟脑丸贮存衣服，忌吃蚕豆及其制品。

(5)禁止哺母乳 2 周，以防引发本病发作。

二、蚕豆病

蚕豆病是由于葡萄糖-6-磷酸脱氢酶(G-6-PD)缺乏者食用蚕豆、蚕豆制品或接触蚕豆花粉后所致的一种急性溶血性贫血。本病在我国并不罕见。广东、四川、桂林、上海、贵州、云南、安徽、北京、江西等地均有发生，多发生于蚕豆成熟季节。男多于女，男性患者占 90%，儿童多于成人。3 岁以下患者占 70%，少数患者至中年或老年才首次发病。

1. 临床表现

(1)发病急剧：潜伏期自 2 小时至 15 日不等，多为 1～2 月。常于吃蚕豆后数小时至数日发生急性溶血性贫血。

(2)病程在 1～2 日至 1 周左右，一般为非自限性。

(3)前驱症状有全身不适、疲乏无力、发热、头痛、头晕、厌食、恶心、呕吐、腹泻或便秘等。

(4)急性溶血性贫血继前驱症状之后，可急剧出现面色苍黄、黄疸，尿色因溶血程度和急缓而不同，可呈茶色、红葡萄酒色、酱油色等。

(5)半数患者有肝脏肿大，少数患者有脾脏肿大。

(6)严重患者有全身衰竭、重度贫血、嗜睡、休克、惊厥、昏迷及急性肾衰竭及心力衰竭。

2. 实验室检查

(1)血象：①血红蛋白急剧下降。重者降至 10 克/升以下。②红细胞最低降至 0.5×10^{12}/升以下。③网织红细胞明显增高>0.20。④外周血涂片可见有核红细胞增多。⑤白细胞升高，可达 $(10\sim20)\times10^{9}$/升，甚至呈类白血病反应；⑥血小板计数正常或增高。

(2)骨髓象：①红细胞系、粒细胞系均明显增生，年龄越小粒细胞系增生愈明显。②红细胞系以中晚幼红细胞增生为主。

(3)尿检查：①尿呈酱油色、浓茶色、红葡萄酒色、洗肉水色、黄色等。②尿隐血试验阳性率可达 60%～70%。③尿检验可见蛋白、红细胞及管型，尿胆原及尿胆素均阳性。④血清游离血红蛋白增高，结合珠蛋白减低。⑤葡萄糖-6-磷酸脱氢酶活性测定减低。

蚕豆病临床类型及其治疗步骤见图 78。

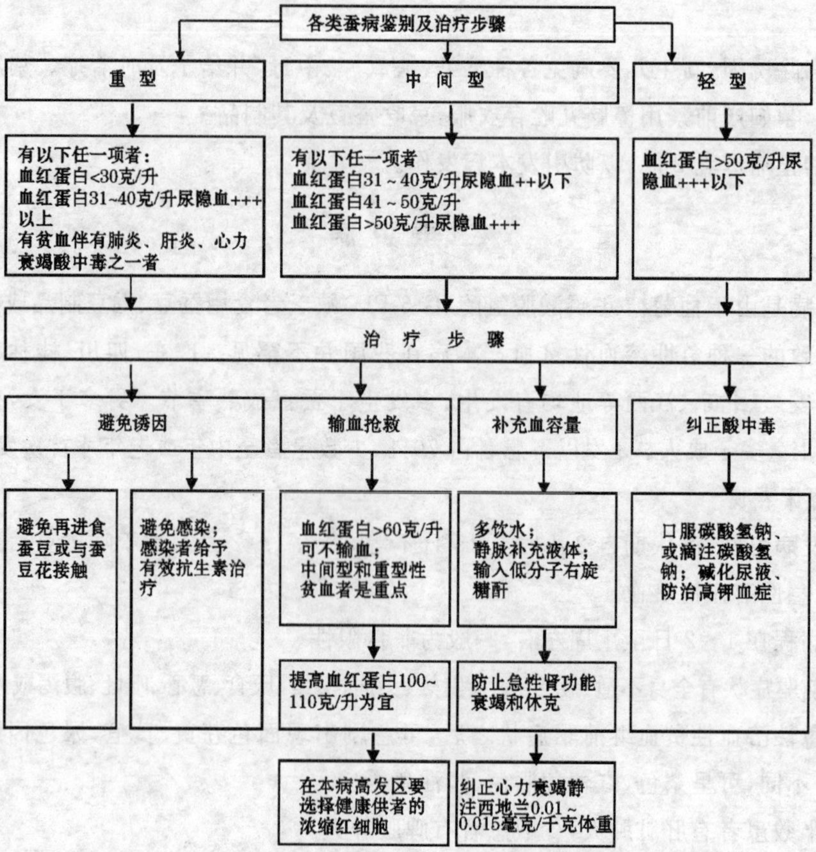

各类蚕病鉴别及治疗步骤

重型
有以下任一项者：
血红蛋白<30克/升
血红蛋白31~40克/升尿隐血+++以上
有贫血伴有肺炎、肝炎、心力衰竭酸中毒之一者

中间型
有以下任一项者
血红蛋白31～40克/升尿隐血++以下
血红蛋白41～50克/升
血红蛋白>50克/升尿隐血+++

轻型
血红蛋白>50克/升尿隐血+++以下

治疗步骤

避免诱因
避免再进食蚕豆或与蚕豆花接触
避免感染；感染者给予有效抗生素治疗

输血抢救
血红蛋白>60克/升可不输血；中间型和重型性贫血者是重点
提高血红蛋白100~110克/升为宜
在本病高发区要选择健康供者的浓缩红细胞

补充血容量
多饮水；静脉补充液体；输入低分子右旋糖酐
防止急性肾功能衰竭和休克
纠正心力衰竭静注西地兰0.01～0.015毫克/千克体重

纠正酸中毒
口服碳酸氢钠、或滴注碳酸氢钠；碱化尿液、防治高钾血症

图 78　蚕豆病临床类型及其治疗步骤

提示：本病如处理不当，病情严重者可因急性溶血高钾血症和急性肾衰竭导致死亡。

3. 蚕豆病分型

(1)重型。具有以下任 1 项者：①血红蛋白＜30 克/升。②血红蛋白为 31 克～40 克/升，尿隐血试验＋＋＋以上。③伴有严重并发症，如肺炎、心力衰竭、酸中毒、肝炎等。

(2)中间型。具有以下任 1 项者：①血红蛋白为 31 克～40 克/升，尿隐血试验＋＋以下。②血红蛋白为 41 克～50 克/升。③血红蛋白＞51 克/升，尿隐血试验＋＋＋。

(3)轻型。血红蛋白＞51 克/升，尿隐血试验＋＋＋以下。

(4)隐匿型。血红蛋白及红细胞计数正常或轻度减低，外周血可查到变性珠蛋白小

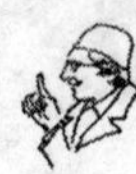

体，尿隐血试验阴性，尿胆原阳性。

4. 诊断标准

(1)病史：①本病多见于多发地区。②本病多见于蚕豆成熟的初夏季节。③患者多有进食蚕豆病史。④患者多见于3岁以下的男性儿童。成年女性也可发病。⑤本病多有40%以上阳性家族史。由于G-6-PD缺乏属遗传性。

(2)临床表现：①有严重的贫血症状。②有明显的溶血症状。③严重病例出现全身衰竭、急性肾衰竭。

(3)实验室检查：①血红蛋白重度减少。②葡萄糖-6-磷酸脱氢酶(G-6-PD)活性测定减低。

5. 治疗

(1)输血：①轻型(血红蛋白>60克/升)可不输血治疗。②中间型(血红蛋白30克/升～60克/升)及重型(血红蛋白<30克/升)均应输血。③输血为每次10～20毫升/千克体重。④在葡萄糖-6-磷酸脱氢酶缺乏的高发区，献血员应预先进行葡萄糖-6-磷酸脱氢酶检查，禁用葡萄糖-6-磷酸脱氢酶缺乏的血液，以免输入后发生第二次溶血。⑤一般病例输血1～2次后病情可迅速好转。

(2)纠正酸中毒：重型病例，尤其是输血后病情无明显改善时，应纠正酸中毒，及时补充碱性溶液。常用的碱性药物是碳酸氢钠，其用量按以下公式计算：其中毫摩=〔24－碳酸氢钠盐(HCO_3^-实测结果)〕×体重(千克)×0.3计算。

注：0.3为细胞外液占体重的比例。

(3)纠正酸中毒注意事项

①静滴或输注碱性药物速度宜慢，年龄小时尤其宜慢。因为快速输注高张碳酸氢钠可引起以下并发症：高钠血症(易造成心力衰竭、脑室出血)，血液酸碱度迅速上升(可抑制呼吸，使病情恶化)；酸中毒纠正后，可加重组织缺氧。酸中毒纠正过快可引起低钾血症，低钙血症。

②一般轻度酸中毒以输液为主，不一定给予碱性药物，便可以纠正。

③应用碱性药物时，应将计算用量稀释1倍或配制成等渗溶液静脉滴注，于30～60分钟滴完，亦可把计算的1/4～1/2量稀释后于2～5分钟内静脉注入，其余量加入静脉液体内静脉滴注。

(4)纠正心力衰竭：急性心力衰竭可静脉滴注西地兰，每次剂量为0.01～0.015毫克/千克体重，必要时2～3小时重复1次。

(5)防治急性肾衰竭：①补充足够体液，可静脉补充葡萄糖液和生理盐水。②纠正缺氧，可间断吸氧。③纠正酸中毒，防治高钾血症。④防治休克，可输入低分子右旋糖酐。⑤防治感染，可根据病原体和病情选用有效抗生素，但禁用对肾脏有毒不良反应的药物。

(6)中医辨证施治

以下各剂服法均水煎，每日1剂，分2次服。

①脾虚血亏型

【症　候】 发热较轻，面目及肌肤发黄，小便色黄，四肢乏力，心悸气短，纳短便溏，舌淡，苔薄，脉濡细。

【治　法】 健脾利湿，补气养血兼解毒。

【方　药】 小建中汤：桂枝10克，当归、茯苓、白芍、茵陈各12克，党参、黄芪、田基黄各15克，炙甘草6克。

②温热蕴结型

【症　候】 身目发黄明显，发热口渴，心烦不宁，恶心，呕吐，脘腹胀满，纳呆食少，大便秘结，小便短赤或呈酱油色尿，舌质红，苔黄腻或黄燥，脉弦数或滑数。

【治　法】 清热解毒，利湿退黄。

【方　药】 茵陈五苓散：茵陈、黄芩各15克，茯苓、泽泻、郁金各10克，白术、猪苓、栀子各12克，板蓝根18克，甘草6克。

③毒邪内陷型

【症　候】 急起发病，病情速变，身黄如金，高热口渴，鼻出血，大便干结，小便呈酱油色，甚者尿闭，抽搐或昏迷，胁下可及痞块，舌质红绛，苔秽浊，脉弦细而数。

【治　法】 清热凉血，解毒救逆。

【方　药】 生地黄15克，黄连、牡丹皮、栀子、升麻、玄参各10克，茵陈、板蓝根各18克，甘草6克。

6. 调护

(1)患者饮食宜细软，易于消化和吸收清淡食品，可少食多餐。禁忌辛辣有刺激食物。

(2)以素食为主，忌油腻，慎荤腥之品，不可饱食和暴食。

(3)鼓励多饮水喝汤，以利小便，排泄毒素。

(4)加强饮食清洁卫生，进餐前后洗手，不食生冷食品，以防消化道感染。

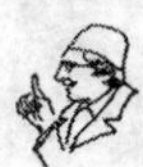

7. 中医辨证施护

(1)阳黄护理

①热重于湿者,患者喜凉恶热,居室、饮食均宜偏凉。寒属阴邪,又不宜过于寒凉,待热象稍轻,即宜以温柔为主。湿重于热者,饮食和居室均以偏温热为宜;②患者抵抗力下降,尽量少与外人接触,以防并发感染(病毒或细菌感染),加重病情;③可多饮果汁之类,如多食水果、蔬菜汁、西瓜、冬瓜、番茄、梨、藕等;④阳黄者,黄疸易于消退,食欲随之恢复,食量应限制,切不可贪食,宜逐渐增加食量,以防损伤脾、胃;⑤黄疸完全消退后,可下床适当活动,切不可过累。

(2)阴黄护理

①阴黄多属阳虚,喜热恶寒,故居室、饮食、中药等均以偏温热为宜。②病者多体弱无力,不宜多活动,切忌外出,以免受风寒;③病者正气虚弱,须需补养,宜多食鱼肉禽蛋等鱼肉有情之品。补气之食物有扁豆、大枣、莲子、牛肉、瘦肉、乳类;④禁忌油腻及辛辣食物。

(3)极黄护理

①极黄者,病情多危急,宜居单人卧室,不与他人接触,室内外应保持安静,室内阳光充足,空气新鲜,定时通风换气;②病者应绝对卧床休息;③昏迷或躁动不安者,应加床栏,以防意外。并加强口鼻卫生,以防外感;④有恶心、呕吐者,应暂时禁食,以静脉补充营养液,并防止窒息。

8. 预防

(1)凡患过蚕豆病或其家庭成员中曾患过蚕豆病者,均应禁止食用蚕豆。

(2)哺乳期妇女,无论是否患过蚕豆病,在本病高发地区居住者,最好不吃蚕豆,以免婴幼儿通过乳汁发病。

(3)患有本病者,除应终身禁食蚕豆外,于每年3～5月蚕豆成熟季节,最好远离蚕豆花粉,以免发病。

(4)凡食蚕豆后出现头晕、发热、乏力、恶心、呕吐、烦躁、腹痛等症状,应立即到医院检查,明确是否为蚕豆病,并积极治疗。

三、药物诱导的溶血性贫血

葡萄糖-6-磷酸脱氢酶缺乏患者服用多种药物或化学物质后,均可出现溶血性贫血,最早发现的是伯氨喹啉,可引起葡萄糖-6-磷酸脱氢酶缺乏患者出现药物诱导的溶血性贫血。

1. 诱导患者溶血性贫血的药物

(1)抗疟药伯氨喹啉、扑疟喹啉、五烷喹、阿地平、奎宁等。

(2)止痛及退热药安替匹林、非那西丁、阿司匹林、乙酰苯胺。

(3)硝基呋喃类,如呋喃西林。

(4)磺胺类,如磺胺异唑、磺胺甲氧嗪、磺胺吡啶、乙酰胺苯磺胺、磺胺醋酰、水杨酰偶氮磺胺吡啶。

(5)砜类药,如噻唑砜、二胺二苯砜。

(6)其他药物,如氯霉素、二巯基丙醇、异烟肼、对氨基水杨酸、奎尼丁、丙磺舒、维生素 K、维生素 C、美蓝、甲苯胺蓝、苯肼、萘、三硝基甲苯。

(7)G-6-PD 缺乏者禁用的药物和化学品见表 10。

表 10 G-6-PD 缺乏者禁用的药物和化学品

乙酰苯胺	伯氨奎
呋喃唑酮	乙酰磺胺
甲基美蓝	磺胺甲异恶唑
萘定酮酸	对氨基苯磺胺
萘	磺胺吡啶
硝咪唑	噻唑砜
亚硝酸异丁酯	甲苯胺蓝
呋喃坦啶	三硝基甲苯
苯基偶氮二氨基吡啶	尿酸氧化酶
苯　肼	

(8)G-6-PD 缺乏者在治疗剂量下可能是安全的药物见表 11。

表 11 G-6-PD 缺乏者在治疗剂量下可能是安全的药物

对乙酰氨基酚(扑热息痛)	氨基苯甲酸
乙酰水杨酸(阿司匹林)	保泰松
安塔唑啉	苯妥英钠
安替比林	丙璜舒

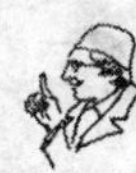

续表 11

维生素 C	普鲁卡因酰胺
苯海索(安坦)	乙胺嘧啶
氯霉素	奎尼丁
氯　胍	奎　宁
氯　喹	链霉素
秋水仙素	磺胺嘧啶
苯海拉明	磺胺甲基嘧啶
异烟肼	磺胺甲氧嗪
左旋多巴	磺胺二甲基异恶唑
水溶性维生素 K	三甲氧苄胺嘧啶
维生素 K_3	吡甲胺

2. 临床表现

(1)急性溶血期(10～14 天):

①在服用诱发溶血药物 1～2 日后即出现头痛、头晕、厌食、恶心、呕吐、无力等。

②继而出现发热、黄疸、血红蛋白尿、尿色呈茶色至酱油色、伴腰背痛。

③红细胞及血红蛋白迅速下降,1 周左右贫血最重,网织红细胞轻度上升。

④7～10 日开始好转,贫血减轻。

(2)恢复期(20～30 日):①网织红细胞由显著增高后逐渐降至正常。②血红蛋白逐渐上升至正常。

(3)平衡期:①红细胞及血红蛋白稳定在正常范围。②网织红细胞降至正常。③继续用药后一般不再溶血,但大剂量用药仍可溶血,不过较第一次为轻。④少数患者可出现少尿、尿闭甚至急性肾衰竭而死亡。

3. 实验室检查

(1)血象:①G-6-PD 缺乏患者未溶血时,血象、红细胞形态、红细胞渗透性、脆性均正常,网织红细胞正常。②发生急性溶血时,红细胞计数及血红蛋白急剧下降,血红蛋白可<10 克/升。③网织红细胞计数增高。④外周血涂片可见多染性及嗜碱性点彩红细胞,多见含有海因兹小体细胞。⑤白细胞计数及中性粒细胞百分百增高。⑥血小板计数正常。

(2)尿检:①尿隐血试验阳性。②尿胆原增多。

(3)血清胆红素增高。

4. 诊断标准

(1)在家族成员中有 G-6-PD 缺乏病史及溶血病史。

(2)患者有明显的服药史。

(3)患者服药后发生贫血临床表现,如头晕、头痛、全身乏力、发热、黄疸,血红蛋白尿、血红蛋白迅速下降等。

(4)实验室检查有溶血证据:网织红细胞计数增高;G-6-PD 活性减低;红细胞海因茨小体生成试验阳性;尿胆原增高;尿隐血试验阳性;血清胆红素增高。

5. 诊断步骤

(1)确定贫血存在:①患者有头晕、头疼、全身乏力、皮肤黏膜苍白等表现。②患者红细胞计数、血红蛋白含量明显下降,血红蛋白在 100 克/升以下。可以确认贫血存在。

(2)确定溶血存在:①网织红细胞计数可达 10%或更高。②血清胆红素和间接胆红素增高。③尿胆红素阴性。④尿胆素阳性。⑤尿胆原阳性。⑥血涂片嗜多色红细胞明显增多,成熟红细胞大小不一、畸形、破碎等。⑦出现血红蛋白尿。⑧尿隐血试验阳性。

(3)确定病因或诱发因素:①通过询问病史,确定家族成员中有 G-6-PD 缺乏者。②患者有服药史。③患者服药后发生溶血病史。④通过血液、尿液检测可检测出药物及其代谢产物。

6. 鉴别诊断

(1)遗传性球形细胞增多症:本病血片中球形细胞增多,红细胞渗透性、脆性增高,可见球形红细胞,且有溶血增加。

(2)阵发性睡眠性血红蛋白尿:本病为一种不明的贫血、溶血,或血红蛋白尿,酸化溶血试验、糖水试验等阳性。

7. 治疗

(1)认真查找引起溶血的药物,并立即停用。

(2)反复少量输新鲜血,小儿每次 2～5 毫升/千克体重,成人每次 200 毫升。

(3)早期、大量、短疗程应用糖皮质激素,如泼尼松,每日 30～60 毫克,一次或分次口服;或氟美松,每日 0.75～6 毫克,分次口服。

(4)维持水及电解质平衡,口服或静脉补充液体,如 5%～10%葡萄糖溶液、生理盐水

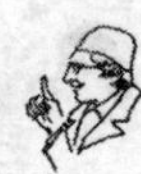

以利药物排出。

(5)积极防治急性肾衰竭：①防止休克及血容量不足。②严禁应用使肾脏血管收缩的药物和对肾脏有毒害药物，如磺胺类药物、庆大霉素、卡那霉素等。③严格限制钾盐摄入(包括中药夏枯草、金钱草、浮萍)。④避免输入库存血。⑤防治感染，可用对肾脏无毒性抗生素，如青霉素。⑥适时给予利尿药物，如呋塞米等。⑦纠正酸中毒，可用碱性药物。⑧有条件者可进行血液透析。

(6)应用抗氧化剂，如维生素 E，每次 100 毫克，每日 3 次，口服。

(7)在 G-6-PD 缺乏症的高发区，严格选用不是 G-6-PD 缺乏症的供血者，以避免输血后引起更为严重的溶血。

药物诱导的溶血性贫血的治疗步骤见图 79。

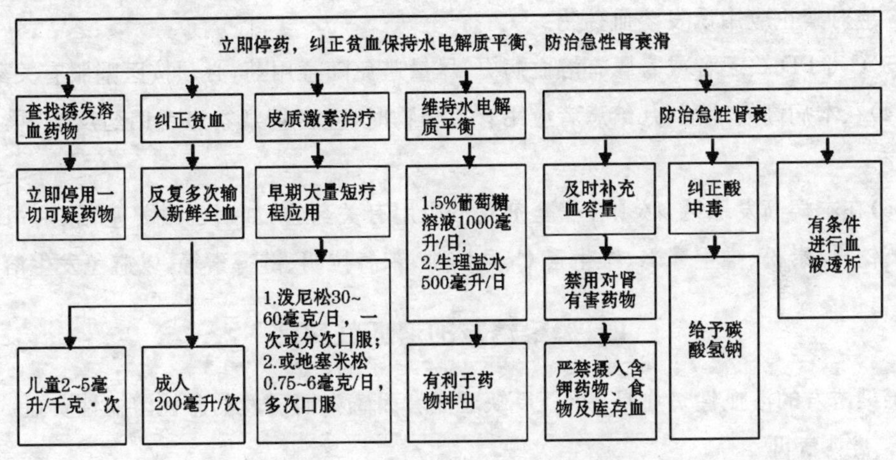

图 79　药物诱导的溶血性贫血治疗步骤

提示：溶血严重时应予以输血，并给予补充足够液体和碱性药物以防急性肾衰竭的发生。

8. 调 护

(1)凡患过本病或其家族中有患过本病者，无论是成人还是小儿，在用药前应主动向医生说明，并密切观察用药后的反应。

(2)发病后出现发热者，一般体温不超过 39℃，尽量不用药物降温，可用物理降温。

(3)鼓励病人多饮水，保持水及电解质平衡，以利小便排毒。

(4)饮食应少食多餐，不可饱食或暴食。饮食宜细软、易消化、易吸收。

(5)以清淡饮食为主,忌油腻、荤腥、燥温、辛辣食品。

(6)皮肤瘙痒者,应保持皮肤清洁,不可抓破皮肤,防止继发感染,必要时可涂止痒剂,如炉甘石洗剂。

(7)急性期应绝对休息,直到黄疸消退,方可下床适当活动。

(8)保持床单干燥平整,患者出汗时染黄衣被,应及时更换清洗。

(9)室内应清洁整齐,空气清新,避免对流风,以防感冒。

(10)保持大便通畅,便秘时可食蜂蜜香油汤,以代茶饮。

9. 预防

(1)在高发地区应进行普查,建立G-6-PD缺乏症卡片。

(2)在本病高发区,医生给病人用药前,均询问患者及家属有否溶血或G-6-PD缺乏病史。绝对禁止应用诱发溶血药物。

(3)G-6-PD缺乏者或家属有溶血病史,尽量避免随意用药,必须按医嘱服有关药物。

(4)在本病高发地区,凡给患者应用有关药物时,应密切观察患者用药反应,早发现,早治疗。

(5)在本病高发地区,必须在安全剂量下应用有关药物,如对乙酰氨基酚、阿司匹林、苯妥英钠、保泰松、维生素K、维生素C、异烟肼、苯海拉明、链霉素等,以避免发生溶血。

四、感染诱发的溶血性贫血

感染诱发的溶血性贫血是G-6-PD缺乏症者因感染而诱发的急性溶血性贫血。

1. 感染病因

(1)病毒感染:急性传染性病毒性肝炎、上呼吸道感染、病毒性肺炎、传染性单核细胞增多症、水痘及接种牛痘等。

(2)细菌感染:细菌性上呼吸道感染、肺炎、细菌性肠炎、伤寒、细菌性痢疾、败血症等。

在感染病程中体内氧化代谢产物在体内堆积,可引起与伯氨喹啉型药物相似的溶血性贫血。

2. 临床表现

(1)本病多见于婴幼儿及儿童。

(2)患者先患有感染性疾病,如肺炎、肠炎或病毒性肝炎等。

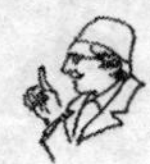

(3)在患病后几天内突然皮肤、巩膜黄疸,相继出现浓茶尿或酱油色尿。

(4)患者自觉全身乏力、头昏头痛、心悸气短等贫血表现。

(5)如已患黄疸型病毒性肝炎再诱发溶血者,患者黄疸急剧加深,肝功损害加重,临床表现严重,且病程迁延不愈。

(6)溶血严重者,可并发急性肾衰竭、急性肝坏死,病死率极高。

3. 实验室检查

(1)血象:①血红蛋白在60～110克/升,也有<30克/升者。②原有细菌性感染者,其白细胞多增高,而病毒感染者则白细胞减少。③血小板正常或增高。④网织红细胞增高,可达0.18。⑤外周血涂片可见晚幼红细胞和晚幼粒细胞。

(2)抗人球蛋白试验阴性。

(3)血清未结合胆红素增高,严重贫血者结合胆红素亦增高;黄疸型病毒性肝炎诱发者,未结合及结合胆红素均增高。

(4)红细胞海因兹(Heinz)小体生成试验阳性。

(5)葡萄糖-6-磷酸脱氢酶(G-6-PD)活性减低。

4. 诊断标准

(1)在本病高发地区出现的患者。

(2)在感染疾病的病程中有"四个"突然出现:①突然出现血红蛋白下降≥15克/升。②突然出现网织红细胞增高0.2。③外周血涂片突然出现有核红细胞及其碎片、多嗜性红细胞、异形红细胞。④突然出现血红蛋白尿(浓茶色尿或酱油色尿)。

(3)血浆游离血红蛋白升高。

(4)血浆结合珠蛋白降低。

(5)血清未结合胆红素升高。

(6)红细胞海因兹(Heinz)小体生成试验阳性。

(7)G-6-PD活性降低,甚至为0。

5. 治疗

(1)治疗原发病,如病毒性肝炎;注意休息,清淡、富含营养的饮食以补充蛋白质。

(2)明确细菌性感染时,应用有效抗生素治疗,首选氨苄青霉素。

(3)高热时禁止应用阿司匹林、对乙酰氨基酚类药物,以防加重溶血。

(4)中毒症状重,有脱水者,应及时补充液体如5%～10%葡萄糖溶液、生理盐水防止水电解质紊乱及酸中毒,必须补充碱性药物及纠正酸中毒;可以防止溶血,预防急性肾衰竭。

(5)忌用氧化性药物及化学品,如铝制品、苯、苯酚等制品。

(6)贫血严重者,输注浓缩红细胞。

提示:维生素E是体内强抗氧化剂,它与氧化剂竞争结合,保护红细胞膜不被氧化。有人报道用大剂量维生素E治疗本病有效。

6. 调护

(1)注意休息,病情重者应绝对卧床休息。

(2)给予清淡、富含营养易消化的流食或半流食。

(3)高热时给予物理降温,如头部冷敷,温水擦浴。

(4)呼吸困难者,应立即吸氧,并保持呼吸道通畅。

(5)超高热者,可静脉给予小量地塞米松。

(6)保证有足够的液体、蛋白质及多种维生素的摄入。

(7)加强口腔护理,防止真菌感染。

(8)保持大便通畅,便秘者可用开塞露润便。成人患者可用药润肠通便。

7. 预防

(1)在本病高发地区,应进行G-6-PD缺乏症普查,找出预防对策。

(2)G-6-PD缺乏症的儿童,应按时接种预防接种,以免发生传染病,如病毒性肝炎、水痘、流行性腮腺炎等。

(3)冬季应预防呼吸道传染病,少去公共场所。

(4)在本病高发地区,应早期发现,早期治疗,早期隔离传染性疾病,以防传播。

(5)G-6-PD缺乏者,应养成良好的卫生习惯,注意饮食卫生,防止消化道传染病。

(6)G-6-PD缺乏者,需加强锻炼身体,增强体质,可减少感染疾病。

(7)平时严禁应用氧化性药物及化学物质。

(8)凡前胎有黄疸史的孕产妇,应于妊娠24周开始服中药预防。

(9)哺乳期禁服诱发溶血药物,禁食蚕豆,忌与樟脑丸或萘接触。

(10)患者病愈后,也不宜与诱发溶血药物或蚕豆接触。

五、先天性非球形红细胞溶血性贫血

先天性非球形红细胞溶血性贫血是一组红细胞酶缺陷所致的慢性溶血性贫血。其

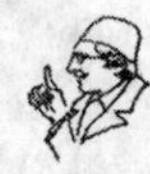

中 1/3 病例是由葡萄糖-6-磷酸脱氢酶缺乏(G-6-PD)所致。

1. 临床表现

(1)重型:新生儿期发病(约 1/3)呈持续数月的溶血性黄疸,幼儿期呈中、重度贫血,肝、脾肿大明显。

(2)中间型:在儿童期或青少年发病,每于感染后可诱发急性溶血性黄疸后转呈慢性轻、重度溶血性贫血,但无明显肝、脾肿大。

(3)轻型:青年期发病,平时无明显贫血、黄疸、肝脾肿大。但当感染、药物可诱发轻度溶血性贫血和黄疸。

2. 实验室检查

(1)血象:①血红蛋白降至 60～140 克/升。②网织红细胞增高 0.03～0.34。③红细胞海因兹(Heinz)小体生成试验持续阳性。④血清未结合胆红素增高(>83.5 微摩/升)。

(2)尿含铁血黄素试验呈阳性。

(3)抗人球蛋白试验阴性。

(4)葡萄糖-6-磷酸脱氢酶活性降低。

3. 诊断标准

(1)在 G-6-PD 缺陷高发后,发生原因不明与感染有关的慢性溶血或又具有贫血、黄疸和脾肿大特征。

(2)有阳性家族史(父母的蚕豆病、药物溶血史或同胞的新生儿黄疸、胆红素脑病史)。

(3)海因兹(Heinz)小体生成试验阳性。

(4)G-6-PD 活性降低,其活性接近于 0。

(5)已排除其他红细胞酶缺乏和(或)异常血红蛋白病。

4. 治疗

(1)忌用一切可疑药物的摄入。

(2)纠正酸中毒及电解质紊乱。

(3)积极控制感染。

(4)及时输血是抢救严重贫血的重要措施,输注浓缩红细胞,直致血红蛋白达到 100～110 克/升为宜。

提示:在 G-6-PD 缺乏的高发区输血时要选择健康供血者,因为输入 G-6-PD 缺乏的供血者血液,有再次发生溶血的危险。

(5)维生素 E,30～50 毫克/千克体重·日,口服。

(6)脾肿大明显并有脾功能亢进者,脾切除可改善贫血状况。

5. 调护

(1)患有 G-6-PD 缺乏症者,应尽量不吃或少吃氧化性药物,可预防溶血发生。

(2)忌吃蚕豆及其制品。

(3)积极防止各种感染,预防感冒,预防外伤,早期发现,早期治疗各种感染。

(4)保证营养,及时补充足够的蛋白质,各种维生素及铁质,以提高骨髓造血功能。

(5)要选择健康供血者;输血时要密切观察输血反应,严防再度发生溶血。

(6)行脾切除时要严防感染和出血,以免加重病情。

(7)禁止探视,尽量减少与外人接触,以防止交叉感染。

(8)加强口腔及皮肤护理,防止抓破,继发感染。

(9)恢复期要进食高蛋白,如肉类乳类及蛋类。

6. 预防

(1)母亲患有 G-6-PD 缺乏症者,在妊娠期或哺乳期避免服用氧化性药物,因为这些药物可以通过胎盘或乳汁进入胎儿或新生儿体内,诱发溶血发作。

(2)在 G-6-PD 缺乏的高发地区要进行群体普查,宣传防病措施,发现患者,嘱其勿食蚕豆及有关药物。

(3)积极预防感染,可以减少发病率。

(4)积极维持水电解质及酸碱平衡是预防本病有效方法。

(5)孕妇及婴儿应忌用氧化类药物。

(6)禁止使用樟脑丸贮藏衣服。

(7)哺乳期母亲忌吃蚕豆及其制品,对预防母子发病均有重大作用。

(8)曾患过本病者,用药前应向医生说明,禁止应用可疑药物及化学物质。

(9)儿童及青少年,每于感染出现黄疸时,应警惕本病的可疑,应经医生诊治。

(10)在本病高发地区,新生儿出生时呈持续黄疸不退者,应除外本病的可能,以免延误诊治。

六、不同类型葡萄糖-6-磷酸脱氢酶缺乏症临床特点

不同类型葡萄糖-6-磷酸脱氢酶(G-6-PD)缺乏症表现及诊治见图 80。

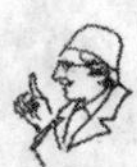

大部分G-6-PD缺乏症可无任何临床症状。主要临床表现是溶血性贫血，通常贫血是发作性的。但某些特殊变异性可以导致先天性非球形红细胞溶血性贫血。溶血与应激状态有关，主要是服用某些药物、感染、新生儿期或服用蚕豆等。

1. 药物性溶血　如氯霉素，可以诱导轻度溶血。相同G-6-PD变异型的不同个体对同一药物反应程度不一，如噻唑砜在某些G-6-PD缺乏患者可导致溶血，其他患者则表现正常。

2. 感染性溶血　在G-6-PD缺乏症患者患发热性感染后几天内就可以出现贫血。贫血一般较轻，黄疸不明显。

3. 蚕豆病　系进食蚕豆后发生的急性溶血性贫血。大部分病例是由于食用鲜蚕豆所致。因此，其高发季节为收获蚕豆的4月和5月。食用干蚕豆亦可引起溶血。母亲食用蚕豆后可以通过母乳使婴儿发病，食用干蚕豆的山羊的奶亦可诱发该病。

4. 慢性非球形红细胞溶血性贫血　贫血和黄疸常常在新生儿期首次出现。高胆红素血症可能需要换血治疗，溶血发生无明显启动因素。可间断出现巩膜黄染，很少有脾大。可因感染、服药等诱因而出现急性溶血危象

5. 新生儿黄疸　多在出生后24～72h内发病，也可迟至1周后，原因不明确。感染是最主要的诱因。

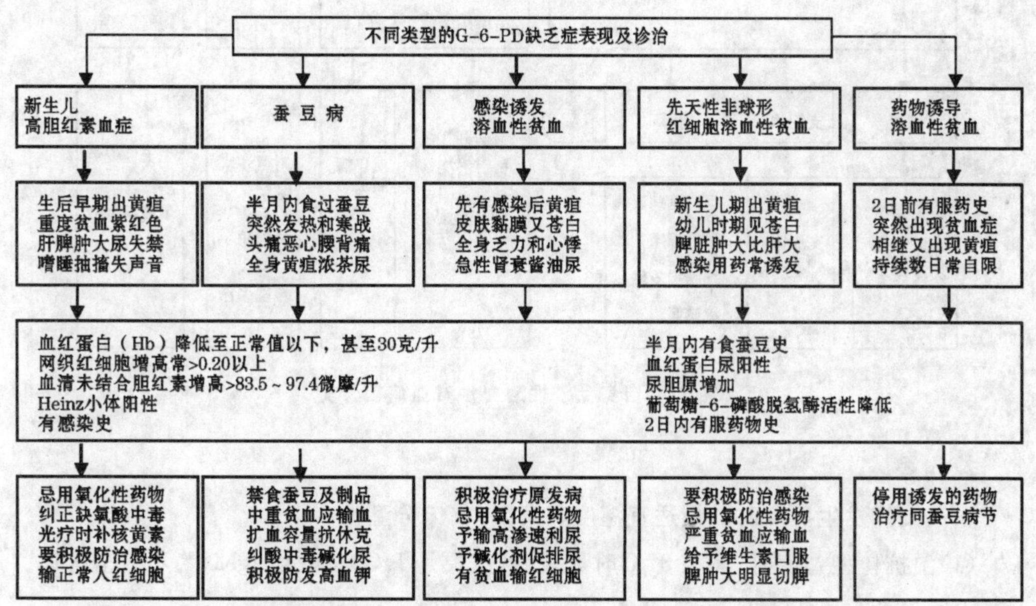

图80　葡萄糖-6-磷酸脱氢酶缺乏症表现及诊治

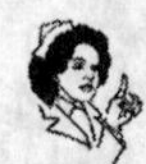

第七章　自身免疫性溶血性贫血

自身免疫性溶血性贫血是一种获得性免疫性贫血，是由于机体免疫调节功能紊乱，产生自身抗体或活化的补体结合于红细胞膜表面，致使自身的红细胞破坏加速而引起的溶血性贫血。

1. 病因

自身免疫性溶血性贫血病因分类见图 81。

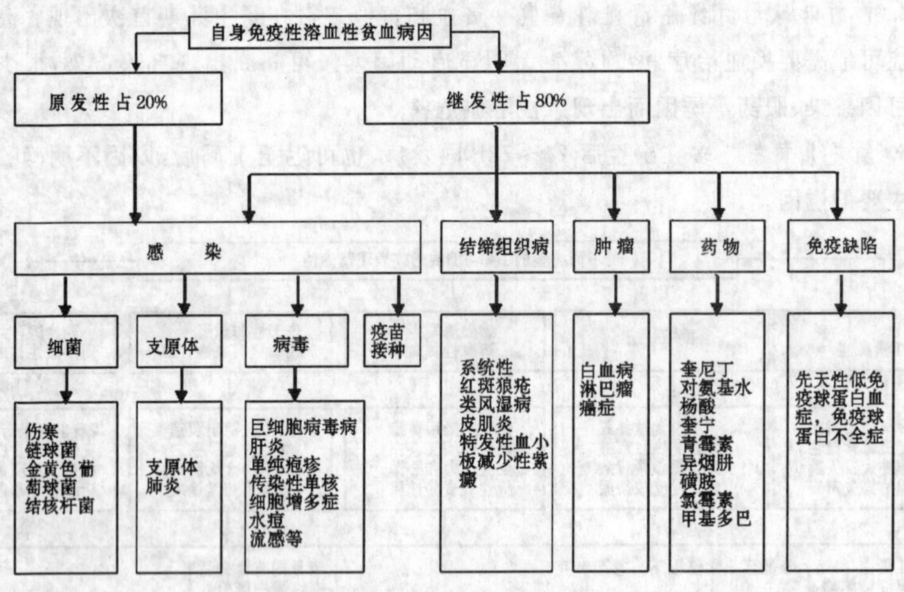

图 81　自身免疫性溶血性贫血病因分类

2. 分型

根据抗体发生反应时的最适宜温度和病因，临床分型为：

(1)温抗体型：自身抗体在 37℃时最活跃，主要是 IgG，少数为 IgM，为不完全抗体。

①原发性。原因不明，女性多见，占 51%～98.3%。

②继发性。继发于结缔组织病、造血系统肿瘤、病毒、支原体感染、免疫缺陷及多种

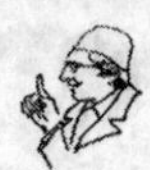

药物，占 36.1%～62.5%。

(2)冷抗体型：冷抗体在 20℃以下是最适宜反应温度，抗体为冷抗体。主要是 IgM，偶有 IgA，大多是完全抗体。

①冷凝集素综合征。原发性：找不到明显的发病原因；继发性：继发于各种感染和淋巴网状系统疾病。

②阵发性寒冷性血红蛋白尿：原发性：找不到明显的发病原因；继发性：继发于病毒感染。

自身免疫性溶血性贫血临床分型见图 82。

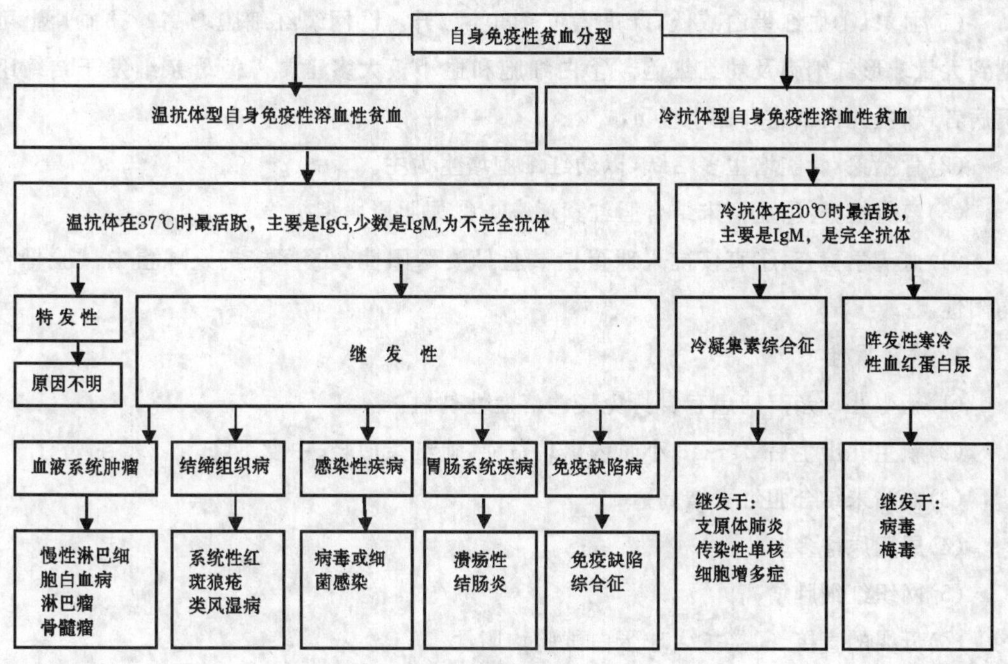

图 82 自身免疫性溶血性贫血临床分型

一、先天性自身免疫性溶血性贫血

先天性自身免疫性溶血性贫血，是指因母亲妊娠期患原发性或继发性温抗体型自身免疫性溶血性贫血而导致其胎儿亦发生免疫性溶血性疾病。在孕期母亲的温性抗体 IgG 经胎盘进入胎儿体内血循环，而致敏胎儿红细胞，导致产后新生儿红细胞破坏而溶血。

1. 临床表现

(1)出生后 24～48 小时内发生轻、中度溶血。但溶血程度比其母为轻。

(2)轻度溶血时可无明显贫血(新生儿血红蛋白正常值 140～200 克/升)。

(3)出生后 2～6 周(多为 3～4 周)发生明显的晚期贫血,血红蛋白<80 克/升。

(4)皮肤黏膜出现黄疸,并进行性加重。

(5)患儿精神萎靡,食欲缺乏、拒乳。

(6)肝脾轻度肿大。

2. 实验室检查

(1)血象:①血红蛋白减低,严重者可<80 克/升。②网织红细胞增高。③血片上可见到大量球形红细胞及幼红细胞。④白细胞和血小板大多正常。但母亲继发于结缔组织病者,新生儿白细胞和血小板可减少。

(2)骨髓象:骨髓增生多活跃,以幼红细胞增生为主。

(3)溶血检查:①血清未结合胆红素增高。②尿胆原增多。

(4)血清学检查:①直接抗人球蛋白试验母婴均阳性。②间接抗人球蛋白试验母婴均阳性。

3. 诊断标准

(1)新生儿母亲产前患有自身免疫性溶血性贫血。

(2)新生儿出生后 24～48 小时内出现贫血,血红蛋白轻、中度下降。

(3)血清未结合胆红素增高。

(4)尿胆原增多。

(5)网织红细胞增高。

(6)母婴的直接、间接抗人球蛋白试验均阳性。

4. 治疗

(1)醋酸泼尼松片 1 毫克/千克体重·日,分 2～3 次口服。

(2)溶血严重者或晚期贫血者,应给与输血。

(3)高胆红素血症者,应给予光照疗法,详细用法见母婴血型不合溶血病。

5. 调护

(1)密切观察新生儿全身表现,如黄疸加深或苍白加重,常提示继续溶血使贫血加重,应及时调整治疗方案。

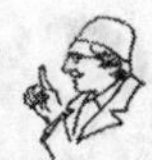

(2)保持患儿皮肤黏膜清洁卫生，防止破损而发生感染，如已发生感染应及时给予有效抗生素治疗。

(3)积极防治感染，拒绝探视；母亲有感染应隔离。

(4)保持室内清洁卫生，空气新鲜，阳光充足。

(5)室内要定期消毒，通风换气；保持一定湿度和温度。

(6)保证新生儿液体供给，保证营养，及时喂奶，无母乳时可用配方乳代替。

6. 预防

母亲患有自身免疫性溶血性贫血时，应积极治疗，醋酸泼尼松片 1 毫克/千克体重·日，使血红蛋白维持在＞100 克/升，血小板＞120×10^9/升时，则改为隔日 2 毫克/千克体重，然后每 3～5 日减少 5 毫克，直至 40 毫克时，可每周减 5 毫克，至隔日 20 毫克，再每 2 周减 5 毫克直至停药。如此治疗方法，可减少死胎、早产和新生儿先天性自身免疫性溶血性贫血的发生率。

提示：宫内胎儿溶血的监测，若妊娠 30～32 周羊膜穿刺检查证实胎儿严重溶血，而羊水卵磷脂/鞘磷脂之比＞2.0，或妊娠 9 个月时孕妇溶血严重和血小板减少有出血倾向，应提前引产。

二、温抗体型自身免疫性溶血性贫血

温抗体型自身免疫性溶血性贫血是由温型抗红细胞膜免疫球蛋白引起的溶血性贫血。主要是在血管外溶血——溶血部位在脾脏，产生抗体量多时溶血部位也可在肝脏内。如有补体参与溶血亦可发生血管内溶血。

1. 临床表现

(1)原发性者多为女性，任何年龄皆可发病，发病年龄最小为生后第三天。

(2)急性型：①多见于婴幼儿。②发病前常有病毒感染史。③急性发病，病程自限，1～2 周自行停止，一般不超过 3 个月。④主要表现为：突然发热、苍白、无力、食欲缺乏、呕吐腹痛、血红蛋白尿。⑤黄疸。⑥脾脏肿大(脾比肝肿大明显)。⑦肾功能不全：少尿或无尿、血尿素氮增高。

(3)慢性型：①任何年龄组均可发病。②慢性病程呈进行性加重或间歇发作溶血，可达 10～20 年，反复感染可使病情加重，甚至出现溶血危象。③有一半以上病例合并系统性红斑狼疮、淋巴瘤。④主要表现为：软弱无力、心悸气短、劳累后加重，重者发生心力衰竭。皮肤黏膜苍白、黄疸；脾脏肿大，在肋下2～8厘米，肝也肿大，但小于脾肿大；淋巴结和甲状腺肿大；水肿；严重贫血时，唇鼻、两颊及耳郭出现特有的青紫（紫绀）。

2. 实验室检查

(1)血象：①血红蛋白和红细胞减少与溶血程度有关，溶血越重，血红蛋白、红细胞及红细胞压积数值越低。②外周血涂片上可见多数球形红细胞及数量不等的幼红细胞，红细胞常呈自身凝集现象。③网织红细胞增多大于0.10，但约有10%不高或减低，慢性型者多减低。④白细胞计数多增高，可呈类白血病反应，也可减少。⑤血小板计数多正常，慢性型者可减少。

(2)红细胞渗透脆性试验溶血时脆性增加，缓解时又恢复正常。

(3)骨髓象：①骨髓增生明显活跃，粒红之比值显著降低。②红细胞系统显著增生，以中幼红细胞增生为主。③可见红细胞系统轻度巨幼样变。④少数病例骨髓象呈再障，网织红细胞极度减少，全血细胞减少。

(4)抗人球蛋白试验直接试验阳性，主要为抗IgG和抗C_3型，偶有抗IgA型；间接试验为阳性或阴性。

(5)血清未结合胆红素增高。

(6)尿中尿胆原增高。

3. 诊断标准

(1)临床表现有溶血而引起的贫血，如黄疸；血涂片可见多数球形红细胞及幼红细胞，网织红细胞增多，血红蛋白减低，并有贫血临床表现。

(2)实验室检查抗人球蛋白试验，直接试验阳性，冷凝集素效价在正常范围内。

(3)近4个月内无输血史或可疑药物的应用史。

(4)如果抗人球蛋白试验是阴性，而临床表现符合本病，又无其他原因，经糖皮质激素治疗或脾切除手术后有效，也可以诊断为抗球蛋白试验阴性的自身免疫性溶血性贫血。

4. 鉴别诊断

本病应与以下疾病鉴别：遗传性球形红细胞增多症；葡萄糖-6-磷酸脱氢酶缺乏症；丙酮酸激酶缺陷症；不稳定血红蛋白病。

鉴别要点见表12。

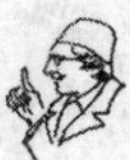

表 12 自身免疫性溶血性贫血鉴别诊断

	自身免疫性 溶血性贫血	遗传性球形 红细胞增多症	葡萄糖-6-磷酸 脱氢酶缺乏症	丙酮酸激酶 缺陷症	不稳定血 红蛋白病
病　因	自身产生抗体	红细胞膜 发生异常	G-6-PD 缺乏	丙酮酸激酶 缺乏	血红蛋白 不稳定
溶血部位	血管内或血管外	血管外	血管内	血管外	血管外
黄　疸	由轻→重	由轻→中	由中→重	成人轻 婴儿重	多无→轻
贫　血	中→重	轻→中	中→重	成人轻 婴儿重	轻→中
肝脾肿大	轻→中	轻	无→轻	中	轻
含铁血黄素尿	－～+	－	＋	－	－
尿隐血试验	－～+	－	＋	－	－
红细胞 渗透脆性	增　加	增　加	正　常	正常或降低	正常或轻度降低
孵育脆性	明显增加	明显增加	增　加	明显增加	增　加
自身溶血试验	增　加	增　加	正常或增加	明显增加	明显增加
纠正试验 葡萄糖	不　定	明显纠正	轻→中度 纠正	不能纠正	纠　正
三磷酸腺苷 (ATP)	明显纠正	明显纠正	轻→中度 纠正	明显纠正	纠　正
红细胞形态	正常/球形	球　形	正　常	正　常	不规则形
遗传方式	无	常染色体 显性遗传	伴性不完全 显性遗传	常染色体 隐性遗传	常染色体 显性遗传

5. 治疗

(1)治疗原发病:对继发性温抗体型自身免疫性溶血性贫血应将治疗原发病放在首位,原发病得到控制时,本病方有可能缓解。

(2)输血:温抗体型患者自身抗红细胞抗体,既能使自身,也能使异体红细胞破坏溶血,所以输血后极易发生更严重输血后溶血反应。必须严格掌握输血指征。

①输血指征。患者出现溶血危象、溶血进展迅速、严重贫血(红细胞压积<12%或血红蛋白<40克/升),在短期内有可能危及生命时;患者出现心功能代偿失调,脑缺氧或全身衰竭等危急状态,且应用糖皮质激素、免疫抑制剂无效时。

②不输血指征。慢性溶血病情稳定者;肾功能不全者,即使血红蛋白<40克/升者;儿童患者对重度贫血耐受力强,给予大剂量糠皮质激素治疗1周后血红蛋白可逐渐上升。

③输血前检查。ABO血型及Rh血型;自身抗体特异性;有多次输血史及多次妊娠史者,应确定其血清中有无同种异体抗体,缺如这类抗原的红细胞方能输入。

④输血原则。必须经过严格的交叉配血试验;必须输入经过洗涤的浓缩红细胞;输血前给予抗过敏药地塞米松;输血速度宜慢,开始5毫升于15~20分钟内滴入,观察输血反应,年幼者和病情危重者输血速度小于1.0毫升/千克体重·小时;不宜一次大量输血,每次100~200毫升为宜;更不主张血红蛋白纠正至80克/升以上。

(3)糖皮质激素

①作用机制。抑制淋巴细胞产生自身红细胞抗体;降低抗体与红细胞膜的亲和力,以减少红细胞表面被覆盖的抗体量;干扰巨噬细胞表面及IgG和抗C_3受体,以阻止其吞噬红细胞。

②用药原则。开始剂量要充足;减量速度不宜过快;维持时间要长。

③用药方法。一般患者开始应用醋酸泼尼松片1~1.5毫克/千克体重·日口服,急重患者:先用地塞米松10~20毫克/日或氢化可的松100~200毫克/日,静脉滴入数日后,改醋酸泼尼松口服;出现疗效反应:自觉症状先好转,1周后红细胞上升。

待溶血停止,红细胞恢复正常后,血红蛋白上升,网织红细胞下降。每周逐渐减量至15~20毫克/日,待每天量达30毫克后,每周或每2周减少日服量5毫克;至每天只有15毫克后,每2周减少日服量2.5毫克,小剂量维持至少3~6个月。如治疗3周无效,需及时更换其他疗法。

但出现溶血危象或再障危象或一般剂量无效者可试用大剂量冲击疗法:注射用甲泼

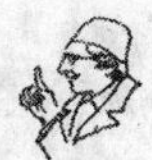

尼龙琥珀酸钠 40 毫克/千克体重·日×1 天;20 毫克/千克体重·日×4 日;15 毫克/千克体重·日×3 日;12 毫克/千克体重·日×3 日。以后改泼尼松口服,直至停药。

在应用糖皮质激素治疗时,必须防治其不良反应,如增加其感染机会、诱发消化道溃疡、高血压、糖尿病、骨质疏松及骨坏死等。

(4)环孢素 A:是一种新型免疫抑制剂,能抑制 T 细胞介导的同种和自身免疫反应,对 B 细胞有抑制抗体产生的作用。应用指征:①用糖皮质激素治疗无效或有禁忌证。②不适于切脾或切脾失败者。

用法:环孢素 A 4~6 毫克/千克体重·日分次口服。在用药期间应注意防治其不良反应,如肝、肾功能损害和高血压等。

(5)切脾:切脾有效率一般为 50%。①原发性温抗体型自身免疫性溶血性贫血,年龄在 4 岁以上者。②糖皮质激素治疗无效或有依赖者,如泼尼松>10 毫克/日。③免疫抑制剂治疗无效或有明显不良反应者。④脾脏溶血指数较高者。

(6)大剂量免疫球蛋白:用量:0.5~1.5 克/千克体重,静脉滴入,连用 3~5 日。

(7)达那唑:用量:每次 0.2 克,每日 3 次,口服,单独或与糖皮质激素合用。

6. 调护

(1)应用糖皮质激素治疗时间较长,应注意药物所引起的电解质紊乱、结核病、继发感染和消化性溃疡穿孔等并发症,要做到早发现、早治疗。

(2)糖皮质激素持续治疗 3 周而贫血不减轻者,可以认为治疗无效,没有必要再继续用药,如果每日最小维持量必须超过 15 毫克,也必须改用其他治疗方法。

(3)本病溶血时间较长者,易导致体内叶酸缺乏,应及时补充叶酸,每日 5~10 毫克,口服。有利于纠正贫血。

提示:本病原发性者脾切除手术治疗后,约 50%患者贫血可获完全纠正,但继发性者只有 30%患者贫血可获缓解。但术后几周、几月,甚至几年,仍有复发的可能,需要改用其他方法治疗。

7. 预防

(1)本病原发性者病因未明,尚无预防方法。

(2)能够引起本病的疾病很多,应积极正确治疗原发性疾病,可以预防或减少本病的发生,如系统性红斑狼疮等。

(3)积极防治感染,如新生儿出生后应立即进行疫苗接种,可以预防病毒性肝炎、水症、伤寒、流感等。

(4)合理用药、正确用药,可减少诱发本病因素。

三、冷凝集素综合征

冷凝集素综合征又称冷凝集病,是一种由独特的 IgM 抗体引起的免疫性疾病,原发性者病因不明,继发性者多见于病毒、支原体感染及淋巴网状系统恶性肿瘤。在寒冷和补体参与下冷凝集素与自身红细胞发生凝集,主要在肝内破坏清除或发生血管内溶血及肢体末端发绀,复温后消失。

1. 临床表现

(1)以中老年人患病较多,女性多于男性。

(2)慢性型者冬天恶化、夏天缓解,病程长者可反复发作。

(3)主要表现为手足发绀症,在寒冷的环境中指端、足趾、鼻尖、耳轮等处皮肤青紫,范围逐渐扩大,伴有麻木和微痛感觉,复温后症状很快消失。

(4)急性发作可出现血红蛋白尿。

2. 实验室检查

(1)血象:①正细胞正色素性贫血,血红蛋白降低,重者<100 克/升。②外周血涂片未见有红细胞畸形或大小不一。③冬季静脉抽血时有红细胞凝集现象。④溶血时网织红细胞增高。

(2)骨髓象:①骨髓多增生活跃。②以幼红细胞增生为主,很少有巨幼变。

(3)冷凝集试验阳性,4℃时效价高至 1∶1 000,甚至 1∶1 600,30℃时在白蛋白或生理盐水内凝集素效价仍高者有诊断意义。

(4)直接抗人球蛋白试验阳性,几乎均为补体 C_3 型。

(5)冷凝集素阳性,效价较高(>1∶40)。

3. 诊断标准

(1)有溶血性贫血的临床表现:在寒冷环境下指趾端、鼻尖、耳廓紫绀、麻木,复温后消失。

(2)血红蛋白降低,网织红细胞增高,血清未结合胆红素增高,尿含铁血黄素阳性,尿胆原增高。

(3)冷凝集素试验阳性,4℃时效价高至 1∶1 000,甚至 1∶1 600。当温度升高到 30℃,在白蛋白或生理盐水内,凝集效价仍然很高。

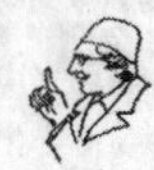

(4)直接抗人球蛋白试验阳性,主要为补体C_3型。

4. 治疗

(1)治疗原发病:病毒感染者有自限性,无需治疗。继发性者主要治疗是积极治疗原发病以减轻溶血。

(2)保暖:保暖是治疗本病的惟一有效方法。

(3)免疫抑制剂:苯丁酸氮芥2～4毫克/日,疗程不短于3个月才能决定疗效。适用于频发病例,有一定疗效。

5. 调护

(1)寒冷季节在户外活动时,多穿衣服、戴手套、穿棉鞋、戴口罩、戴耳套等。

(2)苯丁酸氮芥及环磷酰胺可使部分患者血清IgM降低,有利于减轻病情。

(3)经验告诉我们,糖皮质激素及脾切除对本病无效,而且不利于病情缓解。

(4)治疗时,必须注意周围环境的温度,如果医疗仪器、注射器、药品温度、液体温度等的温度太低,会影响患者的血液流动和治疗效果。

6. 预防

冬季要注意保暖,减少户外工作和活动;继发者应积极治疗原发病;按时预防接种,可以防止传染病的发生。

四、阵发性寒冷性血红蛋白尿

阵发性寒冷性血红蛋白尿,是以全身或局部受寒冷后突然发生大量血管内溶血和血红蛋白尿为特征的一种较少见的溶血性疾病。

1. 临床表现

(1)身体暴露于低温下10～20分钟后发作。

(2)发作时有寒战、高热、头痛、腰痛、恶心、呕吐、全身乏力,常伴咳嗽、腹泻、肌强直,发作持续数小时。

(3)接着突然尿出暗红色或酱油色尿,但症状很快消失,第三次尿色大多恢复正常。

(4)发作后可有短暂的黄疸。

(5)反复发作者可有轻度脾肿大。

2. 实验室检查

(1)血象:①发作时血红蛋白迅速下降。②外周血涂片可见红细胞大小不一、畸形,并有球形红细胞、红细胞碎片及嗜碱性点彩与幼红细胞。

(2)含铁血黄素尿阳性。

(3)冷热溶血试验阳性。

(4)直接抗人球蛋白试验阳性,为C_3型。

3. 诊断标准

(1)有受冷后急性发病,严重贫血,病情进展迅速的病史。

(2)体格检查有不同程度的贫血貌和黄疸。

(3)血红蛋白低,外周血涂片可见大小不一及畸形、球形的红细胞及其碎片等。

(4)尿含铁血黄素阳性。

(5)冷热溶血试验阳性。

(6)直接抗人球蛋白试验阳性,为C_3型。

4. 鉴别诊断

本病应与阵发性睡眠性血红蛋白尿、冷凝集素综合征鉴别(表13)。

表13 阵发性寒冷性血红蛋白尿与其他血红蛋白尿的鉴别

	阵发性寒冷性血红蛋白尿	冷凝集素综合征	温抗体型自身免疫性溶血性贫血	阵发性睡眠性血红蛋白尿	行车性/运动性血红蛋白尿
诱因	梅毒或病毒感染	受寒冷	不清楚	睡眠	长途行车/高强度运动
血象改变	贫血	贫血	贫血	红细胞、白细胞、血小板均减少	贫血
冷热溶血试验	阳性	阴性	阴性	阴性	阴性
直接抗人球蛋白试验	阳性	阳性	阳性	阴性	阴性
尿含铁血黄素试验	阴性 发作时阳性	阴性	阴性	阳性	阴性
冷凝集素试验	阳性	阳性	阴性	阴性	阴性
球形红细胞	不出现	有时出现	出现	不出现	不出现
NAP※	正常	正常	正常	减低	正常
全身病态表现	明显	一般无	轻—明显	轻中度	一般无

※NAP:中性粒细胞碱性磷酸酶活性

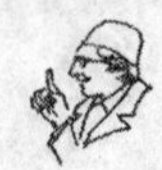

5. 治疗

(1)防寒保暖:冬季要及时添加衣服,戴棉帽、口罩、耳套、鼻罩,要穿棉鞋。

(2)冬季要减少户外工作和活动。

(3)积极治疗原发病,梅毒者需驱霉治疗。结核病者要抗结核治疗。

(4)急性发作多为自限性,一般无需特殊治疗。

(5)慢性者可试用糖皮质激素或免疫抑制剂治疗。

(6)严重贫血者可考虑输入洗涤浓缩红细胞。

6. 中药治疗

脾肾阳虚:证见面色萎黄,四肢不温,体倦乏力,腰膝酸软,纳食减少,食后腹胀,便溏,舌淡苔薄,脉细弱。

实脾饮合金匮肾气丸加减:附子 6 克,干姜 6 克,白术 10 克,木香 6 克,厚朴 10 克,木瓜 10 克,茯苓 10 克,桂枝 10 克,熟地黄 10 克,山茱萸 10 克,山药 10 克,泽泻 10 克,车前子 10 克。水煎服,每日 1 剂,分 2 次服用。适用于阵发性寒冷性血红蛋白尿。

7. 调护

(1)冬季在野外劳动、执勤的患者,应有防寒、防水服装。

(2)患有本病患者,特别是儿童,在冬季要注意手、足、耳、鼻的保暖。

8. 预防

(1)冬季在暴露部位可涂些保护霜剂。

(2)可服温经通络、活血化瘀的中药,以改善肢体循环。

五、药物性免疫性溶血性贫血

药物作为半抗原,在体内与蛋白质结合获得免疫原性,通过免疫反应可引起药物性免疫性溶血性贫血。其免疫机制可分为半抗原型、免疫复合物型和自身抗体型。半抗原型和自身抗体型表现为血管外溶血,免疫复合物型表现为血管内溶血。

1. 分型

半抗原型(即青霉素型);自身抗体型(即 α-甲基多巴型);免疫复合物型(奎宁型)。

引起药物性免疫性溶血性贫血的药物见表 14。

表 14　药物性免疫性溶血性贫血的各类型药物

免疫复合物型	半抗原型	自身抗体型
锑波芬、硫酸奎宁片、硫酸奎尼丁片、非那西丁、氢氯噻嗪、利福平、对氨基水杨酸钠、抗组胺剂、磺胺、异烟肼、盐酸氯丙嗪、安乃近、左旋苯丙氨酸氮芥、胰岛素、四环素、对乙酰氨基酚、链霉素、肼苯哒嗪、丙磺舒、甲亢平、磺酰脲衍化物、氨苯甲异喹、5-氟尿嘧啶、托美丁、非诺洛芬、头孢噻肟、头孢三嗪、放射摄影对比剂、氨基比林、舒林酸	青霉素、头孢噻吩、氨卡青霉素、甲氧西林、羧苄青霉素、头孢噻肟、头孢噻啶	α-甲基多巴、甲灭酸、左旋多巴、普鲁卡因酰胺、布洛芬、双氯芬酸、甲硫哒嗪、α-干扰素

2. 临床表现

(1)青霉素型:多是亚急性发病,均在接受大剂量青霉素(>10 000 万单位/日)并有在一较长疗程后,血红蛋白较快下降,网织红细胞增高,血清未结合胆红素增高。停药前1～2 周缓解。

(2)α-甲基多巴型:多呈慢性发病,有长期服药史,病情隐匿。服用甲基多巴患者有8%～36%直接抗人球蛋白试验阳性,一般出现在服药后 3～6 月,多数在半年后,甚至在服药后 3 年才出现直接抗人球蛋白试验阳性。但发生溶血的患者不到 1%。停药后 1 个月至 2 年抗人球蛋白试验转为阴性。

(3)奎宁型:多呈急性发作,既往有服药史,通常很少剂量即可引起发病,表现为急性血管内溶血和血红蛋白尿,贫血进展很快,可发生急性肾衰竭和播散性血管内凝血。外周血涂片见球形红细胞,网织红细胞增高。

3. 实验室检查

(1)血象:①有不同程度血红蛋白降低。②网织红细胞增高。③外周血涂片可见嗜碱性点彩及嗜多色性红细胞。④自身抗体型与免疫复合物型可见球形红细胞。⑤免疫复合物型偶有白细胞和(或)血小板减少。

(2)骨髓象:①骨髓增生活跃或明显活跃。②以红细胞系增生活跃。

(3)抗人球蛋白试验:①直接抗人球蛋白试验阳性。②半抗原型和自身抗体型均呈抗 IgG 特异性,免疫复合物型为抗 C_3 特异性。③间接抗人球蛋白试验自身抗体型呈阳性,而半抗原型及免疫复合物型为阴性。

4. 诊断标准

(1)服药史:发病前有服药史,停药后溶血性贫血可缓解或消失。

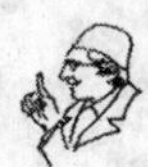

(2)有溶血性贫血的临床表现:皮肤黏膜苍白、黄疸及血红蛋白尿。

(3)有溶血性贫血的实验室证据:直接抗人球蛋白试验阳性,外周血涂片可见球形红细胞。间接抗人球蛋白试验阳性或加入相关药物孵育后阳性。

鉴别诊断见表15。

表15 三型药物性免疫性溶血性贫血之间鉴别

临床和血液学特性	免疫复合物型	半抗体型	自身抗体型
典型药物	锑波芬/奎尼丁	青霉素/头孢菌素	α-甲基多巴
药物作用	半抗原药物与蛋白质结合形成完全抗原刺激抗体产生	与红细胞膜结合形成完全抗原	产生抗正常红细胞的自身抗体
药物与红细胞亲和力	弱	弱	不结合
抗药物抗体	有	有	无
抗体性质	IgM/IgG 常有补体	IgG	IgG(可有 Rh 特异性)
用药剂量	小剂量即刻发病 多有过去用药史	青霉素>10 000 万单位/日	长期用药
发 病	急 性	亚急性	慢 性
溶血程度	中~重	轻~轻	轻
停药后溶血终止时间	数 天	数天至数周	1个月~2年
溶血部位	血管内	血管外	血管外
并发肾衰	多 见	罕 见	罕 见
畸形红细胞	常 见	少 见	可 见
直接抗人球蛋白试验	阳 性	阳 性	阳 性
抗 IgG	偶阳性	阳 性	阳 性
抗 C3	阴 性	偶 阳	偶 阳
间接抗人球蛋白试验			
未加药物前	阴 性	阴 性	阴 性
加入药物	阳 性	阳 性	阳 性

5. 治疗

(1)立即停药:一旦发现药物性免疫性溶血性贫血,应立即停药。

(2)糖皮质激素:对自身抗体型有效。对青霉素型可试用。对免疫复合物型无效。

(3)输血:严重青霉素型患者只有药物已排出后方可输血;少数自身抗体型患者可能配血困难;免疫复合物型患者忌输全血,严重贫血状态,可输浓缩洗涤红细胞。

(4)中医辨证法

①气虚:疲乏无力,倦怠自汗,面色无华,易于外感,舌淡苔薄白,舌胖大,脉细弱。四君子汤合玉屏风散加减:黄芪、党参、陈皮、防风均10克、茯苓15克、甘草6克。

②气血两虚:面色萎黄,四肢无力,倦怠自汗,心悸气短,失眠多梦,舌淡苔薄白,脉细弱。八珍汤加减:党参、白术、茯苓、当归、赤白芍、川穹、熟地黄、丹参均10克、甘草6克。

③脾胃虚弱:面色萎黄,食纳减少,食后腹胀,大便溏稀,舌体胖大,舌苔薄白,脉虚弱。香砂六君子汤加减:党参、白术、茯苓、陈皮、枳壳均10克,木香、砂仁、甘草均6克。

6. 调护

(1)患病期间应以清淡饮食为主,忌油腻、荤腥、燥温辛辣食品。

(2)急性期应绝对卧床休息,直到溶血停止。

(3)应多饮水,保持水及电解质平衡,有利于药物排出。

(4)病室应清洁整齐,空气新鲜,避免对流风,预防伤风感冒,加重病情。

(5)保持口腔及皮肤清洁卫生,防止感染。

(6)保持大便通畅,便秘时可食蜂蜜香油汤,以代茶饮用,有利于排毒。

(7)不可随意应用抗生素、解热镇痛药,以防再次发生溶血。

7. 预防

(1)不可滥用抗生素:一般伤风感冒有人也用抗生素,不仅是一种浪费,而且可能引起致命性溶血反应。

(2)不可滥用解热止痛药:吲哚美辛是常用的止痛药,人们却不知它是半抗原药与蛋白质结合形成完全抗原,即使应用小剂量也可以引起严重的溶血反应,甚至导致急性肾衰竭和休克。

(3)不可加大药物剂量:青霉素每日超1 000万单位,用药1周可引起溶血反应。

(4)用药时应根据患者年龄、性别、疾病种类、病情等因素,正确选择用药种类、剂量、给药途径等,才可避免或减少不良反应。

六、自身免疫性溶血性贫血表现

不同类型自身免疫性溶血性贫血表现(类型、临床特征、实验室检查、诊断标准、治

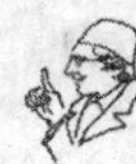

疗、预后）见图 83。

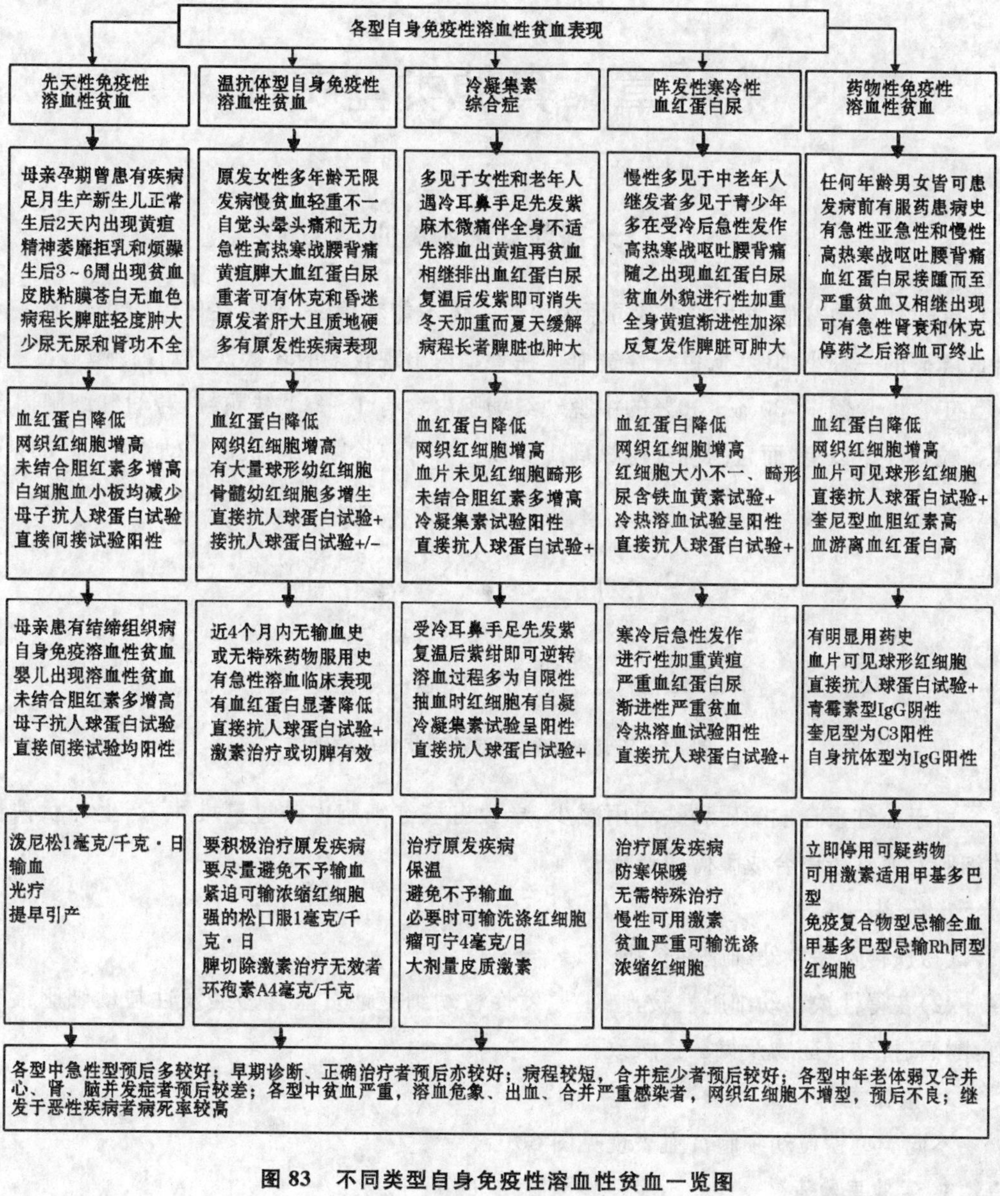

各型自身免疫性溶血性贫血表现

先天性免疫性溶血性贫血	温抗体型自身免疫性溶血性贫血	冷凝集素综合症	阵发性寒冷性血红蛋白尿	药物性免疫性溶血性贫血
母亲孕期曾患有疾病 足月生产新生儿正常 生后2天内出现黄疸 精神萎靡拒乳和烦躁 生后3～6周出现贫血 皮肤粘膜苍白无血色 病程长脾脏轻度肿大 少尿无尿和肾功不全	原发女性多年龄无限 发病慢贫血轻重不一 自觉头晕头痛和无力 急性高热寒战腰背痛 黄疸脾大血红蛋白尿 重者可有休克和昏迷 原发者肝大且质地硬 多有原发性疾病表现	多见于女性和老年人 遇冷耳鼻手足先发紫 麻木微痛伴全身不适 先溶血出黄疸再贫血 相继排出血红蛋白尿 复温后发紫即可消失 冬天加重而夏天缓解 病程长者脾脏也肿大	慢性多见于中老年人 继发者多见于青少年 多在受冷后急性发作 高热寒战呕吐腰背痛 随之出现血红蛋白尿 贫血外貌进行性加重 全身黄疸渐进性加深 反复发作脾脏可肿大	任何年龄男女皆可患 发病前有服药患病史 有急性亚急性和慢性 高热寒战呕吐腰背痛 血红蛋白尿接踵而至 严重贫血又相继出现 可有急性肾衰和休克 停药之后溶血可终止
血红蛋白降低 网织红细胞增高 未结合胆红素多增高 白细胞血小板均减少 母子抗人球蛋白试验 直接间接试验阳性	血红蛋白降低 网织红细胞增高 有大量球形幼红细胞 骨髓幼红细胞多增生 直接抗人球蛋白试验+ 接抗人球蛋白试验+/-	血红蛋白降低 网织红细胞增高 血片未见红细胞畸形 未结合胆红素多增高 冷凝集素试验阳性 直接抗人球蛋白试验+	血红蛋白降低 网织红细胞增高 红细胞大小不一、畸形 尿含铁血黄素试验+ 冷热溶血试验呈阳性 直接抗人球蛋白试验+	血红蛋白降低 网织红细胞增高 血片可见球形红细胞 直接抗人球蛋白试验+ 奎尼型血胆红素高 血游离血红蛋白高
母亲患有结缔组织病 自身免疫溶血性贫血 婴儿出现溶血性贫血 未结合胆红素多增高 母子抗人球蛋白试验 直接间接试验均阳性	近4个月内无输血史 或无特殊药物服用史 有急性溶血临床表现 有血红蛋白显著降低 直接抗人球蛋白试验+ 激素治疗或切脾有效	受冷耳鼻手足先发紫 复温后紫绀即可逆转 溶血过程多为自限性 抽血时红细胞有自凝 冷凝集素试验呈阳性 直接抗人球蛋白试验+	寒冷后急性发作 进行性加重黄疸 严重血红蛋白尿 渐进性严重贫血 冷热溶血试验阳性 直接抗人球蛋白试验+	有明显用药史 血片可见球形红细胞 直接抗人球蛋白试验+ 青霉素型IgG阴性 奎尼型为C3阳性 自身抗体型为IgG阳性
泼尼松1毫克/千克·日 输血 光疗 提早引产	要积极治疗原发疾病 要尽量避免不予输血 紧迫可输浓缩红细胞 强的松口服1毫克/千克·日 脾切除激素治疗无效者 环孢素A4毫克/千克	治疗原发疾病 保温 避免不予输血 必要时可输洗涤红细胞 瘤可宁4毫克/日 大剂量皮质激素	治疗原发疾病 防寒保暖 无需特殊治疗 慢性可用激素 贫血严重可输洗涤浓缩红细胞	立即停用可疑药物 可用激素适用甲基多巴型 免疫复合物型忌输全血 甲基多巴型忌输Rh同型红细胞

各型中急性型预后多较好；早期诊断、正确治疗者预后亦较好；病程较短，合并症少者预后较好；各型中年老体弱又合并心、肾、脑并发症者预后较差；各型中贫血严重，溶血危象、出血、合并严重感染者，网织红细胞不增型，预后不良；继发于恶性疾病者病死率较高

图 83　不同类型自身免疫性溶血性贫血一览图

第八章　其他类型贫血

一、铁粒幼细胞贫血

铁粒幼细胞贫血是由多种不同原因引起人体不能利用铁，致铁在体内贮积和血红素合成障碍的一种小细胞、低色素性贫血。在骨髓内出现较多的环状铁粒幼细胞。

正常人骨髓中，30%～50%的中晚幼红细胞内含有1～2个铁颗粒，若幼红细胞内含铁颗粒在6个以上，而且围绕细胞核周1/2以上者可以诊断为环状铁粒幼细胞（图84）。

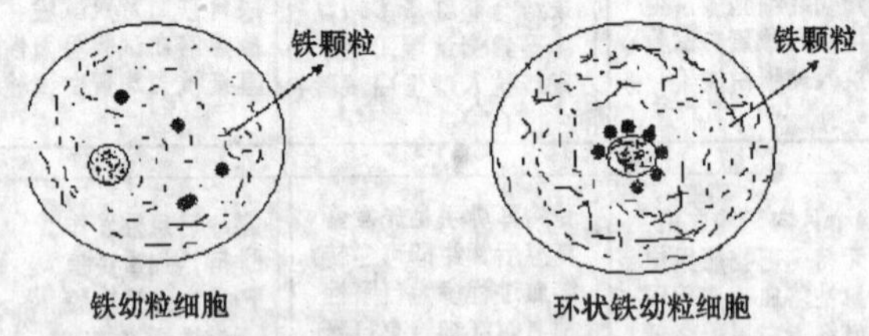

图84　正常铁幼粒细胞及环状铁幼粒细胞

由于血红素合成障碍和铁利用减少，导致有核红细胞内铁过量堆积，产生环状铁粒幼细胞及血红蛋白合成障碍而造成贫血。

1. 分类

(1)遗传性铁粒幼细胞性贫血。

(2)获得性铁粒幼细胞性贫血：①原发性粒幼细胞性贫血。②继发性粒幼细胞性贫血：酗酒、抗结核药物及氯霉素所致。

2. 临床表现

不同类型铁粒幼细胞贫血表现见图85。

3. 实验室检查

(1)血象：呈现“一低一双、三个不一、三个正常”：遗传性铁粒幼细胞性贫血呈小细胞低色素性贫血；继发性铁粒幼细胞性贫血多为双色性（低色素和正色素）；异常红细胞特

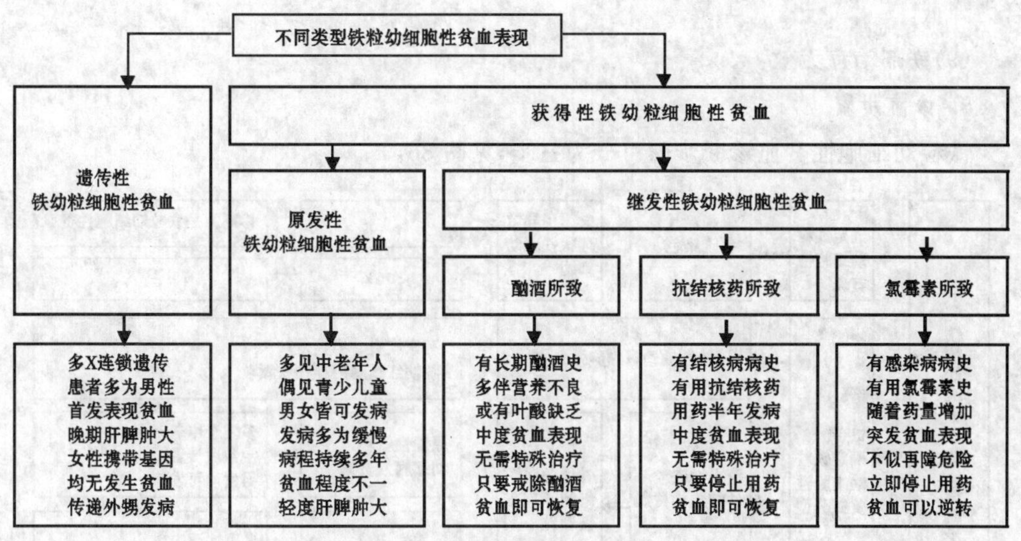

图 85　不同类型铁粒幼细胞性贫血表现

点：大小不一，形态不一，中心淡染区深浅不一；网织红细胞正常，白细胞正常，血小板正常。

(2)骨髓象：呈“四多、一巨变”：即红细胞系统增多，含铁血黄素颗粒增多，铁粒幼细胞增多，环状铁幼粒细胞多超过幼红细胞总数15%；红细胞有巨幼变。原发性者早幼红细胞也有铁粒环。

(3)血液生化：呈“四高一低”：即血清铁增高，转铁蛋白饱和度增高，血清铁蛋白增高，红细胞游离原卟啉增高；血清总铁结合力降低。

4. 诊断标准

(1)有遗传家族史。

(2)有长期酗酒史。

(3)有长期服药史(抗结核药雷米封，环丝氨酸，氯霉素，抗癌药物)。

(4)贫血形态学属于低色素或双色。

(5)网织红细胞、白细胞及血小板正常。

(6)骨髓可染铁增高。

(7)环状铁幼粒细胞＞15%。

(8)血清铁代谢呈“三高一低”：血清铁、血清铁蛋白、转铁蛋白饱和度均增高；总铁结合力降低。

(9)铁剂治疗无效。

5. 诊断步骤

铁粒幼细胞性贫血诊断步骤可分为三步,见图 86。

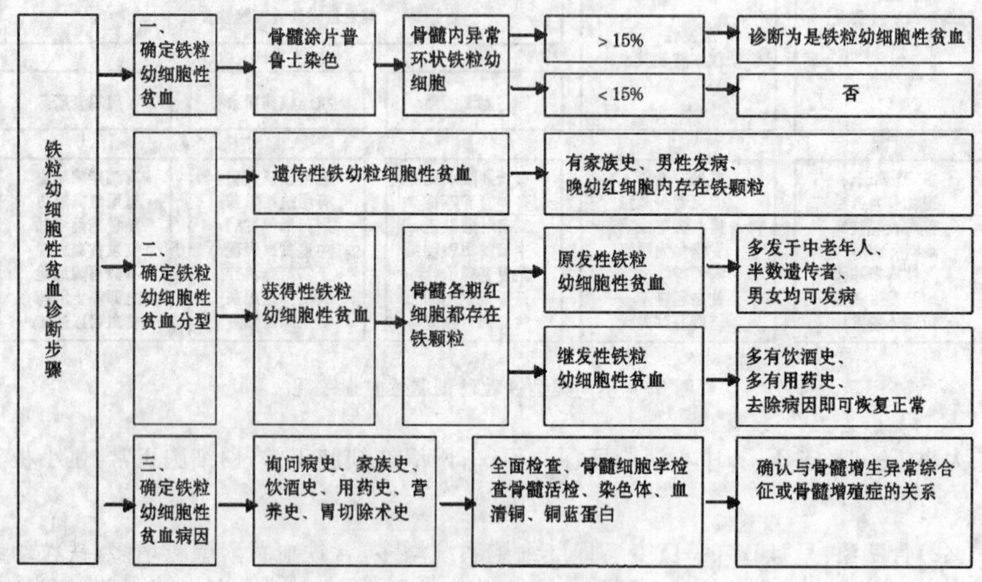

图 86　铁粒幼细胞性贫血诊断步骤

6. 鉴别诊断

铁幼粒细胞性贫血的鉴别诊断,见表 16。

表 16　铁粒幼细胞性贫血的鉴别诊断

	缺铁性贫血	铁粒幼细胞性贫血	维生素 B_6 反应性贫血	红白血病
血清铁	降　低	增　高	增　高	正　常
总铁结合力	增　高	降　低	降　低	正　常
环状铁粒幼细胞	无	>15%	少　量	少　量
细胞外铁	减少或消失	明显增高	明显增高	正　常
骨髓幼粒细胞比例	正常	正常或增高	正　常	明显增高

续表 16

	缺铁性贫血	铁粒幼细胞性贫血	维生素 B_6 反应性贫血	红白血病
巨幼样红细胞	无或偶见	无或偶见	无	明显增多
末梢血有核细胞	无或偶见	无或偶见	无或偶见	明显增多
肝、脾肿大	无	轻 度	无	中 度
治疗反应	铁剂有效	少数患者大量维生素 B_6 治疗有效	大量维生素 B_6 治疗有效	无 效

7. 治疗及预后

铁粒幼细胞性贫血的治疗及预后，见图 87。

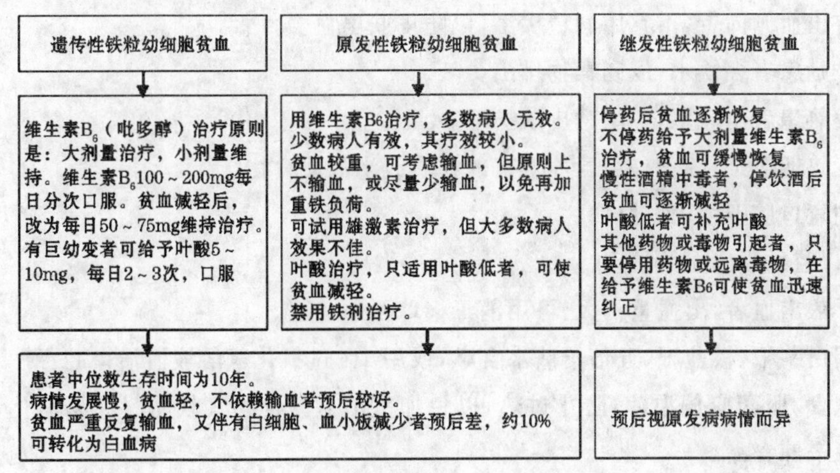

图 87 铁粒幼细胞性贫血治疗及预后

提示：有全血细胞减少又有明显病态造血，染色体核型异常；各种恶性疾病治疗后发生的铁粒幼细胞性贫血者，容易发展为白血病。

8. 调护

(1)一般护理

①树立战胜疾病的信心。积极查明病因，主动配合治疗。关心体贴患者，耐心做好思想工作，满足患者要求。

②休息。血红蛋白低于 50 克/升时，应绝对卧床休息，以免发生晕厥，导致外伤。轻

度贫血患者，可适当于室内外活动，并注意休息，根据病情选择健身活动。

③饮食。应进食高蛋白、高热能、高维生素饮食，少食辛辣食物，忌烟、酒。

④生活起居。患者居室应保持清洁，空气新鲜，阳光充足，夏季避免应用化学杀虫剂。加强个人和周围环境清洁卫生，以防感染发热。

⑤口腔卫生。饭后、睡前须刷牙，宜用软毛牙刷刷牙，严防牙龈损伤出血导致口腔感染。

⑥保持皮肤清洁。经常洗澡或擦身，不宜过重擦洗皮肤，以免引起皮肤出血。

⑦防止感染。不去公共场所，远离传染病患者，以防交叉感染。

(2)发热的护理

①体温高者，应给予物理降温，头部放置冰袋，或给予温水浴。

②有出血倾向者，不宜用酒精擦浴，以防皮肤出血。

③鼓励患者多饮水，以利毒物排出。

④发热患者出汗多，应注意皮肤护理。

⑤发热期应进食高热能、营养丰富的物质或半流质食物。

⑥注意口腔卫生，勤漱口。

(3)口腔黏膜出血的护理

①牙龈出血者，出血量不大，可用消毒棉球压迫止血。

②用白茅根、板蓝根、五倍子煎水含漱；或用1%过氧化氢溶液清洁口腔。

③饮食、服药应偏温凉，防止过热，以免加重出血。食物宜软、宜烂、易消化，忌食硬固、粗糙、辛辣食品。

④不用牙刷刷牙，不用牙签剔牙，以免引起出血加重。

(4)皮肤出血护理

①多表现为皮肤紫癜、淤斑，重者大片紫斑。衣服、床单要平整、柔软、干燥。

②衣被应勤更换，防止机械性刺激，导致出血。

③患者活动时动作要轻、缓，切忌鲁莽碰撞，以免发生外伤出血。

④尽量避免针刺疗法，尽量减少注射次数。

(5)饮食调养：铁粒幼红细胞性贫血患者宜进食高蛋白、高维生素、高热能、低糖及含叶酸的饮食，如菠菜、青菜、龙须菜、花椰菜、莴苣、扁豆、蘑菇及各种瓜豆等。多食动物性食物，如肝脏、肾脏、乳制品等，忌食辛辣及烟酒。饮食疗法应以滋补为主。

①有五心烦热、盗汗者，可选用枸杞子蒸蛋。取鸡蛋 1～2 只，去壳，加食盐适量，枸杞子 10 克，蒸 15 分钟即可。每日 1 次。或紫河车洗净，焙黄，研末，每日 6 克，分次口服。

②面色苍白，肢寒怕冷，腰腿酸软者，可选用山羊肉汤：山羊肉 500 克，切成小块，加黄芪、党参、当归各 25 克（布袋装），同放入沙锅内，加水 1 000 毫升，文火煨煮，到羊肉熟烂时加入生姜 25 克，食盐适量。吃肉喝汤，可常食用；牛骨髓瘦肉汤：牛骨髓（不限量）加干姜、牛瘦肉（不限量）煮烂连汤服，每周 2～3 次。

③可选用：花生衣 12 克，研碎，分两次口服。仙鹤草 15 克，水煎服，每日 3 次。

④运动疗法。不宜做剧烈的运动，散步、慢跑，打太极拳。体弱者应在医生指导下量力而行；晨练太极拳不可强忍大小便，影响排泄，导致便秘、痔疮或膀胱炎，心肌梗死。

9. 预防

(1)查明发病原因，进行根治性预防。有家族遗传史者，应节制生育。

(2)慢性贫血者，不可盲目补充铁剂或输注血液，以免增加铁负荷过度。

(3)积极预防骨髓增生异常综合征或骨髓增殖症，可延缓或避免本病的发生。

(4)避免滥用或长期应用抗结核药物，如异烟肼、环丝氨酸、氯霉素、硫唑嘌呤及氮芥等。

(5)应用药物应同时并用维生素 B_6，每次 100 毫克，每日 3 次，口服。

(6)定期复查血象，一旦出现贫血现象，立即停药，并服维生素 B_6，每次 100 毫克，每日 3 次，口服。

(7)嗜酒者应定期检查血象，可早期发现本病，早期治疗。

(8)嗜酒者要长期服用维生素 B_6 100 毫克，每日 1 次，预防继发性铁粒幼细胞性贫血。

(9)避免长期接触含铅物质，高危人员加强防护，增强营养，穿防护服、戴口罩，饭前沐浴、洗手。定期检查血象，有贫血者，应立即调离工作，并积极治疗。

(10)要远离电离辐射，长期接触者应定期检查身体，早期发现、早期治疗。

二、阵发性睡眠性血红蛋白尿

阵发性睡眠性血红蛋白尿（PNH）是一种获得性红细胞膜缺陷性疾病。以慢性溶血性贫血为临床表现，可有间歇性发作，出现血红蛋白尿，于睡觉时溶血加重。其发病原理尚不明，发病年龄以 20～40 岁为最多，男女之比为 5∶1 男性多于女性。

1. 临床表现

本病的发病通常是慢性、隐匿性的，多数患者以贫血为首发表现，只有少数患者突然发现酱油色尿而就诊。

(1)贫血：几乎所有患者均有不同程度贫血，自觉乏力、头晕、头痛，活动后心悸气短，面色苍白。部分患者出现全血细胞减少而误诊再障。

(2)血红蛋白尿

①分型。频发型：≤2 个月发现 1 次；偶发型：>2 个月发现 1 次；不发作型：2 年内未发作 1 次。②颜色。酱油色尿；红葡萄酒色尿；茶红色尿；茶黄色尿；正常淡黄色尿。③症状。血红蛋白尿发生时，多在睡觉后发现：患者自觉尿排不畅、尿道刺痛、尿不尽感，腰酸、四肢关节酸痛，多伴有全身不适、乏力、发热，胸骨下、腰腹部疼痛、头痛等表现。血红蛋白尿发作常有一定诱因。

(3)黄疸：频发型明显，偶发型常见，不发作型少见。

(4)并发症：①感染。感染又可诱发或加重血红蛋白尿发作。②血栓形成。最多见于静脉系统，以下肢静脉血栓形成最多见。手术后或分娩时，最易发生血管内血栓形成。③皮肤色素沉着。④肝脾肿大。⑤胆结石。⑥肾功能不全。

(5)再障-PNH 综合征：①有的患者以全血细胞减少和骨髓再生障碍为首发表现，随着病情进展并经过一定时间才出现典型的阵发性睡眠性血红蛋白尿症状。②有的患者以阵发性睡眠性血红蛋白尿症状起病，随着病情进展出现骨髓再生障碍；这两种表现称为“再障-PNH 综合征”。

2. 实验室检查

(1)血象：①患有本病患者，所有患者均有不同程度的贫血。②贫血呈多形性：可表现大细胞性、正细胞性及小细胞低色素性(合并缺铁)，其中以大细胞性为多见。③网织红细胞多增高。④可合并白细胞及血小板减少。

(2)骨髓象：①多数骨髓象增生活跃及极度活跃。②少数骨髓增生减低，甚至呈再障表现。③少数可合并红系统、粒系统及巨核系统病态造血。

(3)溶血试验：酸溶血(Ham 试验)、热溶血试验、糖水溶血试验、蛇毒因子试验(COF)、微量补体溶血敏感试验(mCLST)均呈阳性。

(4)尿含铁血黄素检查阳性，血红蛋白尿发作时尿隐血试验阳性。

(5)流式细胞仪检测：有助于早期发现和诊断 PNH。

3. 诊断标准与鉴别诊断

(1)有典型临床表现,尤其有原因不明的贫血或溶血,血红蛋白尿或原因不明全血细胞减少者。

(2)实验室检查:酸溶血试验、糖水溶血试验、蛇毒因子试验及尿潜血(或含铁血黄素)等。以上4项检查如有2项以上阳性可确诊本病。如果以上4项检查中仅有一项阳性,则需具备以下条件:

①2次以上阳性或一次阳性,操作正规,有阴性对照,结果可靠。

②有溶血的其他直接或间接证据,或有肯定的血红蛋白尿发作。

③能除外其他溶血,特例是遗传性球形红细胞增多症、自身免疫性溶血性贫血、葡萄糖-6-磷酸脱氢酶缺乏症、阵发性寒冷性血红蛋白尿等。

各型阵发性睡眠性血红蛋白尿表现见图88。鉴别诊断见图89。

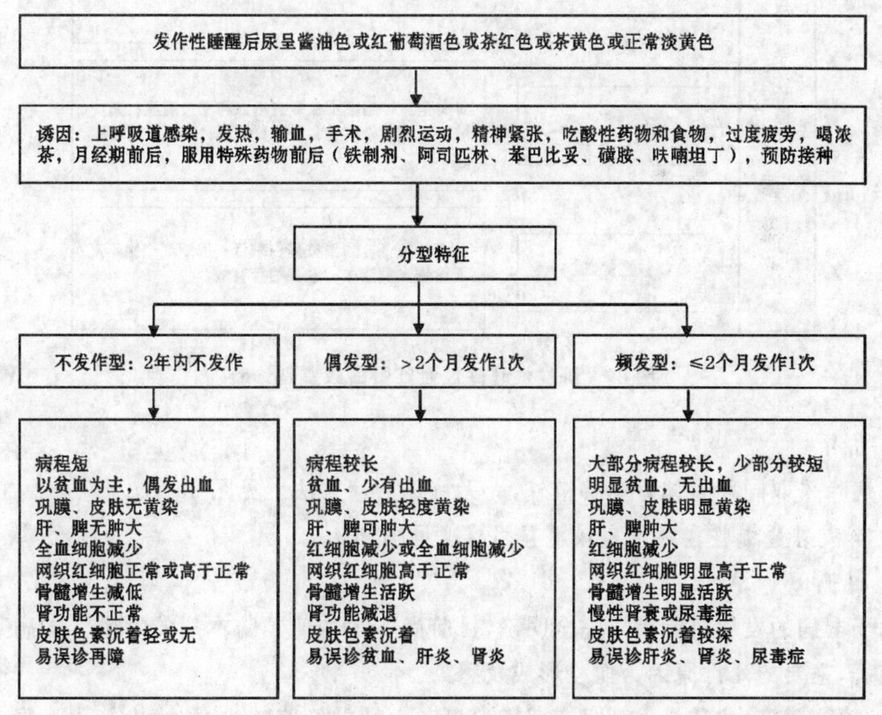

图88 各型阵发性睡眠性血红蛋白尿表现

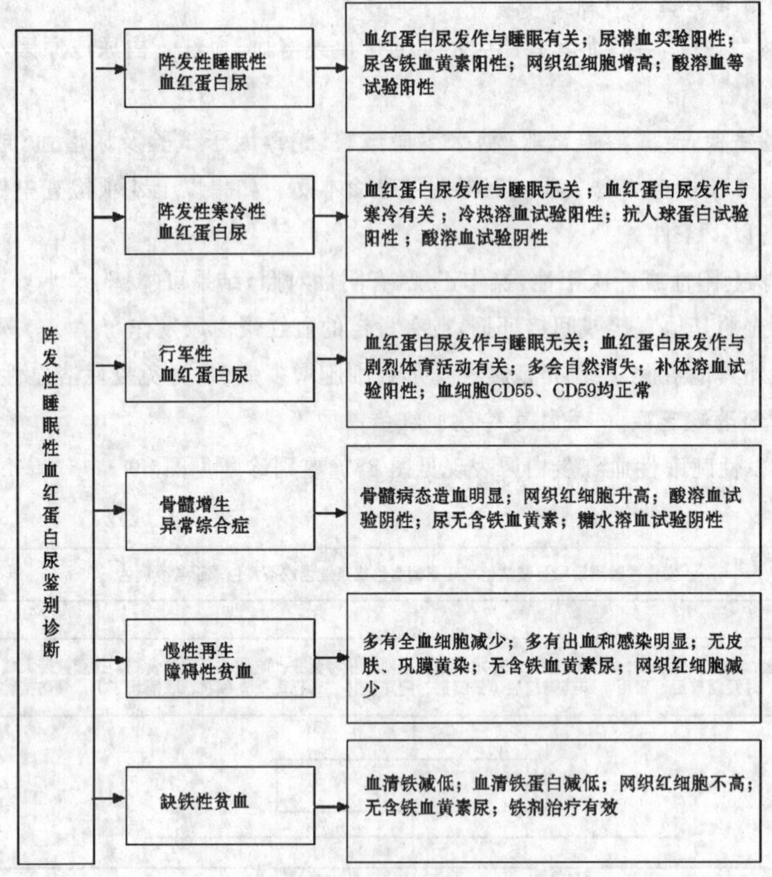

图 89　阵发性睡眠性血红蛋白尿鉴别诊断

4. 治疗

本病除采取同种异体骨髓移植外，尚无特殊治疗方法。见图 90。

6. 阵发性睡眠性血红蛋白尿治疗步骤　见图 90。

7. 调护

由于本病的发病机制尚未完全明确，目前尚不知如何预防本病的发生。本病是一种慢性疾病，主要的死亡原因为血栓形成及感染。

(1)预防感染：尤其是上呼吸道感染。患者中性粒细胞减少，抗感染能力下降，因此，要做到：

①给患者提供一个舒适、安静、空气新鲜的居住环境。

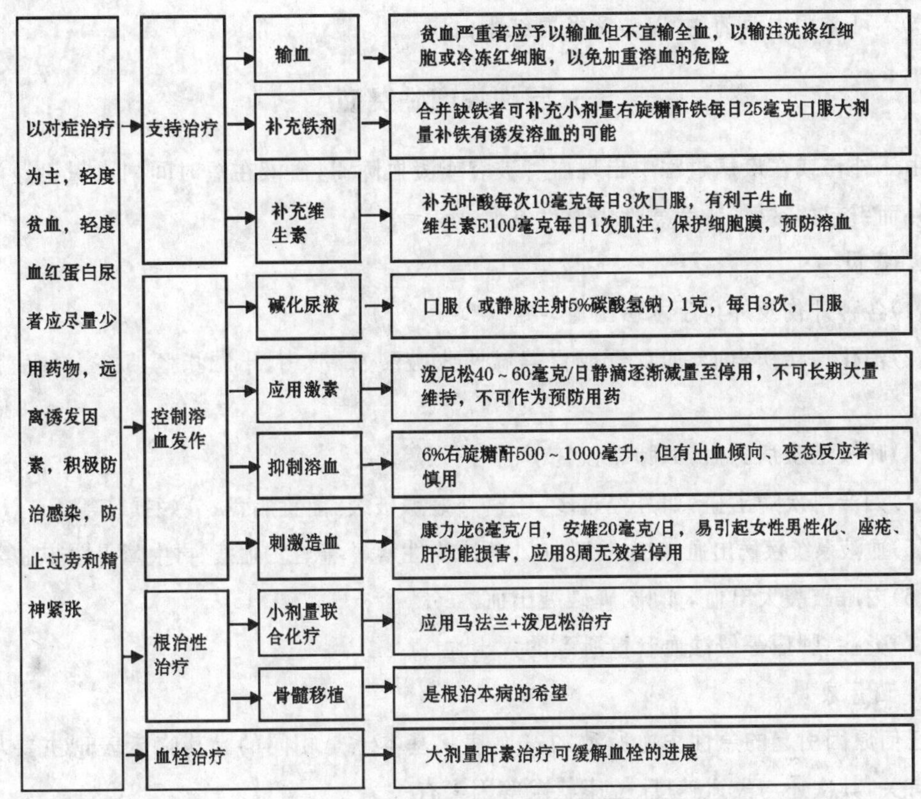

图 90　阵发性睡眠性血红蛋白尿治疗步骤

②保持室内清洁，定期消毒，加强通风，避免对流空气。

③不去或少去公共场所，杜绝与呼吸道疾病患者密切接触。

④经常洗手，洗澡，做好个人卫生。

⑤加强营养，保持平衡膳食，增强抗病能力。

⑥避免预防接触，不可随意应用防治感冒药物，以免诱发血红蛋白尿发作。

(2)预防血栓形成：本病患者血小板减少，可形成血栓。要做到：

①避免过度劳累，避免过度活动。

②以平和心态对待疾病，树立战胜疾病的信心，避免精神紧张。

③对肢体浅静脉血栓，大多不需要特殊处理，深部血栓需要抗凝治疗。

④不可盲目多次输入 HLA 不同型血，以免产生抗白细胞及抗血小板抗体，不仅能诱发血红蛋白尿，还会导致血小板减少，加重血栓形成。

⑤不可滥用中西药物，以防诱发血红蛋白尿。

三、急性失血性贫血

由于外伤或在疾病过程中出现血管破裂或凝血障碍，血液在短时间内大量迅速流到血管外而引起的贫血，称为急性失血性贫血。

1. 病因

(1)各种外伤及外科手术后出血。

(2)消化道疾病出血，如食管或胃静脉曲张破裂、胃溃疡、十二指肠溃疡、胃癌、肠伤寒等。

(3)呼吸道疾病出血，如肺结核、支气管扩张等。

(4)妇产科疾病出血，如月经过多、子宫外妊娠破裂、前置胎盘、分娩损伤等。

(5)血液系统疾病出血，如血友病、血小板减少性紫癜、急性白血病、再生障碍性贫血等。

(6)内脏破裂大出血，如肝、脾破裂出血。

(7)炎症、肿瘤等侵蚀血管壁所致的大出血。

2. 临床表现

任何原因引起的急性失血所致的贫血症状基本上是相同的。其临床表现主要与失血量有关，其次还与失血速度、健康状况等因素有关。

(1)失血量愈多，血容量不足症状愈重。多数健康青年人，能耐受 500～1 000 毫升的失血量，占全血容量的 10%～20%，尤其在短时间内又是逐渐失血者，很少出现自觉症状，失血停止后也不会出现贫血。

(2)对上述失血量，约有 5%的健康者，由于精神紧张、恐惧或突然坐起时，出现出汗、软弱、心率加快、血压下降，脉压差减少、面色苍白、头晕等轻度休克症状。

(3)失血的速度愈快，血容量不足的症状也愈重。同样程度的失血量，若 24 小时以上缓慢失血者，可不发生严重症状。短时间内失血，可发生失血性休克而致死。大量迅速失血，超过 2 000～2 500 毫升，占全血容量的 40%～50%时，很快出现休克而死亡。

(4)外出血时，由于患者能看到失血，内心恐惧，精神紧张，临床症状严重。而内出血时，由于患者不能察觉失血量，精神刺激不重，临床症状稍轻。

(5)失血量超过 1 500～2 000 毫升，占全血容量 30%～40%时，患者不论在何种体位、出血速度如何，都会出现严重症状。

(6)失血早期表现为精神不安、口渴、衰弱、意识丧失、体温下降、皮肤黏膜苍白、出汗、四肢厥冷、尿量减少、发绀等。

(7)失血中期表现为血压、脉压差均下降,脉搏快而弱,静脉塌陷。自觉心悸、气短;疲乏无力、嗜睡、烦躁。

(8)原有疾病或体弱者,即使失血量不多,也会导致休克、死亡。

3. 实验室检查

(1)血象

①红细胞压积和血红蛋白。出血初期红细胞压积和血红蛋白稍增高;十几小时以后,红细胞压积和血红蛋白逐渐下降,出血后2～3天最显著。

②网织红细胞。出血后2～3天开始增高,6～11天达高峰,可升高至0.05～0.1。

③血涂片。可见多嗜性红细胞和大红细胞增多,休克时可见少量有核红细胞。

上述变化多在出血后15天内消失,否则出血仍在继续。

④白细胞。急性失血2～5小时内白细胞迅速增高,可达(10～35)$\times 10^9$/升,以中性粒细胞为主,并有核左移,出血严重者,外周血涂片可见幼稚白细胞变化,多在出血后3～5日恢复恢复正常。否则提示出血继续或有并发症存在。

⑤血小板。出血时,血小板减少,出血60分钟后血小板开始上升,可达(500～1 000)$\times 10^9$/升。

(2)骨髓象:①红细胞系统增生极度活跃,以中幼红细胞增生为主。②粒细胞系统增生相对减少。③粒红比例降低。④骨髓细胞外铁减少或消失。⑤各系统各阶段血红细胞比例、形态一般正常。

4. 诊断标准

(1)急性失血性贫血者,一般均有出血的临床表现。

(2)内出血量大者,可根据患者的临床表现诊断。

(3)突然出现原因不明的严重贫血者,首先应考虑是消化道出血,女性患者也应注意到生殖系统出血。

急性失血性贫血表现(出血量与临床表现诊断标准及诊断步骤)见图91。

5. 治疗

立即止血,防止继续失血,维持血容量,防止休克,查明原因,及时治疗,见图92。

(1)输血反应的防治

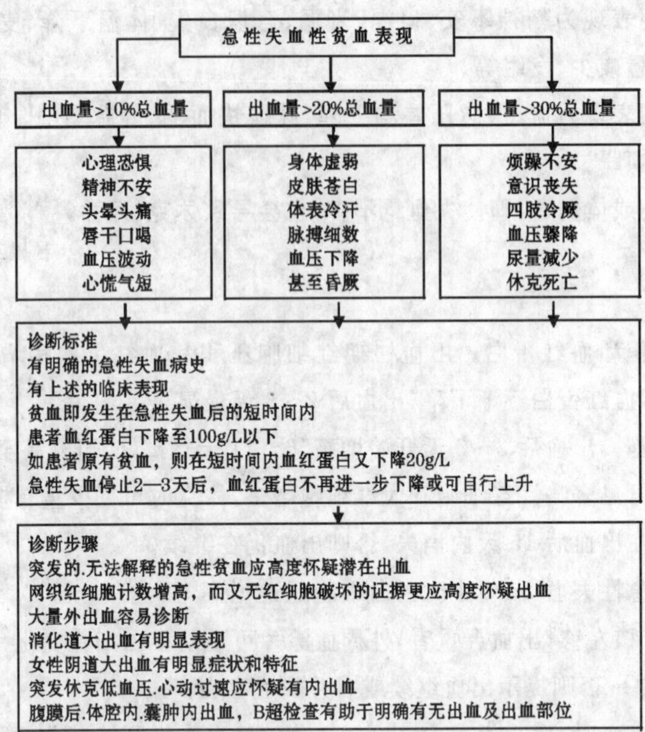

图 91　急性失血性贫血表现

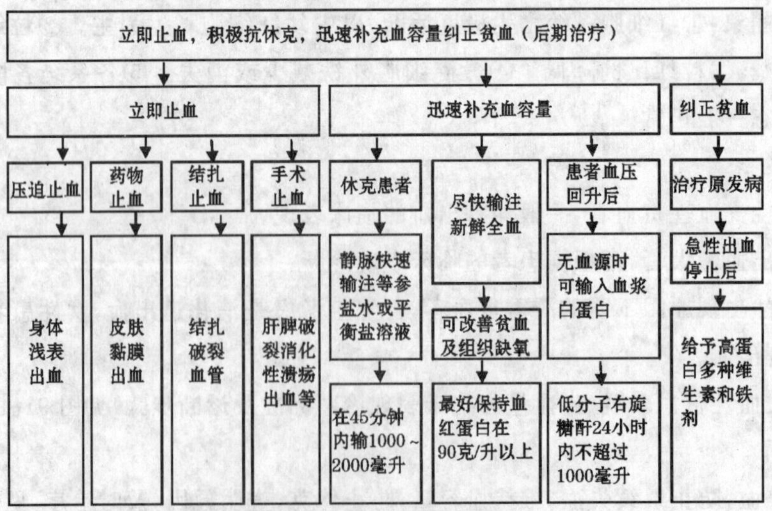

图 92　急性失血性贫血治疗步骤

①发热反应。发热反应多发生于输血开始后 15 分钟至 1 小时，亦可在输血结束后 1～2 小时发生。多先有恶寒，继而发热，体温可升至 38℃～41℃。患者有头痛、出汗、恶心、呕吐。上述症状持续 1～2 小时逐渐缓解。

预防：采用优质的保存液药物，严格清洗和消毒输血采血工具；输血开始时，速度不宜过快；在输血前皮下或肌注非那根 25～50 毫克，可防止发热反应或减轻症状。

治疗：减慢输血速度，如上述症状加重时，必须立即终止输血；畏寒、寒战者，用热水袋、饮开水等措施保温；可给解热止痛药，如阿司匹林，必要时用盐酸异丙嗪片 25～50 毫克或盐酸哌替啶 25～50 毫克，皮下或肌内注射；严重寒战者，可立即静脉注射 10%葡萄糖酸钙 10 毫升或 5%～10%葡萄糖溶液 200 毫升中加氢化可的松 50～100 毫克或地塞米松 50 毫升，每分钟 2～5 毫克，缓慢静脉滴注。

②变态反应。变态反应主要表现为皮肤发红、瘙痒、荨麻疹、血管神经性水肿、呼吸困难，重者可有喉头水肿及过敏性休克。

预防：过敏体质者，输血前半小时口服盐酸苯海拉明片 50 毫克或肌内注射盐酸异丙嗪 25～50 毫克。可减轻或避免变态反应；避免反复输入同一供血者的血液；在采血前 4 小时，供血者应禁食或进少量清淡软食；不用有过敏史的供血者的血液。

治疗：可应用苯海拉明 25 毫克、盐酸异丙嗪 25 毫克，肌内注射。如病情紧急可推注地塞米松 2～4 毫克或 0.1%肾上腺素 0.3～0.5 毫克皮下注射；喉头水肿者，必要时可行气管插管或气管切开术，以防窒息。

③溶血反应。溶血反应可在输入少量血液后，出现寒战、发热、心悸、胸闷、腰背痛、呼吸困难，重者出现休克、血红蛋白尿及急性肾功能衰竭。

预防：严格遵守配血、输血等操作规程，严防差错事故；一旦发现有溶血性输血反应迹象，要立即停止输血；必须强调采用 ABO 同型输血；不输入有冷凝集现象的血液。

治疗：发现或可疑有溶血性反应时要立即停止输血；出现休克时，要补充血容量，严禁使用使肾动脉收缩的升压药，首选盐酸多巴胺，有利于保护肾功能；预防肾衰竭，可用 20%甘露醇 100 毫升快速静脉推注。可重复应用 1 次。也可应用其他利尿药物，如呋塞米；碱化尿液，可在利尿基础上加用碱性溶液；有休克者，可短期大量应用糖皮质激素，如地塞米松，但一般不超过 3 日。

④细菌污染的输血反应。轻者有发热反应；重者输血后出现剧烈寒战、高热、面部潮红、结膜充血、头痛、呼吸困难、发绀，血压下降或休克而死亡。

预防:保存液、采血及输血器具要彻底消毒;采血室内要严格消毒;要严格无菌操作;严格选用献血员;贮存血发现有膜、沫、块、混浊等应禁用。

治疗:应用抗生素愈早愈好,且应静脉用药,剂量要大;有感染性休克时,要给升压药;早期应用糖皮质激素治疗。

⑤肺水肿。因输血量过多,速度过快,年龄大或心功能不全等原因所致;多在输血中或输血后1小时内,突然呼吸困难、发绀、咳嗽、胸前紧迫感,咳出粉末状泡沫痰等。

预防:严格掌握输血的适应证、禁忌证、输血量和输血速度;有心功能不全的人,尽量不输血;老年人、心脏病者,要慎重输血;输血时,要采取半卧位;或先给快速利尿药后输血;给患者用热水袋等保温,使周围血管扩张,有助于预防肺水肿。

治疗:立即停止输血;立即吸氧(湿化瓶内可置纯酒精,以利消除泡沫痰);四肢轮换结扎止血带;注射去乙酰毛花苷注射液、盐酸哌替啶、利尿药等;必要时要静脉放血。

(2)其他:治疗严重失血者体内铁损失过多:①铁剂治疗。出血停止后1～2个月,可给予硫酸亚铁0.2克,每日2～3次,口服。②维生素C 100毫克,每日3次,口服。

(3)提示:原来健康者,经上述治疗后,4～6周红细胞记数即可完全恢复正常。而血红蛋白恢复正常则需5～7周,白细胞计数多在3～4天后即可恢复正常。

需要手术的患者应在快速输血输液补充血容量的同时,尽早进行手术止血。决不能因为血压低犹豫不决,以致失去抢救时机。

6. 调护

(1)大量失血者应加强护理,禁食,绝对卧床休息,保持呼吸通畅,吸氧,记录尿量及出血量,严密观察患者神志、体温、脉搏、呼吸、血压、肤色、静脉充盈情况等,在医院里应行心电血压监护,必要时行中心静脉压测定。

(2)中、小量失血者应根据失血量、年龄、伴随疾病给予相应护理、观察和监护:呕血及食管胃底静脉曲张破裂出血者,须禁食,其他患者一般可适当进食流质或半流质。

(3)输血的护理

①输血前必须认真仔细核对患者和供血者姓名、血型、交叉配血试验,并检查血液保存期限、储血瓶有无破损、血液质量、有无溶血。

②输血前轻轻倒转储血瓶,使血浆与血细胞充分混合。

③输血过程中观察有无反应。若不适,应减慢或暂停,查明原因,及时处理。

④输血速度要调节在每分钟4～5毫升(每分钟60～70滴),老年人或心脏病患者每

分钟不应超过 20 滴(1 毫升左右)。

⑤大量出血时,应在短时间内输入所需血量,但要注意酸碱平衡和防止高钾血症。

⑥大量快速输血时,可发生创面渗血不止或术后持续出血。故每输库血 3～5 单位时,应补充 1 单位新鲜血,并取另一血管适量补充钙剂。

⑦输血结束后,储血瓶应保留 2 小时,以便必需时进行化验复查。

⑧出现溶血反应时(多于输入血液 25～50 毫升后),如出现腰背痛、寒战、高热、呼吸困难、血红蛋白尿时,应立即停止输血,并报告医生,紧急处理。

(4)观察患者出血部位

①鼻出血或痰中带血,一般出血量少,在短时间内不会威胁患者生命。

②胃肠道少量出血或中量出血,多表现为便血。

③胃大出血,多从口中呕出,可能混有食物。应迅速送往医院诊治。

④观察便血时,应注意若便在先血在后,出血部位可能较高;若血在先便在后,提示出血部位较低。

(5)观察患者出血量

①小量出血,多与排泄物同时排出,如咯血时,痰与血同时咳出;便血时,血混于便中,或血附于粪便表面;呕血时,血与食物残渣一同被呕出。

②大量出血,排出物可为血色。

③除估计排出体外血量外,应估计体腔内残留血量。包括:呕血时,胃内残留血;尿血时,膀胱残留血;便血时,肠道残留血;阴道出血时,阴道、子宫、腹腔里的残留血。

(6)观察患者一般情况

①小量出血,失血量约占全血容量 10%时,脉搏稍快。

②中量出血,失血量占全血容量 20%～30%时,脉搏增快、血压下降、头晕、皮肤花纹状、四肢无力、口渴、尿量减少等休克早期表现。

③大量出血时,失血量约占全血容量 30%以上时,血压明显降低,或测不出,面色苍白,出汗,四肢冷厥,脉搏细数,少尿或无尿等休克症状。

(7)观察血色:血色鲜红,表示新的出血:血色暗红或紫黑,表示陈旧出血。

(8)观察出血过程:持续、反复、小量出血,提示慢性失血;突发、大量、多次出血,提示急性失血,可危及生命。

(9)观察出血先兆

①呕血先兆。心窝部痛或胃中烧灼嘈杂感,或持续胃痛突然减轻而出现头晕、乏力。

②便血先兆。出现腹部不适、下腹坠胀。

③咯血先兆。出现刺激性干咳、呼吸窘迫症。

④尿血先兆。出现尿道刺痛、绞痛、或尿频。

(10)出血后的观察

①出血已停止。患者安宁,血压、脉搏稳定,可嘱患者安静休息。

②继续出血。患者烦躁、口渴、血压下降、脉搏增快,应严加防范。

(11)加强营养

①出血停止后,应逐渐增加高蛋白饮食。有鱼类、瘦肉、鸡蛋、奶类、豆制品等。严格禁止饮酒,慎用辛辣等刺激性食物。

②多食含铁丰富的食物。

谷类:小米、糯米、高粱、标准面粉。

肉蛋类:羊肝、羊肾、牛肾、猪肝、鸡肝、鸡肫、鸭蛋、鸡蛋、动物血等。

水产类:黑鱼、带鱼、蛤蜊、海蜇、虾米、鲫鱼。

蔬菜:豌豆苗、芹菜、小白菜、荠菜、香菜、金花菜、苋菜、辣椒、丝瓜。

豆类及豆制品:黄豆、红豆、蚕豆、毛豆、乳腐、腐竹、百叶、豆腐、豆腐干、豆浆。

菌藻类(含铁极丰富):黑木耳、海带、紫菜、蘑菇。

水果:大山楂、橄榄、海棠、桃子、草莓、葡萄、樱桃。

坚果类:西瓜子、南瓜子、松子仁、葵花子、核桃、花生。

7. 预防

(1)加强个人安全意识,注意保护自己,防止外伤。

(2)医护人员应加强责任心,树立全心全意为患者服务的思想,严防手术意外。

(3)食管及胃底静脉曲张者,不进食粗糙、坚硬食品,禁烟酒、辛辣。

(4)胃、十二指肠溃疡者,应积极治疗,严禁烟酒、刺激性食品、药物、以防胃出血。

(5)加强宣传力度,积极防治肺结核,减少发病率,防止肺出血。

(6)支气管扩张,应防止感染:反复咯血者,可考虑外科手术切除。

(7)门脉压高者,应用普萘洛尔加硝酸酯类药物以降低门脉压力。

(8)痔疮和大肠息肉者,应注意保持大便质软、通畅。

(9)积极治疗原发疾病,如肝硬化、溃疡病、支气管扩张、肠息肉、肺结核等,是预防失血性贫血的关键。

(10)避免服用或进食有损消化道黏膜的药物、食物。

(11)患有出血性疾病者,应定期去医院全面检查和治疗,以防突然大出血。

四、肾病性贫血

肾脏疾病所致的贫血,简称为肾病性贫血。任何泌尿系统疾病及全身疾病能引起肾正常结构和功能破坏的病变均可引起肾性贫血。如原发性和继发性肾小球病、梗阻性肾病、慢性间质性肾病、肾血管疾病、先天性和遗传性肾病、糖尿病、高血压、系统性红斑狼疮等。肾功能低下时,贫血几乎成为必有的表现。

1. 原因

(1)造血障碍:肾衰竭时,肾脏促红细胞生成素分泌减少或缺乏,而红系造血抑制因子增多,如潴留的毒性物质致使骨髓红细胞生成障碍因而发生贫血。

(2)失血:肾衰竭时由于血小板功能障碍,致使皮肤、黏膜发生紫癜、出血、消化道及尿道出血,血透过程也会失血,导致贫血加重。

(3)溶血:肾衰竭时由于多种因素,如血中铝、铜、锌过高引起红细胞生存时间缩短并容易破坏,发生溶血。

(4)造血原料缺乏:肾衰竭时,由于体内铁、叶酸、蛋白质缺乏,也能造成贫血的发生。

(5)甲状旁腺功能亢进。

(6)慢性感染。

上述因素导致肾衰竭贫血或全血减少(图 93)。

2. 临床表现

(1)早期轻度贫血,可无任何临床表现;有的先发现贫血,检查中发现肾功能不全。

(2)随着肾功能减退,贫血可迅速加重,在短期内出现严重贫血。

(3)主要表现为皮肤黏膜苍白,心悸、气短、疲乏无力。

(4)部分患者可出现出血,如皮肤紫癜、鼻出血,口腔黏膜渗血、呕血、便血、尿血等。

(5)肾脏疾病表现:如高血压、肾区疼痛、水及电解质紊乱、酸碱平衡紊乱。

3. 实验室检查

(1)血象:①肾病性贫血多为正细胞正色素性贫血,部分患者也可出现小细胞或大细胞性贫血。②网织红细胞大多正常或轻度增加。③白细胞计数大多正常。④血小板计

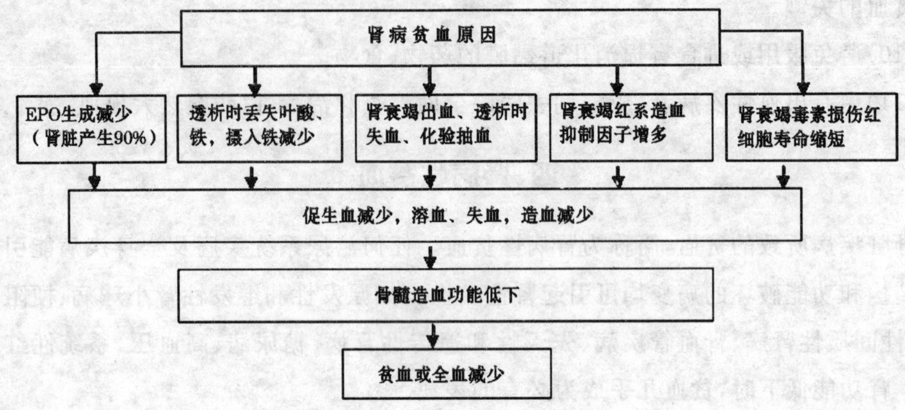

图 93　肾病性贫血原因示意图

数大多正常。

(2)血生化:①血清铁正常或轻度减少。②铁蛋白降低。③血清转铁饱和度降低。

(3)骨髓象:血肌酐明显升高时,骨髓象呈增生低下状态,幼红细胞成熟明显抑制。

4. 诊断标准

(1)有明确的各种病因引起慢性肾脏疾病史。

(2)有慢性肾功能不全的诊断标准:肾小球滤过率(GFR)50～20 毫升/分,血肌酐在186 微摩/升以上。

(3)贫血诊断标准:男性血红蛋白＜120 克/升,女性＜110 克/升,儿童＜130 克/升。

(4)贫血多为正细胞正色素性,偶为大细胞性。但溶血尿毒症综合征、恶性高血压时亦可呈现小细胞低色素性贫血。但透析患者铝中毒时亦可表现为小细胞性贫血。

(5)外周血涂片可见部分红细胞有较多芒刺,且细胞体积较小轮廓不清楚。

(6)外周血涂片可见多染性或点彩红细胞。

(7)网织红细胞计数多正常,但血尿素氮增高时,网织红细胞计数常增多＞6%。

(8)白细胞计数多正常,但中性粒细胞可增多,血小板计数正常或轻度增高。

(9)骨髓增生正常,红系增生轻度活跃,粒红之比为 2.5∶1。

(10)促红细胞生成素水平降低,促红细胞生成素与血红蛋白的相关性消失。

5. 鉴别诊断

肾病性贫血常伴有缺铁性贫血、溶血性贫血及纯红再生障碍性贫血。此时应用重组人红细胞生成素(EPO)治疗未必收到满意的疗效,需要及时鉴别并调整治疗方案才能收到满意效果。

(1)缺铁性贫血病因:①慢性肾衰竭长期血液透析致患者进食减少。②慢性失血(透析失血和抽血化验)。③应用 EPO 治疗,需铁量增加 4 倍。④应用氢氧化铝时影响铁的吸收。⑤长期血透患者,如限制输血者,缺铁的发生率高达 50%。

长期血液透析者尚可能存在叶酸和维生素 B_{12} 缺乏,要注意鉴别。

(2)溶血性贫血病因:①慢性肾衰竭患者红细胞寿命缩短。②红细胞代谢异常。③慢性肾衰竭患者血液透析时红细胞易受机械性损伤而破坏。以上三点是隐性溶血的原因。④在血液透析过程中由于透析液存在问题,透析膜破裂或输入不相容血型或抗体的血液,患者可发生显性溶血,也需要注意鉴别。

(3)纯红细胞再生障碍性贫血(纯红再障):肾病性贫血的骨髓象并无特征性改变,但在尿毒症晚期骨髓增生低下,尤其幼红细胞数量减少时,要注意与纯红再障鉴别。

肾病性贫血鉴别诊断见图 94。

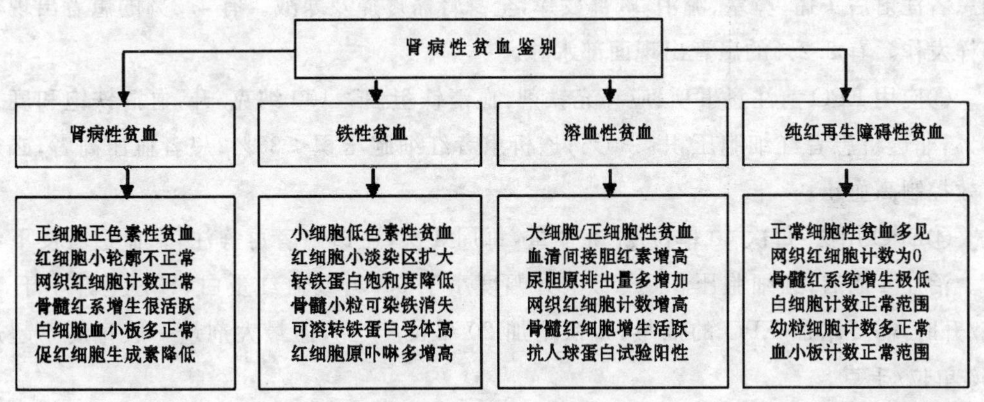

图 94 肾病性贫血的鉴别诊断

6. 治疗

(1)重组人红细胞生成素(简称 EPO),可用于已做透析或未做透析患者。

①EPO 肾脏产生 90%,EPO 对红细胞造血归纳为三大主要作用:刺激前期红细胞系统定向干细胞的增殖;刺激红细胞系统定向干细胞向原始红细胞分化;刺激骨髓幼稚红细胞增殖(图 95)。

②EPO 的不良反应:

上升血压,约有 30%的患者用药后舒张压上升 10 毫米汞柱。原有高血压者用药前

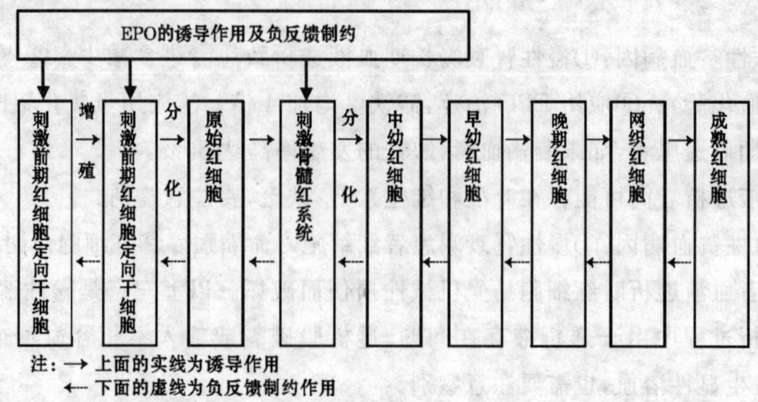

图 95　EPO 三大作用示意图

需用降压药或增加降压药的剂量。注射部位的血管发生血栓形成者约有 13%。有 8%的患者注射后头痛、鼻塞、流泪、喉部发痒，全身骨骼疼痛及寒战。有 4.3%的患者出现癫痫样发作。有 2.2%的患者出现面部水肿。

③应用 EPO 前注意事项：应补充铁剂，血清铁蛋白＞100 纳克/升，血清铁饱和度＞20%；非透析患者红细胞压积＜30%；透析患者红细胞压积＜33%；患者血压高者，必须有效控制高血压。

④EPO 用法：每次 40 单位/千克体重，每周 3 次，血透患者可静注，未血透者皮下注射。治疗 4 周后，红细胞压积(Hct)上升幅度小于 0.03，或血红蛋白(Hb)上升小于 10 克/升时，需要增加 EPO 的剂量，每次增加 20 单位/千克，但最大剂量一般每周不超过 150 单位/千克。

⑤EPO 治疗的目标：将红细胞压积控制在 33%～36%；或血红蛋白上升到 100～120 克/升。

通常每 2 周检查 1 次红细胞压积、血红蛋白含量，如红细胞压积上升超过 0.4，或血红蛋白上升超过 15 克/升时，EPO 的用量应减量，每次减量 20 单位/千克，以免因红细胞压积上升太大而引起或加重高血压、癫痫的发作。

应用 EPO 治疗达到治疗目的后，也应给予维持量治疗，以防贫血复发。

提示：任何患者当其 EPO 剂量大于每周 200 单位/千克，而血红蛋白上升幅度小于 10 克/升时，称为“EPO 抵抗”，EPO 抵抗患者为 5%～10%。

引起 EPO 抵抗的原因有铁的绝对或相对缺乏、失血、感染、炎症及恶性肿瘤、甲状旁腺功能亢进、铅中毒、维生素 B_{12} 或叶酸缺乏、骨髓造血障碍及血红蛋白病等。再给予对症治疗后方会出现疗效。

(2)铁剂的应用

①静脉注射铁剂对透析者常用

适应证:出现重组人促红细胞生成素抵抗;血清铁蛋白<10 纳克/升;或转铁蛋白饱和度<20%;需要使血红蛋白迅速上升者;因出血丧失铁的速度超过铁被吸收的速度。

静脉注射铁剂的不良反应:可诱发变态反应、过敏性休克、呼吸困难或呼吸停止,甚至死亡;静脉注射有 5%患者出现全身反应,如头痛、头晕、发热、面部潮红、荨麻疹、肌肉酸痛、低血压、恶心、呕吐等。

用法:右旋糖酐铁 25～100 毫克+5%葡萄糖注射液 100 毫升或生理盐水 100 毫升,缓慢静脉滴注,每周 1 次,连用 10～14 次。治疗结束 2 周后,检测血清铁蛋白或血清转铁蛋白饱和度,维持前者>100 微克/升和后者>20%。

葡萄糖酸亚铁、葡萄糖亚铁引起速发性变态反应比右旋糖酐铁少,故在安全上有一定优势。血透患者用本品时,先将 1 000 毫克的总量分为 8 次,每次 125 毫克+生理盐水 200 毫升稀释后静脉给药,必须在 2 小时以上滴入。

蔗糖铁静脉滴入安全有效。每次透析时给予 20～40 毫克或每周 1 次 100～200 毫克,用生理盐水稀释后静脉滴注。

急性铁中毒的治疗:1.5%碳酸氢钠 1 000 毫升加入去铁敏 4 克洗胃,然后用去铁敏 5～10 克溶于 1.5%碳酸氢钠 100～200 毫升胃内保留以中和铁剂;轻度中毒者,去铁敏 1 克,肌内注射,每 4～8 小时 1 次,一日总量不超过 6 克,病情改善后改为 0.5 克,每 8～12 小时 1 次肌内注射;严重中毒者,尤其伴有低血压者,以同样剂量静脉注射,注射速度应保持每小时 15 毫克/千克体重;出现过敏性休克者,立即应用肾上腺素 0.5～1 毫克,皮下注射或肌注,也可用 0.1～0.5 毫克+生理盐水 10 毫升,缓慢静注。

②口服补铁优点:方便、经济、安全(较注射铁不容易铁中毒及过敏)

常用的口服铁剂:硫酸亚铁,每次 0.2 或 0.3 克,每日 3 次,于进食时或饭后服用,可以减少对胃肠道的刺激。

多糖铁复合物胶囊(力蜚能),150～300 毫克,每日 1 次,本药吸收好,对胃肠道刺激小。但价格高于硫酸亚铁。

不良反应:服铁剂的人群中,约有 1/10 者服铁剂后感到胃部不适、腹痛、腹泻,甚至恶心、呕吐。

遇到这种情况，可暂停服药2～3天，待上述症状消退后，再重新开始治疗，并先将每次减为0.1或0.2克，或改为每日剂量分数次给予，或与食物混合后给予，或睡前服药。如无不良反应，再逐渐将剂量增至每次0.2或0.3克，每日3次。

7. 肾病性贫血的治疗步骤　见图96。

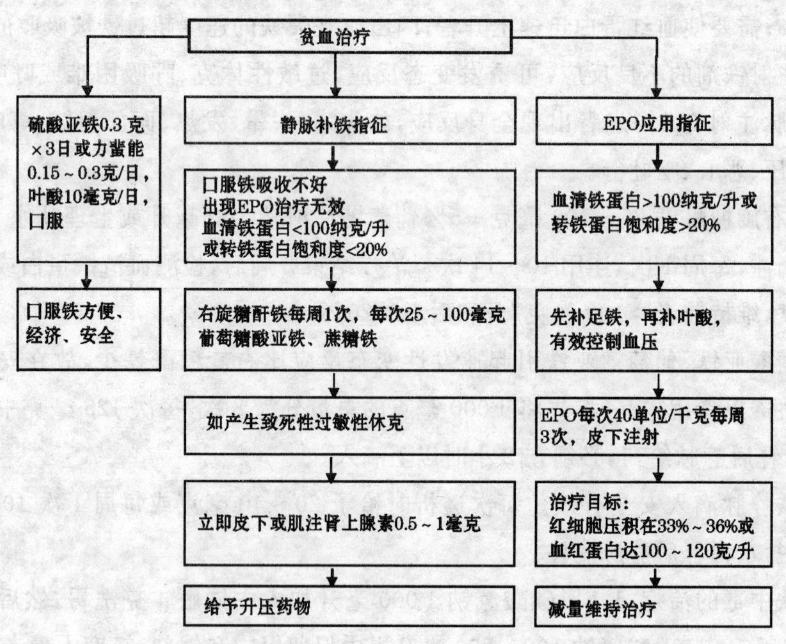

图96　肾病性贫血的治疗步骤

8. 调护

(1)绝大多数接受EPO治疗的肾性贫血者，极易发生铁缺乏。对任何接受EPO治疗而无铁负荷过重的患者，均应每日补充至少150～200毫克元素铁，如口服铁仍有绝对或相对铁缺乏时，应给予静脉补铁。

(2)透析患者可能存在叶酸、维生素B_{12}或氨基酸缺乏，如呈大细胞性贫血，应当补充叶酸，但不应成常规补充。

(3)应用EPO治疗前已出现高血压者或用EPO治疗后出现高血压患者，均应给予降血压治疗，可以大大降低高血压脑病的发生。

(4)在应用EPO治疗期间要积极防治感染和各种慢性炎症，才能提高EPO的疗效。

(5)应用 EPO 治疗后,可能会增加透析患者瘘管堵塞或透析器凝血的概率;故对高危患者在接受 EPO 治疗时加用阿司匹林等预防措施。

(6)要充分透析,透析不充分时会存在酸中毒、水电解质紊乱、食欲不佳、营养不良等,均影响 EPO 的疗效。

(7)铁离子是各种微生物生长和繁殖的必需物质,补铁过量易引发感染。

9. 预防

(1)对没有患肾病的人:要积极采取措施预防肾病的发生。

①要清淡饮食,减少盐的摄入,可减轻肾脏负担。

②要平衡膳食,不要暴饮暴食。因为吃进大量的动植物脂肪蛋白质,最后的代谢产物——尿酸和尿素氮都要由肾脏排出体外,暴饮暴食将增加肾脏负担。

③要多饮水,不要憋尿。尿在膀胱里停留时间太久易使细菌大量繁殖,细菌有可能经输尿管感染肾脏,每天多饮水随时排尿,还可预防泌尿道结石的发生。

④要积极防治扁桃腺炎,不要留下病患,当喉部或扁桃腺发炎时要在医生指导下应用有效抗生素彻底治愈,因为转变为慢性感染易诱发或加重慢性肾炎。

⑤要适量饮酒,不要酗酒。减少肾脏伤害。

⑥要戒烟,不要少抽烟。因为少抽烟而不戒烟,对肾脏损害是一样的。

⑦限制体重。每天坚持体力活动和体育锻炼,避免感冒,有利于肾脏健康。

⑧要避免滥用药物,不要长期、过量服用含有马兜铃酸的中草药。因为多种药物、化学毒物、含马兜铃酸的中草药均可导致肾脏损害,引起肾衰竭。

⑨育龄妇女孕前要做肾脏病及肾功能检查,不要盲目怀孕,因为有时自己都不知道身患相当程度肾病,而怀孕后有可能使肾病很快恶化而引起肾功能衰竭。

⑩要每年至少两次检查尿常规和肾功能,不要忘记肾脏 B 超检查,从而对肾脏疾病可以早期发现,早期治疗。

(2)对高危人群:患有可能引起肾脏疾病(如糖尿病、高血压病、系统性红斑狼疮等)的人进行及时有效治疗,防止慢性肾病的发生,除上述措施外,还要加强以下预防措施。

①要积极控制危险因素,如高血压、糖尿病、高尿酸、肥胖、高血脂,要在专科医师指导下坚持药物治疗,不要有病乱投医,以免加重病情,延误正确治疗。

②要合理膳食,不要忘记坚持“四低”饮食:低盐、低糖、低嘌呤、低脂肪等饮食。

③密切观察自身“四血”指标:即血压、血糖、血脂、血尿酸,控制在正常范围内。

④要每年至少两次监测尿常规、尿微量白蛋白及肾功能检查，不要忘记可以早期发现肾损害，早期治疗。

(3)对已有早期肾病的患者：及时有效的治疗，延缓或逆转慢性肾病进展，最大可能保护受损肾脏，不发生肾性贫血。此外，加强以下预防措施。

①要积极治疗原发性肾脏疾病。控制蛋白尿水平，尿蛋白越多，对肾脏的损害越大。应维持尿蛋白每日排泄量少于0.5克。

②要低蛋白饮食。低蛋白饮食具有保护肾功能，减少蛋白尿等作用，每日每千克体重可摄入0.6～0.8克蛋白质。对肾功能受损严重者，每日进食蛋白质的限制更为严格，但同时必须防止营养不良。

③要避免慢性肾病急性加重的危险因素。如低血压、脱水及休克，组织损伤或大出血，严重感染和严重营养不良等。

④及时纠正慢性肾病加重的可逆因素。如禁止应用肾毒性药物或其他有害因素致肾损害；控制严重高血压，纠正泌尿道梗阻；治疗肾脏疾病、心衰竭、肝衰竭、肺衰竭等。

⑤积极治疗肾功能损害导致的并发症。如纠正水电解质紊乱及酸中毒。

⑥坚持治疗。患有慢性肾病的患者经治疗后症状缓解，自身感觉良好者，不要自行停药，不要忽视维持治疗。事实上，此时病情仍在慢性迁延，缓慢进展。

⑦坚持定期随访定期复查。人体感觉有病常常要比尿液及血液指标的异常晚数月至数年。因此，每一位肾病患者不管病情如何，都应定期复查，长期随访，以防不测。

五、肝病性贫血

约有75%的肝脏疾病可发生不同程度的贫血。常见于门静脉性肝硬化、胆汁性肝硬化、血液病、坏死后肝硬化、急性肝炎、慢性肝炎及肝豆状变性。酗酒后也会发生贫血。

1. 病因

(1)造血物质缺乏：肝病时肝内贮存备用的造血原料，如叶酸、维生素B_{12}.铁不足；许多造血用的蛋白质和脂类在肝内合成不足；肝病时肝脏产生的促红细胞生成素减少。长期嗜酒者可致营养不良，加重叶酸缺乏。

(2)红细胞寿命缩短：肝病患者的红细胞因膜内胆固醇含量增多，使细胞膜变得僵硬，可在脾脏内破坏，使红细胞寿命缩短。

(3)血液相对稀释：肝硬化门脉高压，腹水时由于钠水潴留，使血浆容量增加，血液被稀释。

(4)肝硬化、门脉高压:可致食管胃底静脉破裂出血及痔出血,肝功能不良造成凝血因子减少所致出血,加重了贫血程度。

(5)病毒性肝炎:可导致肝炎后再生障碍性贫血,少数病毒性肝炎后又可导致单纯红细胞再生障碍性贫血,致三系血细胞均减少,而且预后不佳。

2. 临床表现

(1)原发病表现:不同的肝脏疾病有不同的临床表现,如食欲缺乏、恶心呕吐、腹痛腹胀、便秘腹泻、体重减轻等。

(2)贫血:①肝病性贫血通常为轻到中度贫血,常被原发性肝病表现所掩盖,多发生在原发病持续 1～2 个月以上。②肝病性贫血发生在原发性肝病之前,又常被误诊,贫血程度与原发性肝病轻重相关。贫血表现,如头晕头痛、全身乏力、心悸气短等表现与原发性肝病交织在一起。

(3)出血:肝病所致凝血机制障碍或血小板减少,可表现皮肤黏膜出血倾向。

(4)感染:如合并中性粒细胞减少,常诱发感染并体温升高。

3. 实验室检查

(1)血象:①血红蛋白降至＜100 克/升,也可降至＜50 克/升。②可为大细胞、正细胞或小细胞低色素性贫血,以正细胞正色素性贫血多见。③网织红细胞增高。④血片上易见靶形细胞、大红细胞、锯齿红细胞及棘形红细胞。⑤常合并白细胞和血小板减少。⑥平均红细胞体积(MCV)大于正常。

(2)骨髓象:骨髓增生度正常或增生活跃,尤其红系明显增生,幼红细胞体积增大,无明显巨幼红细胞增多。

(3)肝功能异常:白蛋白、球蛋白比例倒置。

4. 诊断标准

(1)有明确的肝脏疾病的病史。(2)有轻到中度贫血。(3)呈正细胞正色素性贫血,也可发生大细胞性贫血。(4)血红蛋白在 100 克/升以下。(5)血片中可见大红细胞、靶形、锯齿形、棘形红细胞或较多口形红细胞。(6)骨髓红系增生明显活跃,无明显巨幼样改变。(7)肝功能异常。(8)血浆白蛋白降低,球蛋白增高。(9)肝硬化患者血小板减少,白细胞减少。

5. 治疗

(1)积极治疗原发性肝脏疾病。(2)缺铁者给予硫酸亚铁每次0.15～0.3克,每日3次,口服。(3)叶酸缺乏者给予叶酸每次10毫克,每日3次,口服。(4)维生素B_{12}缺乏者给予维生素B_{12},每次500微克,每周1次,肌内注射。(5)消化道出血者,外科对症处理和内科治疗。(6)贫血严重者,可输入新鲜全血。

提示:肝脏疾病是贫血的根本原因,首先要采取积极措施治疗肝病。

6. 中医辨证施治

(1)脾虚型

【症　候】 面色萎黄或㿠白,神疲乏力,纳少便溏,舌质淡,苔薄腻,脉沉细。

【治　法】 益气健脾。

【方　药】 香砂六君子汤合当归补血汤加减。

【处　方】 党参、六曲、白术、茯苓各6克,半夏3克,当归、黄芪、炙鸡内金各5克,木香2克,砂仁2.5克。

【服　法】 水煎,每日1剂,分2次服,1月1个疗程。

(2)心脾两虚型

【症　候】 面色苍白或㿠白,倦怠乏力,头晕心悸,失眠多梦,少气懒言,食欲缺乏,毛发干枯、脱落,指(趾)甲脆裂,舌质淡胖,苔薄,脉濡细。

【治　法】 益气养血。

【方　药】 归脾汤或八珍汤加减。

【处　方】 党参、黄芪、白术各30克,当归3克,熟地黄10克,陈皮5克,炒枣仁9克,炙甘草6克,大枣3枚。

【服　法】 水煎,每日1剂,分2次服,1个月为1个疗程。

(3)脾肾阳虚型

【症　候】 面色萎黄或苍白无华,形寒肢冷,唇甲淡白,周身水肿,或有腹水,心悸气短,耳鸣眩晕,神疲肢软,大便溏薄,小便清长,舌质淡或有齿痕,脉沉细。

【治　法】 温补脾肾。

【方　药】 实脾饮合四神丸加减。

【处　方】 黄芪、白术、茯苓、甘草、附子、大腹皮、厚朴、补骨脂、菟丝子、肉桂、鹿角胶、当归各9克。

【加　减】 腹泻严重者，加炒山药、炒扁豆以健脾温肾补中；水肿明显者，加猪苓、泽泻以利水消肿。

【服　法】 水煎，每日1剂，分2次服，1个月为1个疗程。

(4)虫积型

【症　候】 面色苍白，腹胀，或嗜食生米、茶叶等，善食易饥，恶心呕吐，大便干结或溏薄有奇臭，神疲肢软，苔薄，脉虚弱。

【治　法】 杀虫消积。

【方　药】 化虫丸或榧子杀虫丸加减。

【处　方】 榧子、槟榔、红藤、百部、雄黄各等份，大蒜(取汁)。

【服　法】 蜜丸6～9克，白开水送下，每次1丸，每日2次。至驱净虫为止。

一般应先补益气血，纠正其贫血后再行驱虫。

7. 调护

(1)饮食原则：①高蛋白饮食，每日以80～100克为宜，蛋白质是主要的造血原料，可选用动物肝脏、瘦肉、蛋类、奶类及豆制品等。②进食适量的脂肪，每日以500克左右为宜，进食脂肪过多会导致消化、吸收功能减退，影响骨髓造血。③进食适量的糖类，每日以400克左右，主要是米面类。④进食含铁丰富的食物，提倡使用铁锅。⑤进食富含多种维生素的食物，尤其B族维生素和维生素C，能促进铁剂吸收，可防治贫血。⑥纠正偏食、素食及挑食的不良习惯。

(2)宜食食物：包括含铁丰富的食物，如动物肝、肾、舌，鸭肫、乌贼、海蜇、虾米、蛋黄等，以及芝麻、海带、黑木耳、紫菜、发菜、香菇、大豆、黑豆、腐竹、红腐乳、芹菜、大枣、葵花子、核桃仁等。含维生素C丰富的食物，如新鲜绿色蔬菜、水果等，有利于肠道内铁的吸收。

(3)健身锻炼：①在保证每晚6～7小时足够睡眠的基础上，血红蛋白在80克/升以上时，可以坚持锻炼。②每日早晨散步30分钟，距离2～3公里。③可以在空气新鲜的地方做保健操，打太极拳，做保健按摩，进行快步行走或器械锻炼等。④老年者进行锻炼时一定要量力而行，要由轻到重，由简到繁，以防止运动量大而带来负面后果。

8. 预防

(1)积极治疗急、慢性肝病。(2)严禁应用有损肝脏的药物和化学品。(3)严禁饮酒或含酒精的制品。(4)早期发现、早期治疗脾功能亢进，以防消化道出血。(5)积极防治慢性痔疮出血。(6)平衡膳食,合理营养,防止脂肪肝。(7)彻底治疗慢性胃肠病,如长期便秘,腹泻等,保证铁、叶酸的吸收。(8)治疗龋齿,镶补缺齿,以利多食固体食物、蔬菜、水果等含铁食物。(9)坚持锻炼身体,增强抗病能力。(10)注意个人清洁卫生,防治感染,保护皮肤黏膜,防止外伤继发感染。

六、母婴 ABO 血型不合溶血病

母婴血型不合溶血病,是由于母婴血型(ABO 系统或 Rh 系统等)不合,母亲对胎儿红细胞发生同族(种)免疫反应所引起的溶血病。具有父亲血型抗原(恰为母亲所缺乏)的胎儿红细胞在妊娠期经胎盘进入母体,刺激母亲产生抗胎儿红细胞抗体,当此抗体经胎盘进入胎儿血循环时,破坏胎儿红细胞发生溶血。

引起母婴血型不合的溶血病中,以 ABO 及 Rh 系统最多见。有报道母婴血型不合溶血病中,ABO 血型不合占 85.3%,Rh 血型不合占 14.6%,其他血型不合占不足 1%。

母婴 ABO 血型不合溶血病,主要发生在有 O 型血型的孕妇,产妇、胎儿为 A 型或 B 型血型;孕妇、产妇为 A 型血型,胎儿为 B 型或 AB 型血型;或孕妇、产妇为 B 型血型,胎儿为 A 型 AB 型血型,理论上同样可以发病,但后二者实际上少见。第一胎发病者可达 40%～50%,虽然母婴 ABO 血型很常见,但发生 ABO 血型不合溶血病却不多见。

1. 发病原理

母婴 ABO 血型不合溶血病第一胎发病占 40%～50%。因为 O 型血的妇女在怀孕前已经受到类似 A 及 B 血型物质(肠道寄生虫感染,注射伤寒疫苗、破伤风或类毒素)刺激,使母体产生抗 A、抗 B 的 IgG 抗体,怀孕后抗 A 抗 B 抗体中多数 IgA 不能通过胎盘进入胎儿体内;而母体抗 A 抗 B 抗体中少量 IgG,可以通过胎盘进入胎儿体内,其中一部分被血型物质中和,一部分被组织吸附,而且红细胞 A 或 B 抗原位点少,抗原性弱,抗原反应能力差,所以,第一胎虽然可以发生 ABO 溶血病,但发病较少(图 97)。

2. 临床表现

(1)轻型:多见于出生后 24～72 小时内,新生儿皮肤和巩膜出现轻、中度黄疸,于 3～7 天内消退。

(2)重型:多见于出生后 24 小时内,皮肤和巩膜出现重度黄疸,亦可发生胆红素脑病,严重贫血,或胎儿水肿。

(3)晚期贫血:多于出生后 2～6 周发生贫血,或出现贫血加重,肝、脾轻度肿大。

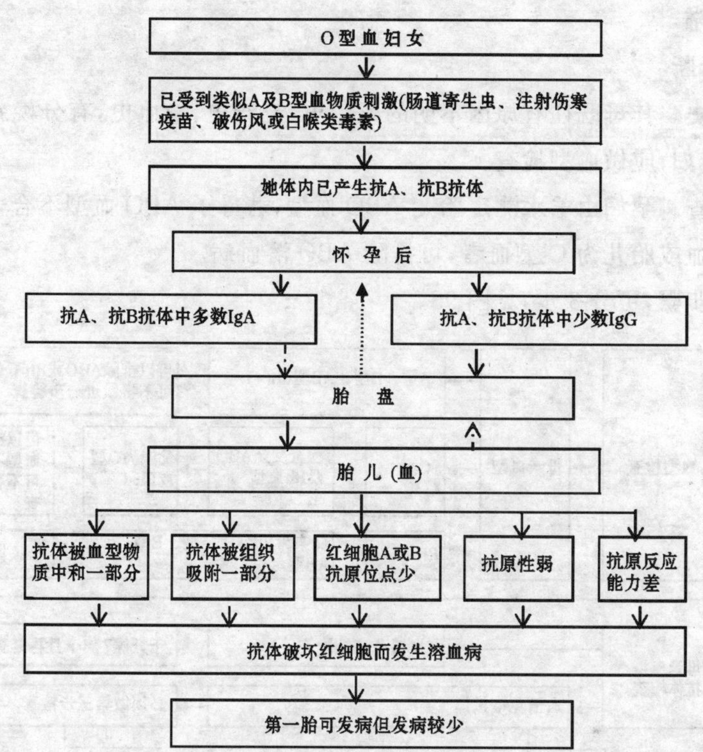

图 97 母婴 ABO 血型不合溶血病发病原理示意图

说明：抗体不能进入胎盘；胎儿血经胎盘进入母体使母体致敏继续进展

3. 实验室检查

(1)母、子血型检查:若母婴 ABO 血型相同及新生儿血型为 O 型者,可以排除 ABO 血型不合。ABO 血型不合溶血病者,母亲常为 O 型,新生儿为 A 型或者 B 型。

(2)贫血轻重不一:①轻度血红蛋白＞140 克/升。②中度血红蛋白＜140 克/升。③重度血红蛋白＜80 克/升。

红细胞大小不一,网织红细胞增高(＞5%),患儿血涂片可见小球形红细胞。

(3)血清胆红素增高,可达 255 微摩/升。

提示:患儿改良直接抗人球蛋白试验阳性,抗体释放试验阳性,说明新生儿红细胞已致敏,可以确诊。但血清游离抗体阳性,只说明新生儿体内有抗体,红细胞不一定致敏,故不能作为确诊依据。

4. 诊断标准

(1)产前诊断

①既往病史。其母既往有原因不明的死胎史、流产史、输血史,有分娩新生儿重度黄疸、贫血者的产妇,应做血型检查。

②血型检查。孕妇由羊水测定胎儿 ABO 血型,若母子 ABO 血型不合,可以肯定,若证实母胎同型血或胎儿为 O 型血者,可排除 ABO 溶血病。

产前诊断步骤,可分 3 步,见图 98。

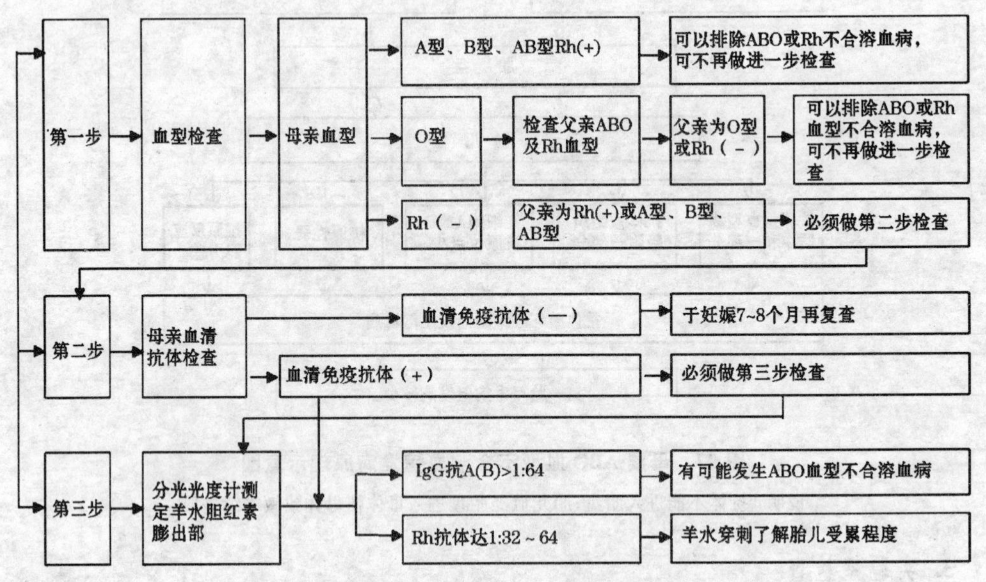

图 98 ABO(与 Rh)血型不合溶血病产前诊断步骤

(2)产后诊断步骤:①黄疸出生后 1～2 天后出现黄疸,并逐渐加重。②贫血多见轻、中度贫血,少数重度贫血,血红蛋白<80 克/升。网织红细胞增高(>0.05),红细胞大小不等,有核红细胞增多。③临床表现肝脾肿大,重度贫血可出现心力衰竭、水肿。④血型检查母亲多为 O 型,患儿为 A 型或 B 型。⑤血抗体测定患儿直接、间接抗人球蛋白试验常阴性,改良直接抗人球蛋白试验及抗体释放试验阳性,游离抗体阳性。

5. 治疗

治疗措施因病情轻重不同应区别对待。由于母婴 ABO 血型不合溶血病病情较轻,一般预后良好,应在密切观察下,不需要特殊治疗。

(1)光照疗法(简称光疗):重点是降低血清胆红素,防止胆红素脑病。绝大多数患儿经光照疗法即能达到治疗目的。

①光源波长为425～475纳米,蓝色荧光灯,总功率为200～400瓦。

②光管与新生儿体表距离为35～50厘米,全身裸露,双眼用黑布或黑纸保护,若单面光源须间隔2～4小时翻身1次。

③疗程应视病情轻重及血清未结合胆红素下降程度而定。一段以间歇照射为宜,每次持续2～4小时,或持续24小时。

④光照疗法注意事项

光管已使用1 000小时或光疗的作用已明显减弱时,应及时更换新光管。

加强护理,认真观察患儿的呼吸、心率、体温、大小便及哺乳情况。

灯下温度应保持在29℃～32℃。

每日水分总入量约240毫升/千克体重,并补充维生素B,每次25毫克,每日3次,口服,直到光疗结束,改为每日1次,连服3日。

光疗时皮肤黄疸消退较快,而血清胆红素则下降较慢,故应以血清胆红素水平判断黄疸程度。

⑤光疗不良反应及处理

发热。体温可升至38℃左右,体温超过38℃应立即暂停光疗。

腹泻。光疗时患儿可排出绿色稀便,但停止光疗后腹泻便停止。

皮疹。在面部、下肢、躯干等部位出现斑点,淤点,光疗结束后便消失。

青铜病。光疗时患儿皮肤呈青铜色,光疗结束后,即可逐渐消失。

低钙血症。一般多无临床表现,严重低钙血症时可出现呼吸暂停,面色青紫,四肢抽搐等,给予钙剂或停止光疗即可消失。

维生素B_2铁乏症。光疗时易致患儿维生素B_2缺乏,应补充维生素B_2每次5毫克,每日3次,口服。

(2)换血疗法:适于黄疸出现早、血胆红素上升快、血清胆红素大于340微摩/升者。

如母亲血型为O型,新生儿血型为A型或B型,换血可采用O型新鲜血,最好采用AB型血浆与O型红细胞混合换血,若不用AB型血浆,则需采用抗A或抗B免疫效价较低的O型血。

(3)输血:适用于严重贫血者,生后2个月内每2周复查1次红细胞及血红蛋白,若血红蛋白<70 克/升时，可小量输注浓缩红细胞。

(4)中药治疗：可用茵陈蒿汤：茵陈 9 克，制大黄 3 克，黄芩 6 克，甘草 3 克。水煎后浓缩 10 毫升，每日 1 剂，连服 3 天。

据报道茵陈蒿汤与光照疗法同用，能提高疗效。

6. 调护

(1)患儿应居单人病室，拒绝探视，以防感染。(2)患儿卧室应保持室内外安静，阳光充足。(3)患儿因呕吐或不能吃奶时，可暂时禁食，由静脉补充营养。(4)患儿如有意吃奶时，可适当哺乳，但不宜过多，可行少喂多次，逐渐增加。(5)加强保护患儿皮肤，臀部及脐部清洁，严防感染。(6)光疗或换血疗法前，及早做好室内空气消毒，备齐血源及多种药品，物品。(7)严格无菌操作规程。(8)输血时要掌握输血速度，每分钟在 10 滴左右为宜。(9)认真观察输血反应，出现输血反应时，应立即采取有效措施治疗。

7. 预防

(1)产前检查母亲血清，如有免疫性抗 A 或抗 B 抗体，其效价>1∶64 时，提示胎儿有可能发生母婴 ABO 血型不合溶血病，除要做好胎儿出生时的各种治疗措施的准备外，还要进行预防用药。

(2)产前检查母亲血清，无免疫性抗 A 或抗 B 抗体，则可排除胎儿有 ABO 血型不合溶血病，出生后不必治疗。

(3)预防 ABO 溶血病的中药：益母草 500 克，当归尾 250 克，白芍 300 克，广木香 200 克，共研为细末，炼蜜为丸，每丸重 9 克。自妊娠第 17 周后开始服用，每次 1 丸，每日 1～3 次，直至分娩。

七、母婴 Rh 血型不合溶血病

母婴 Rh 血型不合溶血病主要发生在母亲为 Rh(－)，而胎儿为 Rh(＋)者(抗 O 抗体)。Rh 血型不合时胎儿红细胞经胎盘出血，进入母亲体循环后引起母体致敏而产生抗体，但这种初发免疫反应发展较慢，常历时 2～6 个月，而且所产生的抗体常较弱，多为 IgM，IgM 很难通过胎盘。由于胎儿红细胞进入母体多发生在妊娠末期或临产时，故第一胎胎儿分娩时是处于初发免疫反应的潜伏阶段，故第一胎发生 Rh 血型不合溶血病很低(仅为 1%)，第二胎时即使经胎盘失血的血量很少，亦能很快地发生次发反应，IgG 抗体迅速上升，通过胎盘进入胎儿循环，与胎儿红细胞结合导致同族免疫溶血，发生母婴 Rh

血型不合溶血病。

1. 发病原理

发病原理见图 99。

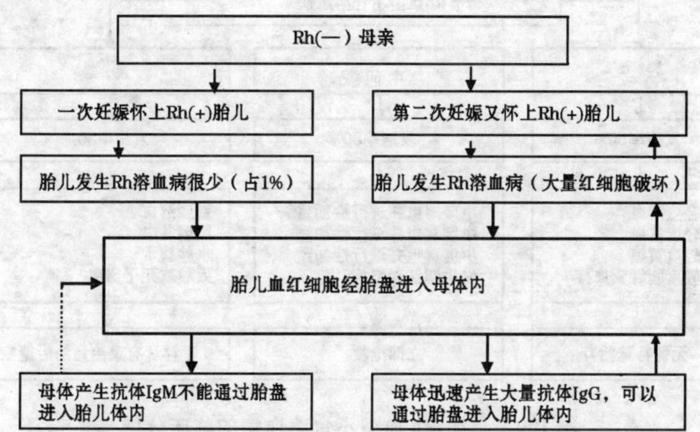

图 99 母婴 Rh 血型不合溶血病及发病原理示意图

说明：1. 母亲为 Rh 阴性，胎儿为 Rh 阳性，胎儿红细胞经胎盘进入母体循环，母体被胎儿红细胞抗原致敏，母体产生的抗体多较弱：且多为 IgM 不能通过胎盘，故第一胎发生溶血病很少，仅为 1%。

2. 第二胎时即使经胎盘出血量少，也会使母体很快产生大量抗体 IgG，通过胎盘进入胎儿体内，母亲的抗体 IgG 使胎儿的红细胞被致敏，致敏的胎儿红细胞被破坏而发生溶血病

2. 临床表现

Rh 血型不合溶血病，按病情轻重分为三型：轻型，中间型，重型。

(1)轻型：①轻度溶血。②轻度贫血(脐血血红蛋白＞140 克/升)。③轻度黄疸。④轻度高胆红素血症(脐血胆红素＞60 微摩/升)。⑤直接抗人球蛋白试验阳性。

(2)中间型：①中度溶血，并进行性加重。②中度贫血，并进行性加重(脐血血红蛋白＜140 克/升)。③中度黄疸，并进行性加重(脐血胆红素＞307.2 微摩/升，3～4 天达高峰)。④可发生胆红素脑病：嗜睡、拒乳、肌张力低下、惊厥、角弓反射、昏迷、呼吸衰竭、肝脾肿大、内脏出血、死亡率极高。10％幸存者也将遗留不可治愈的后遗症。

(3)重型：①重度溶血。②有明显进行性加重的贫血(血红蛋白＜80 克/升)。③患儿有水肿，腹水或出生时死胎。④活产者多无黄疸，出生后迅速出现黄疸，并进行性加重。⑤羊水呈黄色，有巨大胎盘。⑥极快死于颅内出血或肺出血。

3. 母婴 Rh 血型不合溶血病的临床分型表现

发病原理见图 100。

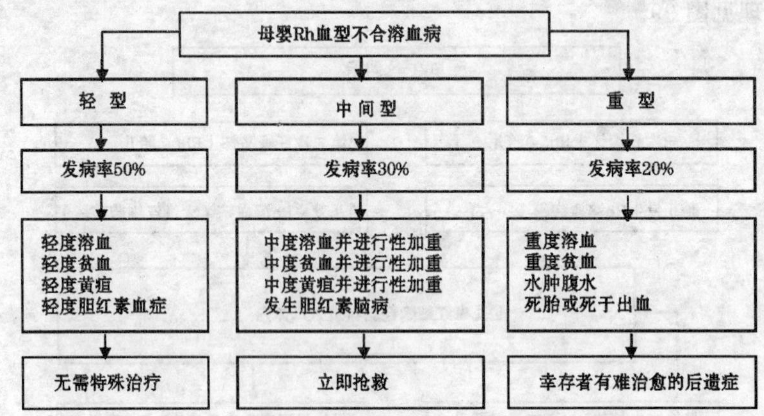

图 100 母婴 Rh 血型不合溶血病的临床分型

4. 实验室检查

(1)血象呈现“三少三多”表现:①“三少”。红细胞数减少,血红蛋白量减少,血小板数减少。②“三多”。网织红细胞数增多(＞5%),有核红细胞数增多,中性粒细胞数增多,可呈类白细胞反应。

(2)胆红素测定呈现“三高”表现:①“三高”。血清黄疸指数增高,未结合胆红素增高,尿、粪尿胆原排出增高。②脐血胆红素＞8.4 微摩/升,提示严重溶血。③血清胆红素 85.5～257 微摩/升时胆红素脑病发生率为 3.3%,血清胆红素 273.6～513 微摩/升,胆红素脑病发生率为 18%,血清胆红素＞513 微摩/升时,胆红素脑病发生率为 50%。

(3)母亲、子血型检查:Rh 溶血病患儿母亲为 Rh(－),患儿为 Rh(＋)(即 RhD)。

(4)抗体测定:Rh 溶血病患儿直接、间接抗人球蛋白试验阳性。

(5)羊水检查羊水呈黄绿色(含胆红素),羊水胆红素增高。

(6)患儿血糖降低。

5. 母婴 Rh 与 ABO 血型不合溶血病鉴别

见图 101。

6. 诊断标准

(1)产前诊断步骤:见图 102。

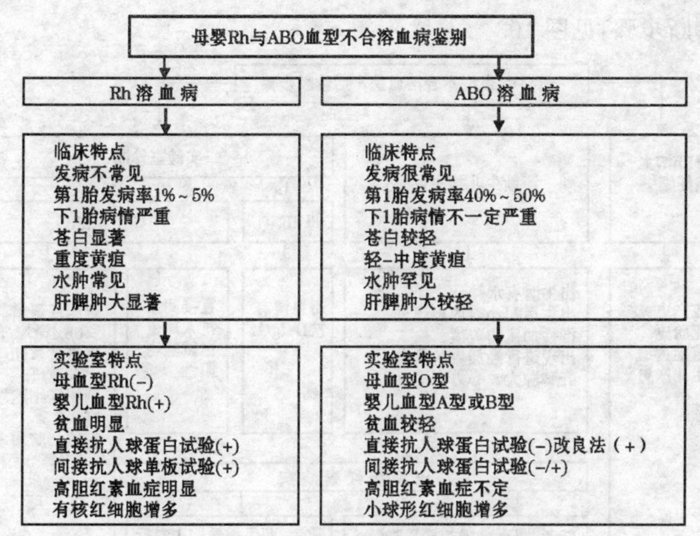

图 101 母婴 Rh 与 ABO 血型不合溶血病鉴别

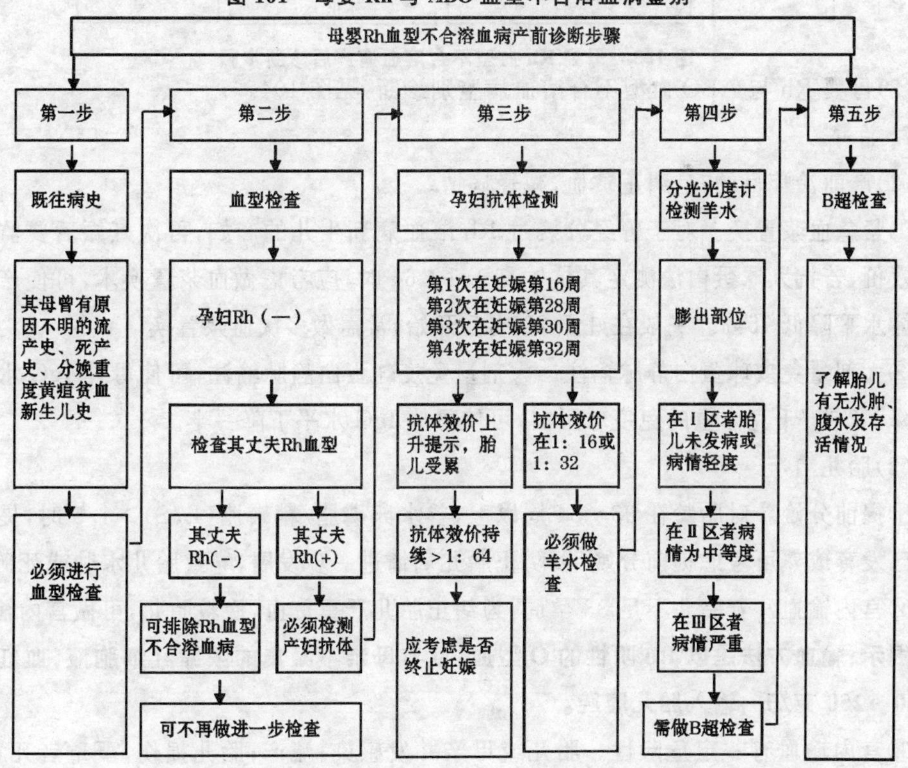

图 102 母婴 Rh 血型不合溶血病产前诊断步骤

(2)产后诊断步骤:见图 103。

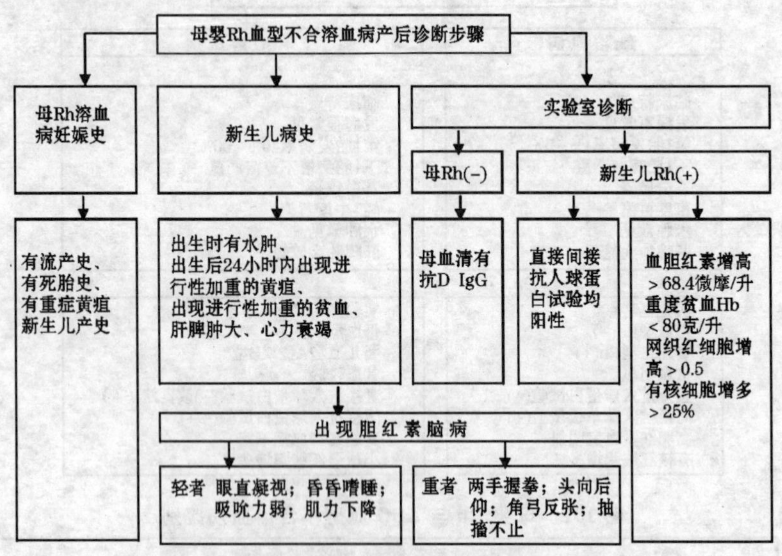

图 103 母婴 Rh 血型不合溶血病产后诊断步骤

(3)母婴 Rh 与 ABO 血型不合溶血病鉴别诊断:见图 104。

7. 治疗

(1)产前治疗目的:是纠正贫血,减轻病情。

①紧急血浆置换。对于曾经分娩过 Rh 溶血病新生儿的产妇,再次妊娠后要监测其抗体效价,若抗人球蛋白法测定其抗体高于 1∶64 时,应考虑做血浆置换术,可使产妇体内抗体水平降低 75%。一般在妊娠 20 周后开始,常需做多次血浆置换。

②大剂量免疫球蛋白静脉输注。大剂量免疫球蛋白静脉输注,可使母体 IgG 水平迅速下降。2 克/千克体重的免疫球蛋白,可使母体 IgG 水平下降一半。

(2)胎儿治疗

①提前分娩。对胎龄在 33～34 周以上,羊水卵磷脂/鞘磷脂(L/S)＞1.5 时,提示胎儿肺已发育成熟可考虑提前分娩,以防止胎儿病情进一步发展,导致胎儿水肿或死胎。

②宫内输血。若胎儿不足 33 孕周,为纠正胎儿严重贫血,挽救胎儿,可做宫内输血。

提示:输血方法是以 Rh 阴性的 O 型血,且与母亲不凝集的浓缩红细胞液,血红蛋白在 220～250 克/升,输入胎儿腹腔。

③宫内输血有一定危险性。胎儿或母亲并发感染;流产;胎儿损伤,严重者死亡;胎盘损伤,可导致胎儿向母体方向出血或胎儿死亡;引起移植物抗宿主反应。

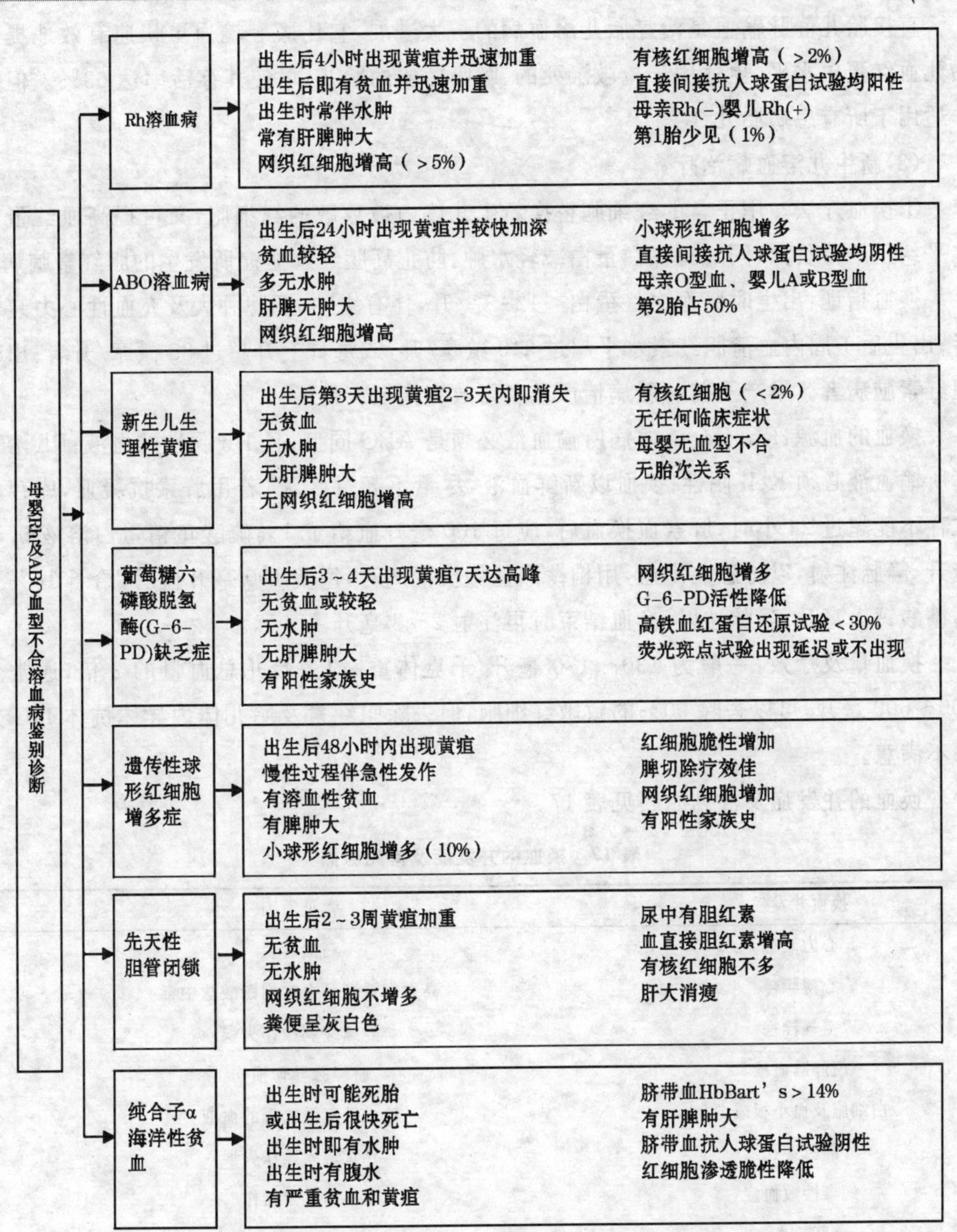

图 104　母婴 Rh 及 ABO 血型不合溶血病鉴别诊断

直接胎儿静脉输血是治疗胎儿溶血病的一大进展，它比腹腔输血更快速有效地提高胎儿血红蛋白水平，更适用于抢救濒死的、呼吸微弱的胎儿，可使其存活率达63%。但并非适用于所有患病胎儿。

(3)新生儿溶血病治疗

①换血疗法。用正常的红细胞替换新生儿体内被致敏的红细胞，又可提高血红蛋白水平纠正严重贫血，同时提供白蛋白减轻水肿，防止高胆红素血症所发生的胆红素脑病。

换血指证：出生时脐血血红蛋白<120 克/升，伴有水肿、肝脾肿大及充血性心力衰竭者；出生后1周内血清胆红素水平超过340 微摩/升，或每日上升超过85 微摩/升者；出现胆红素脑病者。早产及前一胎病情严重者可放宽指征。

换血的血源：Rh 不合溶血病所输血液必须是 ABO 同型，且 Rh 阴性的血液；Rh 溶血病所输血液必须 Kell 阴性；换血以新鲜血液，尽量不超过3天；若用肝素抗凝血，库存血贮存不能超过24 小时；肝素血换血后，应每100 毫升血给予1%硫酸鱼精蛋白溶液0.45 毫升，静脉注射，以防患儿出血，用枸橼酸盐做抗凝剂时，每换100 毫升血后，给予10%葡萄糖酸钙1毫升，静脉注射，换血结束时再注射2～3 毫升。

换血量及疗效：一般为130～170 毫升/千克体重，约为胎儿总血量的2倍，通常为400～600 毫升，可以去除90%的致敏红细胞，但去除胆红素及胎儿体内异体抗体 IgG 效果不满意。

换血的并发症及常见原因见表17。

表17　换血的并发症及常见原因

换血并发症	常见原因
心力衰竭	高血容量
心搏骤停	高血容量高钙血症枸橼酸盐中毒
空气栓塞	静脉穿刺操作失误
门静脉血栓	脐静脉导管损伤
白细胞及血小板减少	输入肝素做抗凝的血液
静脉穿孔	导管输入操作失误
病毒性败血症	不当无菌操作
肝　炎	供者血液含肝炎病毒
坏死性肠炎	回肠或结肠穿孔

②光照疗法(简称光疗)。疗效显著而又安全的方法。

光照疗法的指征及适应证:患儿血清总胆红素在 204～255 微摩/升;出生后 36 小时内出现黄疸,并进行性加重者;产前已知胎儿为 Rh 溶血病出生后出现黄疸者;换血前后需进行光照疗法者。

光照疗法只治标,不治本,只促进退黄,不能纠正贫血。

光照时间和剂量:光照总瓦数为 200～400 瓦,分连续或间断照射,波长为 425～475 纳米,蓝色荧光灯;一般高胆红素血症需连续照射 24～48 小时;Rh 血型不合溶血病需连续照射 48～72 小时或更长。

光照疗法的疗效:治疗前血清胆红素浓度愈高,治疗后降低的程度愈多;第一天疗效最佳;溶血进展较快时,治疗后的第一天,血清总胆红素浓度仍继续上升,因为光照疗法不能阻止溶血,因此,切勿误认无效。

光照疗法不良反应及其处理:发热:体温常达 38～39℃或以上,可给予对症处理或暂停光疗。体温偏低:冬季出生或出生低体重儿,可致体温低于 37℃以下,可给予保暖;腹泻:大便稀薄呈绿色,每日 4～5 次,光疗结束后即可自愈。因腹泻而脱水者,应适当补液;皮疹:多分布于面部、躯干、下肢,多为点状皮疹或淤点等,可持续到光疗结束而自然消退,局部可涂无刺激的软膏;维生素 B_2 缺乏:维生素 B_2 缺乏可加重溶血,故应补充维生素 B_2 每次 5 毫克,每日 3 次,口服;低钙血症:可适当补充钙剂,光疗停止后可恢复;青铜症:停止光疗后可逐渐消失;贫血:贫血严重者可予输血。

③酶诱导剂治疗。苯巴比妥每次 5 毫克,每日 3 次,口服;尼可刹米每日 50～100 毫克/千克体重,分 3 次口服。以上两药可同时服用,疗程 4～7 日。

④三联疗法。即血浆或白蛋白、糖皮质激素及葡萄糖联合应用:白蛋白 0.5～1.0/千克体重加入 25%葡萄糖注射液 10～20 毫升,或血浆 25～30 毫升/次,再加入地塞米松 1～2 毫克,缓慢静脉滴注,连用 4～5 日。

⑤中药治疗

茵陈汤剂:茵陈 15 克,黄芩 9 克,制大黄 3 克,甘草 15 克,水煎,每日 1 剂,分次于喂奶前服用,连服 3～5 天。

三黄汤:制大黄 3 克,黄连 9 克,黄芩 4.5 克。水煎,每日 1 剂,分次于喂奶前服用,连服 3～5 日。以上两药可选一种。

茵栀黄注射液:每支 10 毫升(内含茵陈 4 克,黄芩 2.5 克,山栀 1.5 克,大黄 2 克)加

10%葡萄糖溶液10～20毫升，每日静脉滴注1次。连用3～5日。

母婴Rh与ABO血型不合溶血病治疗步骤见图105。

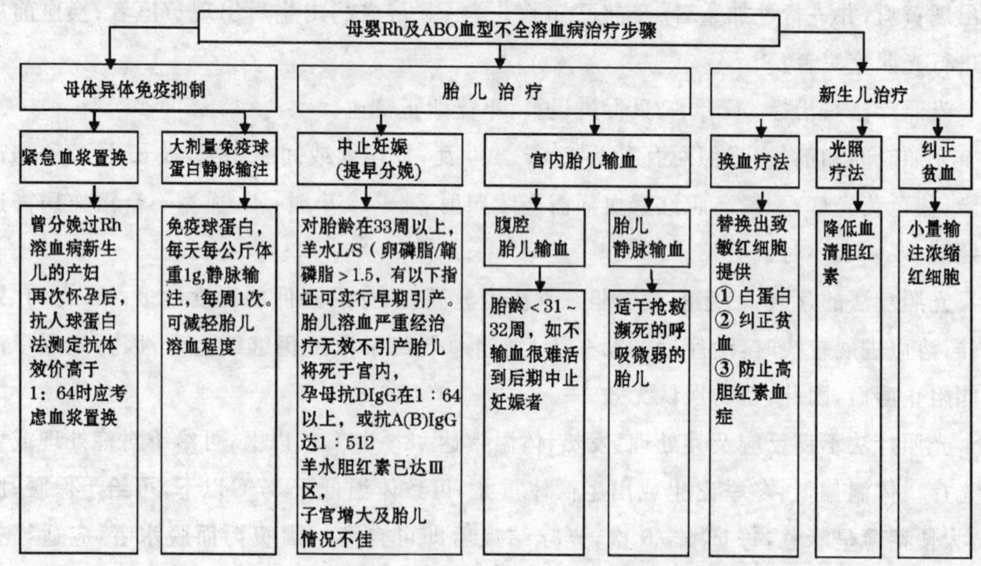

图105　母婴Rh及ABO血型不合溶血病治疗步骤

8. 调护

(1)光照疗法的护理

①光疗前护理。所有灯管全亮，去灰尘；灯下温度在30℃左右放患儿，安保温及反光设备；天热将光疗装置放在通风处；光照前要洗澡，防止感染；剪短指甲，防止抓破皮肤；用白色或黑色，不透光纸片或棉布遮住双眼。

②光疗时护理。患儿裸置床中央；光疗室温30℃左右；每4小时测体温1次，超过39℃即降温；光疗时不间断喂养，可喂糖水，脱水应补液；好动用苯巴比妥，既可减轻黄疸和体能消耗，防足磨破皮肤；瘦小患儿防骶部皮肤受损，可用单光照射或俯卧；出现抽搐、呼吸暂停或发绀，立即采取有效措施。

③光疗后护理。全身沐浴或揩身，检查有无破皮及炎症；观察黄疸反跳现象。

(2)换血后护理：①脐带用无纱布包扎，倒上消毒过的1∶5 000呋喃西林液，保持湿润，以备再次换血。②切口保持清洁卫生。③未拆线前不洗澡。④加强日常护理，不可中断光疗。⑤观察患儿黄疸程度及临床表现及时处理。⑥术后良好者，试喂糖水；无呕吐反应，可正常喂养。⑦黄疸减轻，可母乳喂养。⑧术后慎用抗生素，以免加重黄疸。

⑨检测血常规、血清胆红素，黄疸减轻后可免检。⑩监测血糖，及时处理低血糖。

9. 预防

加强计划生育，凡妇女 Rh 阴性而其丈夫 Rh 阳性者，孕妇要加强产前检查，如估计抗 Rh 免疫反应强烈，胎儿可能水肿或死胎时，可适时引产。

(1)免疫预防：如发现 Rh 阴性母亲分娩 Rh 阳性新生儿，分娩 72 小时内给母亲 300 微克抗 D 免疫球蛋白，肌内注射，可阻止母亲红细胞被致敏。

(2)减轻高胆红素血症：确诊或怀疑胎儿溶血病者，分娩前 1～2 周口服苯巴比妥每次 30～60 毫克，每日 3 次。可减轻新生儿黄疸。

(3)妇女避免不必要输血，可降低本病的发生率。

10. 母婴 Rh 与 ABO 血型不合溶血病预防措施

见图 106。

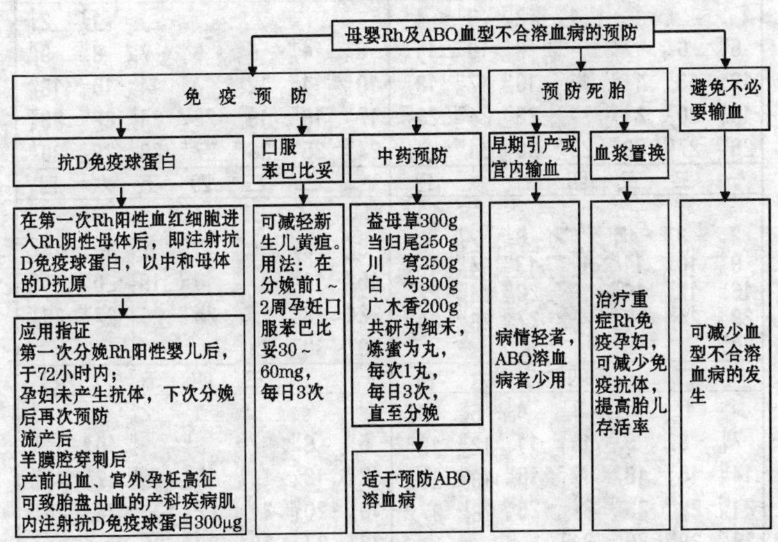

图 106　母婴 Rh 及 ABO 血型不合溶血病预防措施

2012 年（壬辰 龙年 1 月 23 日始 闰四月）

一	二	三	四	五	六	日
						1 初八
2 初九	3 初十	4 十一	5 十二	6 小寒	7 十四	8 十五
9 十六	10 十七	11 十八	12 十九	13 二十	14 廿一	15 廿二
16 廿三	17 廿四	18 廿五	19 廿六	20 廿七	21 大寒	22 廿九
23 正月	24 初二	25 初三	26 初四	27 初五	28 初六	29 初七
30 初八	31 初九					

一	二	三	四	五	六	日
		1 初十	2 十一	3 十二	4 立春	5 十四
6 十五	7 十六	8 十七	9 十八	10 十九	11 二十	12 廿一
13 廿二	14 廿三	15 廿四	16 廿五	17 廿六	18 廿七	19 雨水
20 廿九	21 三十	22 二月	23 初二	24 初三	25 初四	26 初五
27 初六	28 初七	29 初八				

一	二	三	四	五	六	日
			1 初九	2 初十	3 十一	4 十二
5 惊蛰	6 十四	7 十五	8 十六	9 十七	10 十八	11 十九
12 二十	13 廿一	14 廿二	15 廿三	16 廿四	17 廿五	18 廿六
19 廿七	20 春分	21 廿九	22 三月	23 初二	24 初三	25 初四
26 初五	27 初六	28 初七	29 初八	30 初九	31 初十	

一	二	三	四	五	六	日
						1 十一
2 十二	3 十三	4 清明	5 十五	6 十六	7 十七	8 十八
9 十九	10 二十	11 廿一	12 廿二	13 廿三	14 廿四	15 廿五
16 廿六	17 廿七	18 廿八	19 廿九	20 谷雨	21 四月	22 初二
23 初三	24 初四	25 初五	26 初六	27 初七	28 初八	29 初九
30 初十						

一	二	三	四	五	六	日
	1 十一	2 十二	3 十三	4 十四	5 立夏	6 十六
7 十七	8 十八	9 十九	10 二十	11 廿一	12 廿二	13 廿三
14 廿四	15 廿五	16 廿六	17 廿七	18 廿八	19 廿九	20 小满
21 四月	22 初二	23 初三	24 初四	25 初五	26 初六	27 初七
28 初八	29 初九	30 初十	31 十一			

一	二	三	四	五	六	日
				1 十二	2 十三	3 十四
4 十五	5 芒种	6 十七	7 十八	8 十九	9 二十	10 廿一
11 廿二	12 廿三	13 廿四	14 廿五	15 廿六	16 廿七	17 廿八
18 廿九	19 五月	20 初二	21 夏至	22 初四	23 初五	24 初六
25 初七	26 初八	27 初九	28 初十	29 十一	30 十二	

一	二	三	四	五	六	日
						1 十三
2 十四	3 十五	4 十六	5 十七	6 十八	7 小暑	8 二十
9 廿一	10 廿二	11 廿三	12 廿四	13 廿五	14 廿六	15 廿七
16 廿八	17 廿九	18 三十	19 六月	20 初二	21 初三	22 大暑
23 初五	24 初六	25 初七	26 初八	27 初九	28 初十	29 十一
30 十二	31 十三					

一	二	三	四	五	六	日
		1 十四	2 十五	3 十六	4 十七	5 十八
6 十九	7 立秋	8 廿一	9 廿二	10 廿三	11 廿四	12 廿五
13 廿六	14 廿七	15 廿八	16 廿九	17 七月	18 初二	19 初三
20 初四	21 初五	22 初六	23 处暑	24 初八	25 初九	26 初十
27 十一	28 十二	29 十三	30 十四	31 十五		

一	二	三	四	五	六	日
					1 十六	2 十七
3 十八	4 十九	5 二十	6 廿一	7 白露	8 廿三	9 廿四
10 廿五	11 廿六	12 廿七	13 廿八	14 廿九	15 三十	16 八月
17 初二	18 初三	19 初四	20 初五	21 初六	22 秋分	23 初八
24 初九	25 初十	26 十一	27 十二	28 十三	29 十四	30 十五

一	二	三	四	五	六	日
1 十六	2 十七	3 十八	4 十九	5 二十	6 廿一	7 廿二
8 寒露	9 廿四	10 廿五	11 廿六	12 廿七	13 廿八	14 廿九
15 九月	16 初二	17 初三	18 初四	19 初五	20 初六	21 初七
22 初八	23 霜降	24 初十	25 十一	26 十二	27 十三	28 十四
29 十五	30 十六	31 十七				

一	二	三	四	五	六	日
			1 十八	2 十九	3 二十	4 廿一
5 廿二	6 廿三	7 立冬	8 廿五	9 廿六	10 廿七	11 廿八
12 廿九	13 三十	14 十月	15 初二	16 初三	17 初四	18 初五
19 初六	20 初七	21 初八	22 小雪	23 初十	24 十一	25 十二
26 十三	27 十四	28 十五	29 十六	30 十七		

一	二	三	四	五	六	日
					1 十八	2 十九
3 二十	4 廿一	5 廿二	6 廿三	7 大雪	8 廿五	9 廿六
10 廿七	11 廿八	12 廿九	13 十一月	14 初二	15 初三	16 初四
17 初五	18 初六	19 初七	20 初八	21 冬至	22 初十	23 十一
24 十二	25 十三	26 十四	27 十五	28 十六	29 十七	30 十八
31 十九						

2013 年（癸巳 蛇年 2 月 10 日始）

1

一	二	三	四	五	六	日
	1 二十	2 廿一	3 廿二	4 廿三	5 小寒	6 廿五
7 廿六	8 廿七	9 廿八	10 廿九	11 三十	12 十二月	13 初二
14 初三	15 初四	16 初五	17 初六	18 初七	19 初八	20 大寒
21 初十	22 十一	23 十二	24 十三	25 十四	26 十五	27 十六
28 十七	29 十八	30 十九	31 二十			

7

一	二	三	四	五	六	日
1 廿四	2 廿五	3 廿六	4 廿七	5 廿八	6 廿九	7 小暑
8 六月	9 初二	10 初三	11 初四	12 初五	13 初六	14 初七
15 初八	16 初九	17 初十	18 十一	19 十二	20 十三	21 十四
22 大暑	23 十六	24 十七	25 十八	26 十九	27 二十	28 廿一
29 廿二	30 廿三	31 廿四				

2

一	二	三	四	五	六	日
				1 廿一	2 廿二	3 廿三
4 立春	5 廿五	6 廿六	7 廿七	8 廿八	9 廿九	10 正月
11 初二	12 初三	13 初四	14 初五	15 初六	16 初七	17 初八
18 雨水	19 初十	20 十一	21 十二	22 十三	23 十四	24 十五
25 十六	26 十七	27 十八	28 十九			

8

一	二	三	四	五	六	日
			1 廿五	2 廿六	3 廿七	4 廿八
5 廿九	6 三十	7 七月立秋	8 初二	9 初三	10 初四	11 初五
12 初六	13 初七	14 初八	15 初九	16 初十	17 十一	18 十二
19 十三	20 十四	21 十五	22 十六	23 处暑	24 十八	25 十九
26 二十	27 廿一	28 廿二	29 廿三	30 廿四	31 廿五	

3

一	二	三	四	五	六	日
				1 二十	2 廿一	3 廿二
4 廿三	5 惊蛰	6 廿五	7 廿六	8 廿七	9 廿八	10 廿九
11 三十	12 二月	13 初二	14 初三	15 初四	16 初五	17 初六
18 初七	19 初八	20 春分	21 初十	22 十一	23 十二	24 十三
25 十四	26 十五	27 十六	28 十七	29 十八	30 十九	31 二十

9

一	二	三	四	五	六	日
						1 廿六
2 廿七	3 廿八	4 廿九	5 八月	6 初二	7 白露	8 初四
9 初五	10 初六	11 初七	12 初八	13 初九	14 初十	15 十一
16 十二	17 十三	18 十四	19 十五	20 十六	21 十七	22 十八
23 秋分	24 二十	25 廿一	26 廿二	27 廿三	28 廿四	29 廿五
30 廿六						

4

一	二	三	四	五	六	日
1 廿一	2 廿二	3 廿三	4 清明	5 廿五	6 廿六	7 廿七
8 廿八	9 廿九	10 三月	11 初二	12 初三	13 初四	14 初五
15 初六	16 初七	17 初八	18 初九	19 初十	20 谷雨	21 十二
22 十三	23 十四	24 十五	25 十六	26 十七	27 十八	28 十九
29 二十	30 廿一					

10

一	二	三	四	五	六	日
	1 廿七	2 廿八	3 廿九	4 三十	5 九月	6 初二
7 初三	8 寒露	9 初五	10 初六	11 初七	12 初八	13 初九
14 初十	15 十一	16 十二	17 十三	18 十四	19 十五	20 十六
21 十七	22 十八	23 霜降	24 二十	25 廿一	26 廿二	27 廿三
28 廿四	29 廿五	30 廿六	31 廿七			

5

一	二	三	四	五	六	日
		1 廿二	2 廿三	3 廿四	4 廿五	5 立夏
6 廿七	7 廿八	8 廿九	9 三十	10 四月	11 初二	12 初三
13 初四	14 初五	15 初六	16 初七	17 初八	18 初九	19 初十
20 十一	21 小满	22 十三	23 十四	24 十五	25 十六	26 十七
27 十八	28 十九	29 二十	30 廿一	31 廿二		

11

一	二	三	四	五	六	日
				1 廿八	2 廿九	3 十月
4 初二	5 初三	6 初四	7 立冬	8 初六	9 初七	10 初八
11 初九	12 初十	13 十一	14 十二	15 十三	16 十四	17 十五
18 十六	19 十七	20 十八	21 十九	22 小雪	23 廿一	24 廿二
25 廿三	26 廿四	27 廿五	28 廿六	29 廿七	30 廿八	

6

一	二	三	四	五	六	日
					1 廿三	2 廿四
3 廿五	4 廿六	5 芒种	6 廿八	7 廿九	8 五月	9 初二
10 初三	11 初四	12 初五	13 初六	14 初七	15 初八	16 初九
17 初十	18 十一	19 十二	20 十三	21 夏至	22 十五	23 十六
24 十七	25 十八	26 十九	27 二十	28 廿一	29 廿二	30 廿三

12

一	二	三	四	五	六	日
						1 廿九
2 三十	3 十一月	4 初二	5 初三	6 初四	7 大雪	8 初六
9 初七	10 初八	11 初九	12 初十	13 十一	14 十二	15 十三
16 十四	17 十五	18 十六	19 十七	20 十八	21 十九	22 冬至
23 廿一	24 廿二	25 廿三	26 廿四	27 廿五	28 廿六	29 廿七
30 廿八	31 廿九					

2014 年（甲午 马年 1 月 31 日始 闰九月）

1

一	二	三	四	五	六	日
		1 十二月	2 初二	3 初三	4 初四	5 小寒
6 初六	7 初七	8 初八	9 初九	10 初十	11 十一	12 十二
13 十三	14 十四	15 十五	16 十六	17 十七	18 十八	19 十九
20 大寒	21 廿一	22 廿二	23 廿三	24 廿四	25 廿五	26 廿六
27 廿七	28 廿八	29 廿九	30 三十	31 正月		

2

一	二	三	四	五	六	日
					1 初二	2 初三
3 初四	4 立春	5 初六	6 初七	7 初八	8 初九	9 初十
10 十一	11 十二	12 十三	13 十四	14 十五	15 十六	16 十七
17 十八	18 十九	19 雨水	20 廿一	21 廿二	22 廿三	23 廿四
24 廿五	25 廿六	26 廿七	27 廿八	28 廿九		

3

一	二	三	四	五	六	日
					1 二月	2 初二
3 初三	4 初四	5 初五	6 惊蛰	7 初七	8 初八	9 初九
10 初十	11 十一	12 十二	13 十三	14 十四	15 十五	16 十六
17 十七	18 十八	19 十九	20 二十	21 春分	22 廿二	23 廿三
24 廿四	25 廿五	26 廿六	27 廿七	28 廿八	29 廿九	30 三十
31 三月						

4

一	二	三	四	五	六	日
	1 初二	2 初三	3 初四	4 初五	5 清明	6 初七
7 初八	8 初九	9 初十	10 十一	11 十二	12 十三	13 十四
14 十五	15 十六	16 十七	17 十八	18 十九	19 二十	20 谷雨
21 廿二	22 廿三	23 廿四	24 廿五	25 廿六	26 廿七	27 廿八
28 廿九	29 四月	30 初二				

5

一	二	三	四	五	六	日
			1 初三	2 初四	3 初五	4 初六
5 立夏	6 初八	7 初九	8 初十	9 十一	10 十二	11 十三
12 十四	13 十五	14 十六	15 十七	16 十八	17 十九	18 二十
19 廿一	20 廿二	21 小满	22 廿四	23 廿五	24 廿六	25 廿七
26 廿八	27 廿九	28 三十	29 五月	30 初二	31 初三	

6

一	二	三	四	五	六	日
						1 初四
2 初五	3 初六	4 初七	5 初八	6 芒种	7 初十	8 十一
9 十二	10 十三	11 十四	12 十五	13 十六	14 十七	15 十八
16 十九	17 二十	18 廿一	19 廿二	20 廿三	21 夏至	22 廿五
23 廿六	24 廿七	25 廿八	26 廿九	27 六月	28 初二	29 初三
30 初四						

7

一	二	三	四	五	六	日
	1 初五	2 初六	3 初七	4 初八	5 初九	6 初十
7 小暑	8 十二	9 十三	10 十四	11 十五	12 十六	13 十七
14 十八	15 十九	16 二十	17 廿一	18 廿二	19 廿三	20 廿四
21 廿五	22 廿六	23 大暑	24 廿八	25 廿九	26 三十	27 七月
28 初二	29 初三	30 初四	31 初五			

8

一	二	三	四	五	六	日
				1 初六	2 初七	3 初八
4 初九	5 初十	6 十一	7 立秋	8 十三	9 十四	10 十五
11 十六	12 十七	13 十八	14 十九	15 二十	16 廿一	17 廿二
18 廿三	19 廿四	20 廿五	21 廿六	22 廿七	23 处暑	24 廿九
25 八月	26 初二	27 初三	28 初四	29 初五	30 初六	31 初七

9

一	二	三	四	五	六	日
1 初八	2 初九	3 初十	4 十一	5 十二	6 十三	7 十四
8 白露	9 十六	10 十七	11 十八	12 十九	13 二十	14 廿一
15 廿二	16 廿三	17 廿四	18 廿五	19 廿六	20 廿七	21 廿八
22 廿九	23 秋分	24 九月	25 初二	26 初三	27 初四	28 初五
29 初六	30 初七					

10

一	二	三	四	五	六	日
		1 初八	2 初九	3 初十	4 十一	5 十二
6 十三	7 十四	8 寒露	9 十六	10 十七	11 十八	12 十九
13 二十	14 廿一	15 廿二	16 廿三	17 廿四	18 廿五	19 廿六
20 廿七	21 廿八	22 廿九	23 霜降	24 九月	25 初二	26 初三
27 初四	28 初五	29 初六	30 初七	31 初八		

11

一	二	三	四	五	六	日
					1 初九	2 初十
3 十一	4 十二	5 十三	6 十四	7 立冬	8 十六	9 十七
10 十八	11 十九	12 二十	13 廿一	14 廿二	15 廿三	16 廿四
17 廿五	18 廿六	19 廿七	20 廿八	21 廿九	22 十月 小雪	23 初二
24 初三	25 初四	26 初五	27 初六	28 初七	29 初八	30 初九

12

一	二	三	四	五	六	日
1 初十	2 十一	3 十二	4 十三	5 十四	6 十五	7 大雪
8 十七	9 十八	10 十九	11 二十	12 廿一	13 廿二	14 廿三
15 廿四	16 廿五	17 廿六	18 廿七	19 廿八	20 廿九	21 三十
22 十一月 冬至	23 初二	24 初三	25 初四	26 初五	27 初六	28 初七
29 初八	30 初九	31 初十				